新安医学文化补遗

胡永久　刘宝荣　主编

上海交通大學出版社
SHANGHAI JIAO TONG UNIVERSITY PRESS

内容提要

新安医学是中国传统医学的一个重要组成部分，它源起于晋唐，形成于宋元，鼎盛于明清，变革于民国，历经800多年的历史。新安医学发源于新安江流域的古徽州地区，是中医学中一支富有影响的地域性综合性学术流派，产生了800多位医家，形成了800多部医著，留下了丰富的医学遗产。新安医学的传承和发展经历了多个阶段，其中包括对古代医籍的整理和研究，以及对新安医学学术思想的提炼和升华。新安医学中的医家对新安医学文化的传承有着深远的影响，如张扩、张守仁、汪机、李济仁等。其中各个药店与药号的产生、发展更能见证新安医学文化的博大精深。至今，新安医学在秉持传统医学理念的基础上不断创新发展，以造福广大人民群众。

图书在版编目（CIP）数据

新安医学文化补遗 / 胡永久，刘宝荣主编．-- 上海：上海交通大学出版社，2024.12 -- ISBN 978-7-313-31953-1

Ⅰ．R2

中国国家版本馆 CIP 数据核字第 202469FF35 号

新安医学文化补遗

XINAN YIXUE WENHUA BUYI

主　　编：胡永久　刘宝荣

出版发行：上海交通大学出版社

地　　址：上海市番禺路951号

邮政编码：200030

电　　话：021-64071208

印　　制：成都市兴雅致印务有限责任公司

经　　销：全国新华书店

开　　本：880mm × 1230mm　1/32

印　　张：9

字　　数：223千字

版　　次：2025年1月第1版

印　　次：2025年1月第1次印刷

书　　号：ISBN 978-7-313-31953-1

定　　价：75.00元

目录 CONTENTS

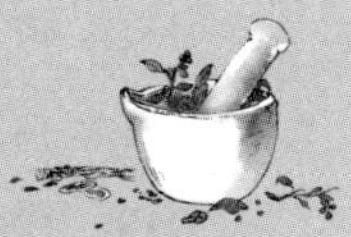

上篇　人物春秋

中篇　医海撷芳

下篇　药店掌故

上篇

人物春秋

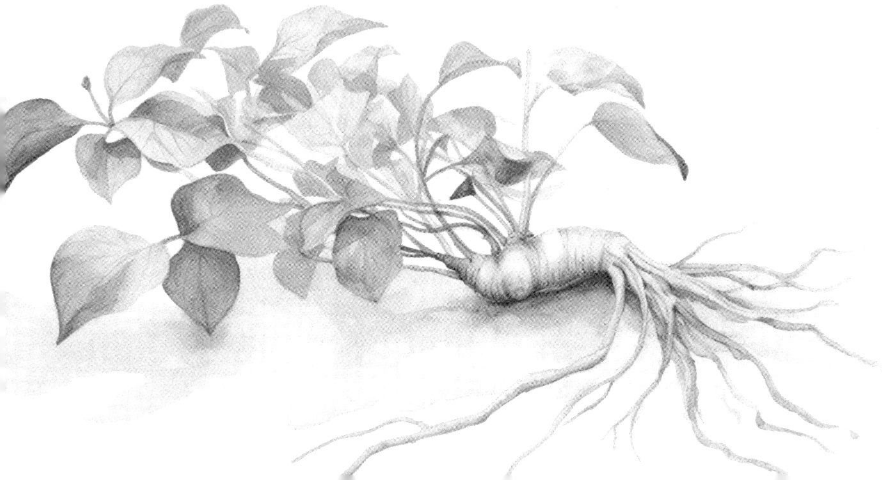

明代祁门名医汪渭先生传

——《先考府君古朴先生行状》释译

汪渭，字以望，别号古朴，世代祖籍为祁门县临清朴墅人。（他是）初唐越国公汪华的长子，朗州法曹汪建的后人。汪建传至第四代到汪璹，（家族）开始迁移到古黟县赤山镇，就是现在的祁门县。在这之后有名叫汪新一的先人，在元末将家族又迁到现在居住的地方。先曾祖名叫汪干，字德高，因为行善闻名乡里。明朝初期禁严律法，（汪干不幸）触犯了律法，最后却得到了善终，大家都说是他良善的福报。

汪干曾经和年老而有地位的士绅交流，对于民间一些政策的利弊，有很多的陈述建议和成果。百姓都感激他的恩德，官府听闻他的事迹，在集市上为他立了牌坊，匾上写着“崇善”两字，并特地署了他的名来记录此事。曾祖父名讳（汪）道昱，字仕政，他花光了自己的钱财，在危难（牢狱之灾）中拯救了自己的父亲（汪干）。先祖父名（汪）轮，字世备，个性深沉，善于谋略，遇到事情（总能）发挥决定性作用。帮助他的父亲处理家政事务，竭尽力量、绞尽脑汁，没有不用心血的。所以仕政公能够扩充开拓家业，大多依赖于世备公的才干。先祖母方氏，休宁大坑彦静公的女儿。父亲是先祖母最晚得的孩子，所以最为喜爱。在儿童的时候，仕政公见到他，就说：“这个孩子娇生惯养太过了，他日恐怕会把家败光。”

等到长大，公（父亲）每每用此来激励自己。不穿华丽的衣服，吃着粗茶淡饭，唯恐堕落，侮辱了先人（之明）。同族的弟侄，有人想要用贵而少的田换他贱而多的田。他说：“用少的田换多的田，固然是有利的。但是这笔交易一旦完成，它留下的弊端也会渐渐流行起来。对于下面的百姓来说恐怕他们的土地就会被吞并而丢失了。谚语说：一马换三驴，三驴换九兔，说的正是这个。”

公平生没有一次卖字给别人，只是因为这个，坚持不从（商）。同辈中有经商满载而归的人，妻子和孩子夜晚聚集在灯下，时常在公的耳边说这些事，但（公）好像没有听见一样。见到他人富贵，没有羡慕；遇到贫困低下（的人），也不侮辱、轻视怠慢。（公）平素不喜欢饮酒，很喜欢下围棋和象棋。有时候在山泉奇石间游玩，有时候在乡邻家溜达。对一切俗事都不关心。但是他性格朴实，生活简单，不（多）修饰外貌衣着，别人有了善行，就很乐意宣扬它。很怕别人善行做得不力（没有效果）。别人做了坏事，就当面谴责他。因为公向来因正直被大家所知，（因此大家）也并不感觉奇怪。

又曾经服役。县里治理的官吏见公坦率，欺骗说他是放贷的人，（百姓）都拿了券来借贷。（公对百姓）既不欺骗，也不责令大家偿还。

（公）六十岁的时候，学士篁墩公写了一篇诗歌《古朴行》来送给他，可以说是深得公的心意。凡是诸类技艺之流，也都能达到他的肯定，奇技（淫巧）的巧拙好坏，没有能够欺骗得了他的，大家都佩服他有见识。我在县城学校学习时，（有一次）举行乡间饮宴，乡间老者暗中有求于我。我告诉我父亲（这件事），父亲深深地以这种行为为耻，不感到光荣。后来同辈中有因为公（我父亲）的名声想要来拜见他的人。我知道父亲的志向，就告诉拜访的人说：“我父亲一向性情闲散，一旦用礼法来约束他、用跪拜来麻烦他，这就违背了他的志向。”于是就拒绝了他的请求。

父亲汪渭八十岁的时候，按照皇例应当得到冠带封赏。我表哥陈世用对我父亲来说是他的外甥，当时是雄县的县官，就在父亲大寿的时候，为父亲冠带封赏。父亲说：“这不是我所想要的（不是我的志向）。”就推辞封赏不接受。我父亲的不情愿大概就像这样吧。世备公（祖父）也懂得医术，到了我父亲这一代就更加精通中医了。有病人（家属）来求诊，就立即前往给人看病，至于有没有报酬（都）不去计较。

休宁流口姓李的中医，擅长妇产科，他妻子谢氏，体型肥大而修长，面色紫淡，生产后病喘不能平卧，消谷善饥，汗出如洗。她家人依照方法治疗没有效果，（于是）请父亲前去看诊。看完之后说，这是阴虚阳亢，应当联合东垣丹溪两人方法（一同）治疗。于是（谢氏）就喝了药，十天左右就痊愈了，他（李氏中医）于是笑着对人说：“这药就听以望公（我父亲古朴先生）的使唤，我也是用的这药，但不听我使唤啊。”以望公（我父亲）听了后说：“医生用药，就像将军用兵一样，用正确合乎道的方式使用他们，就会听从使唤，不正确不合乎道的方法就不听。有的（药量）分量上差得多少，应当补泻（却）混乱君臣之分等，都是在用不正确不合乎道的方法使用。这样（药）哪能听他的使唤呢？”大家都佩服他的话。

又有大坑方汝高公的表弟尹德兴，曾经有一天得了瘴疟，长时间没有痊愈。医生用治疗疟疾的方法治疗，有时候（仍然）发作，有时候延迟两年以后发作。请（我父亲）前往治疗，父亲说：“这是虚疟。开始是因为内部吃了肥甘厚腻的食物，外部（又）感染了暑热，两相郁结成痰，所以成了这个病。（其他）医生开的治疟疾的药，大概多是燥烈祛痰的方剂，现在已经无痰可祛了。只是因为这个病已经（拖）很长时间了，（以至）脾胃虚弱，暑热之邪深深入里，没有地方出来。只要补足他的正气，正气充实，那邪气就无所容纳留滞了。《黄帝内经》说邪气能够侵入（人体），那么人体正气一定虚衰。”又说：“身体健壮的人（能）经气运行那么病就痊愈了，身体孱弱的人经气郁滞不行就成了疾病，说的就是这个（道理）。”于是先用补中益气汤来恢复他的正气。然后用清暑益气汤来驱逐他体内的邪气，一个月病就好了。

县城东孚溪的李瑕，是家父妻子姨母的孩子。突然因为背上的痈疮告急，恳请家父治疗他。有个姓谢的医生已经给他进行了祛热拔毒治疗，（但）痈肿已（更加）严重，于是就说自己黔驴技穷了。家父给他看诊后，说：“这个简单啊，都无须用药。”于是煎了一碗醋，加入少许盐。用好几张纸浸透（盐醋水）覆盖在水肿的地方上，再用铜熨斗盛着炭火在上面熨烫它。没有经过几次熨换，而病就像消失了一样（痊愈了）。谢某在旁边仔细地看着（全过程），然后相视戏谑地说道：“公治疗这病，（就）只用了一碗醋啊。”

县城学校学生饶廷信，面颧部长了一个核（大包），不红也不痛，（只是）感觉渐渐越来越大。他很厌恶这个包，于是就告诉了家父。家父取了一根毫针在火上烧红刺在包上，又用药敷在针孔处，让他一天上药三次，七天后就停止。有时候可能会有灼痛感，可以拿冷水浇在上面。又告诉他说：“再过七天，包就应该脱落了，到时候我再用别的药膏涂在上面，再过七天，就平整像原来一样了。”（后来）一切都像家父说的那样。

同里（有）姓谢的人叫恕之，我的老亲家。壮年的时候曾经得了病，是左脚风湿痹痛，医生当作风来治疗没有治好。（于是）就邀请家翁看诊，家翁说：“人身体的血液，就像溪流小河里的水一样。水流太细就阻滞了，受到寒冷就凝聚（结冰了），这病是在新娶之后得的，（新婚燕尔）难免劳精损血，血液劳损就阻碍凝滞了，再加上寒冬腊月到水中去，它的凝滞更加厉害了，怎么能不得痹病呢？凝滞久了久久不能散开，郁而化热，就成了毒肿。如果能先加以滋养，（等）肿毒差不多溃散了，就可以免除后患了。”于是让他服用四物汤，加牛膝、红花、黄柏等四五十帖。他的家人见到疾病没有起色，又开始怀疑起来，想要再用祛风药（治疗）。家翁说：“补药没有那么快速的效果，病邪还不退是因为药力还未到。”让他继续使用先前的方剂，每帖又加人参四五钱，等痹病除去而肌也容易生长。后来病人发觉左脚缩短了四五寸，大家都以为给治疗跛了。家父说：“病人年轻尚且健壮，无须担忧，等到血气充足的时候，筋得到濡养就自动伸展开了。”后来果然恢复得和原来一样。

沥源延山有个姓余的人，得了噎膈病，大家都说他救不活了。请家公前往看诊，这个病正好符合朱丹溪胃口干槁的论例。（就说）这个病已经到了生死关头，如果能用五膈宽中平胃散滋阴养血，补脾开胃，加上竹水来清痰，再加人乳来润燥，也许还可以活下来。他的家人依照这个方法来治疗，他的病就治好了。

歙县西莘墟的吴处士，已经六十多岁了，口味很重，形体肥胖，得了一种在背部左右脾腧下，相对生长了两个疽的病。（他）对我父亲来说是世交，（于是）来书信恳请父亲（给他看病），这时澄潭的吴姓外科医生已经给他治疗过了。父亲到了以后，诊视了很长时间，才起身对他的家人说：“这病没救了啊。”然后向吴姓医生询问道：“这个病是怎么引起的？”（吴医）回答说：“是热毒引起的。”（父亲）又问：“毒热分虚实吗？”（吴医）回答说：“毒热内攻，痈肿外作，不是虚病（是实证）。”（父亲又问）“用什么方法治疗呢？”（吴医）回答说：“宣热败毒就可以了。”（父亲又问）“病在哪条经络？”吴姓医生于是就沉默回答不上来了。父亲说道：“《黄帝内经》说营气（入里）不顺，逆行到皮肉腠理，（与卫气合）于是就产生了痈肿。这是说老年人血少，容易凝结阻滞，再加上他口味重，又产生痰湿，阻塞了经络路线，血液行到皮肉腠理，哪能顺利地不阻滞在这里呢？那么留在这里的原来污浊的血，又加上新来的血凝结，又阻滞在一起，因为年年积郁而化热，所以血肉化脓就溃烂了。况且邪气所入侵的地方，那他的正气一定虚衰，哪里有老年人没有虚证的呢？如果一开始补养正气，使他恢复健运如常人，或许可以冲荡开（皮肉的）瘀邪着物，或许还有可以救活的道理。你连经络都不分，也不辨虚实，不审时令，不别冷热，粗略地就用连翘五香等汤，这就是所谓的盲人骑瞎马，半夜临深池啊，（现在想）保全他性命实在困难啊。”于是第二天就回家了，（吴处士）果然一病不起了。

家父的治疗一丝不苟，大概都像这样。其余别的神奇的快速效果不能详尽阐述，在这只能举其中的一些大略了。

祖母去世后两年，祖父世备公七十二岁的时候，有天半夜忽然得了疾病。左半边身体痿痹，父亲大吃一惊道：“年纪大了再得这个病，（恐怕）靠药是治不好了，还不如平时准备好美味的食物，来让祖父享受到天年，这才是没有逃避作为人子的责任。”于是就在祖父左右奉养，夜里就席地坐卧在祖父床边，整三年都没有稍少松解衣衫，祖父的秽污之物也不敢委托他人处理。唯恐祖父觉得自己嫌弃他，经常拿到河里亲自清洗。同乡里的谢君宾，时常能够见到父亲去河边给祖父洗衣服，后来经常用这件事教育我，对父亲大加赞赏。等到祖父去世，用（周全的）丧葬礼仪来葬祭祖父。安葬的地方离家五里还有一条大河隔着，父亲不时就去祭拜，到老也不倦怠，严寒酷暑也不能阻挡他。亲手种植的松柏果木，不多年就已蔚然成林。

许配（父亲）的文化人方氏（母亲），是休宁大坑的邦用公的女儿，是个慢性子的人，喜欢干净整洁，善于女红，十分念旧。等到父亲嫁我两个妹妹时（的嫁妆），大都是借了母亲年轻时的物资装备，闺阁之中的器物，（母亲摆放的）各有定处，截然不乱。几乎按时加以整理拂拭，绝对没有一点尘垢。衣裳、服饰、发簪、耳环，虽然不是很奢华，但都洁净得像新的一样。

而父亲汪渭的事业有这么大的进步，母亲也是出了很大的力。父亲一门的妯娌大多是母亲族人的姊妹。有的携她的伯叔到来，有的携儿女到来聚集在父亲的诊室，常常在一起聊天到深夜，（母亲）常让两个婢女守夜伺候，以等待父亲的归来。当时的婢女都已年满十五，正当嫁人的年纪，父亲每次一碰到床就呼呼大睡，旁边好像没有婢女一样，父亲的远离女色大概就像这样。别人说父亲能活得这么久，还不怎么生病，也许就是因为这个原因。

族人要创立宗祠，父亲一开始听到这个消息，脸上就高兴起来。宗祠距离我家有二里路的样子，父亲已经八十岁，还日常拄着拐杖徒步走过去（观看），唯恐建立宗祠的事不能成功。正德己亥年冬天十二月廿二日，我回到歙县，见父亲在厅堂晒太阳，然后进去作揖问："父亲您身体还好吗？"

父亲说："最近得气喘病，十分盼望你（回家）啊。现在你回来了，我就没有遗憾了。"我扶父亲回到卧室，尚且感觉一切平常。过了两天，（父亲）忽然对我说："不出三天，我就要与你诀别了。"我惊骇地问道："父亲这是说的哪里的话？"

父亲说道："（我得了）喘病，而（寸）气口脉沉陷入理，没有生机了。"我急忙煮了生脉汤端给父亲，父亲却推辞说："我的年龄已经比我的父亲多八年了，天下没有不散的筵席，还吃药做什么呢？"又过了一天我又问道："父亲要喝粥吗？"

父亲说："你媳妇平素做的饭菜蛮合我的胃口，可以让她煮半碗粥给我吃。"媳妇于是听从父亲的要求，亲自喂给父亲吃。父亲（吃粥）吞咽也没有什么阻碍，吃完粥又躺下了。片刻就起身对我说："妇人们都在这吧？"都回答说："在。"

父亲于是举手作揖说道："感谢儿媳们（的照顾）。"那天晚上二更时分，父亲在凭几上俯卧趴着，看起来很烦躁的样子。我勉强搀扶他到床上，用手掌热捂着他的脚。问他还回答我说：“我也觉得很舒服啊。”忽然又问我母亲在哪里，我说：“在帷帘旁边小睡呢。”父亲就口中喃喃，用手抚摸着胸口猝然长逝了，那天是六日的夜里。

啊！悲痛啊，父亲出生于宣德癸丑年，享年八十三岁。母亲方氏名讳叫月贞，去世在正德庚辰年十二月六日，出生于宣德己酉年某月某日，享年九十三岁。嘉靖改元壬辰年十月十五日，（与父亲）合葬在县城东边小魁源坐北（略偏西）朝南（略偏东的方向）。

父亲生有儿子三人：长子汪樿、次子汪机（我）、三子汪柱。三个儿媳：程氏、谢氏、吴氏。女儿两人：汪兰秀、汪妙秀。孙子八人：汪耀、汪灵、汪勋、汪焖、汪爌、汪焮、汪荧、汪燧。孙女四人：汪奇仙、汪妃仙、汪淑仙、汪蓝仙。曾孙八人：汪天秩、汪应达、汪应远、汪龙寿、汪天伦、汪应逵；汪某某。曾孙女四人：汪含英、汪初英、汪天弟、汪某，都还年幼。

唉，古人说：创业固然艰难，守业也不容易。所以国君以能守社稷为孝，士大夫、平民以能守田庐为孝。现在父亲守护先祖的基业，兢兢业业，一寸也没有丢失，也可说是能守业而且孝顺的人了。其余别的事情，（父亲）能俭以修身而不羡慕外面的荣华，恩惠遍及万物而不要求回报。能清心寡欲、崇尚简易、远离酒色，都是（我）可以学习的父亲的美德啊，哪里能够悄无声息（不为所动）呢？

我从小时就受家庭教导训诫，（后）进入县城学校（学习），继而又告别学校回到家中，幸运的是能够得到父亲的养育，父亲对此十分快乐。我深深惭愧自己的不才，不能够为世所用，来追随并发扬父亲的精神。现在父亲的去世（令我）五藏崩摧，恭谨地早晚追思，也不能发扬父亲幽光的万分之一，我的不孝之罪没有比这更加哀伤的了。（我）恭谨地记述父亲平生大概，为状于右，以求当代著书立说的名人，希望有所征引。我绝不敢胡乱写下这篇文章，来给我父亲蒙羞啊！

嘉靖元年秋九月十五日，不孝儿子汪机，痛哭流涕地恭敬记述。

（原著　汪机　释译　胡永久　叶青）

汪机弟子黄古潭

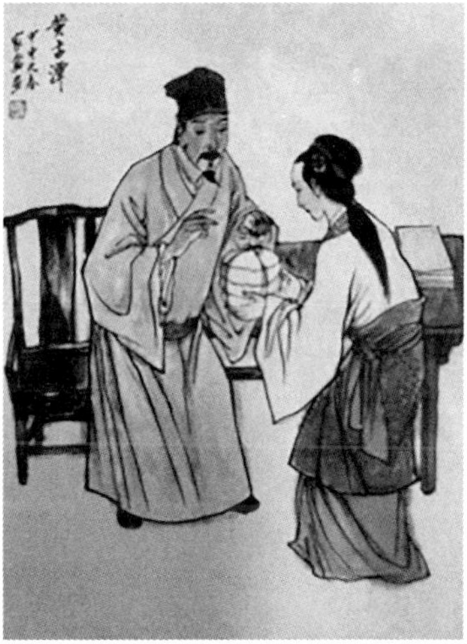

黄古潭，明代徽州黟县人。少业儒，通五经。因为一次患病为庸医所误，而弃儒从医，拜祁门名医汪机为师。学成后治病每有卓见。如肋痛、皮肤红肿，其他医生用泻肝舒郁之剂不效，黄古潭用瓜蒌一枚治之则愈；又如妇人郁结经闭，诸医皆云有孕，治用安胎之药，吐酸反甚，黄古潭以补肺泻肝之剂而愈。再传弟子休宁医家孙一奎，求学于黄古潭，医术大进，治病常获良效，成一代名医。

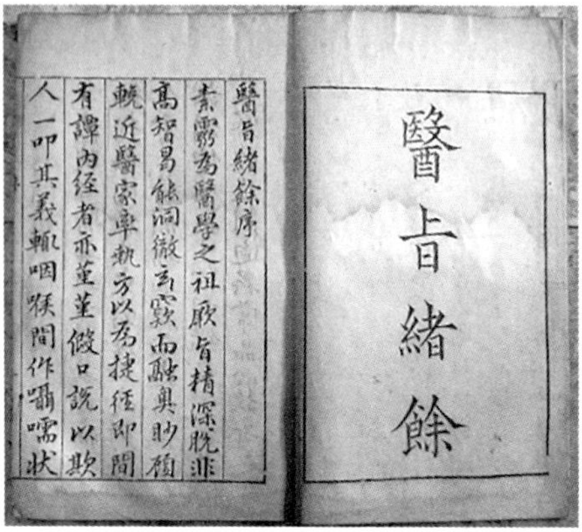
醫旨緒餘

醫旨緒餘序
素靈為醫學之祖厥旨精深既非
高智曷能洞徹玄竅而融奥眇積
輓近醫家率執方以為捷徑即間
有讀內經者亦茧茧儆口說以欺
人一叩其義輒咽喉間作囁嚅狀

黄氏并无著作遗惠后世，仅孙一奎《医旨绪余》中录有黄氏医案两则：一则重用瓜蒌治疱疹肋痛，一则以黄芪补肺制肝治腹中水块作痛。附医案二则：

一、重用瓜蒌治胁痛案

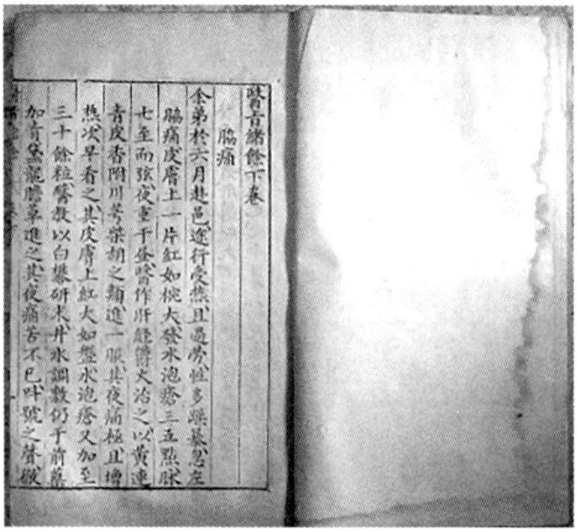
醫旨緒餘下卷
脇痛
余弟於六月赴邑途行受熱且過勞性多躁暴忽左
脇痛皮膚上一片紅如碗大發水泡瘡三五點脉
七至而弦夜重于晝醫作肝經鬱火治之以黃連
青皮香附川芎柴胡之類進一服其夜痛極且增
熱次早看之其皮膚上紅大如盤水泡瘡又加至
三十餘粒醫教以白墨研末井水調敷仍于前藥
加青黛龍膽草進之其夜痛苦不已叫號之聲徹

孙一奎之弟于六月赴邑，途行受热，且过劳，性多躁暴，忽左胁痛，皮肤上一片红如碗大，发水泡疮三五点，脉七至而弦，夜重于昼。医作肝经郁火治之，以黄连、青皮、香附、川芎、柴胡之类，进一服，其夜痛极，且增热。次早看之，其皮肤上红大如盘，水泡疮又加至三十余粒。医教以白矾研末，井水调敷，仍于前药

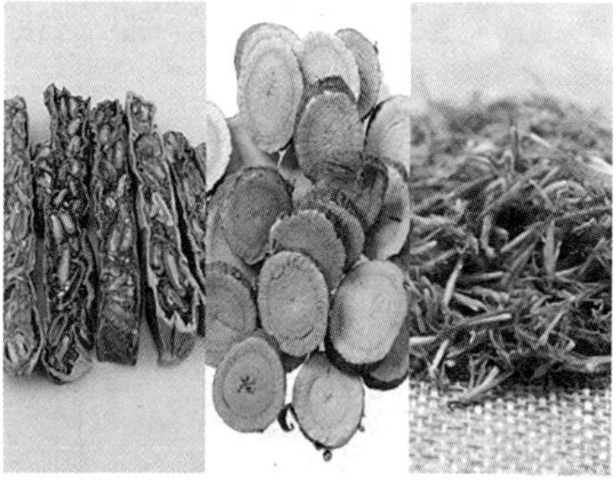

加青黛、龙胆草进之，其夜痛苦不已，叫号之声，彻于四邻，胁中痛如钩摘之状。次早观之，其红已及半身矣，水泡疮又增至百数。孙一奎心甚不怿，乃载归以询先师黄古潭先生，先生观脉案药方，哂曰：切脉认病则审矣，制药订方则未也。夫用药如用兵，知己知彼，百战百胜，今病势有烧眉之急，迭卵之危，岂可执寻常泻肝之剂正治耶？是谓驱羊搏虎矣！且苦寒之药，愈资其燥，以故病转增剧。水泡疮发于外者，肝郁既久，不得发越，乃侮其所不胜，故皮膝为之溃也，至于自焚则死矣，可惧之甚！为订一方，以大瓜蒌一枚，重一二两者，连皮捣烂，加粉草二钱，红花五分。戌时进药，少顷就得睡，至子丑时方醒，问之，已不痛矣。乃索食，予禁止之，恐邪火未尽退也。急煎药渣与之，又睡至天明时，微利一度，复睡至辰时。起视皮肤之红，皆已冰释，而水泡疮亦尽敛矣，后亦不服他药。夫病重三日，饮食不进，呻吟不辍口，一剂而愈，真可谓之神矣。夫瓜蒌味甘寒，《经》云："泄其肝者，缓其中。"且其为物，柔而滑润，于郁不逆，甘缓润下，又如油之洗物，未尝不洁。考之本草，瓜蒌能治插胁之痛，盖为其缓中润燥，以至于流通，故痛自然止也。

二、黄芪补肺制肝治腹中水块作痛案

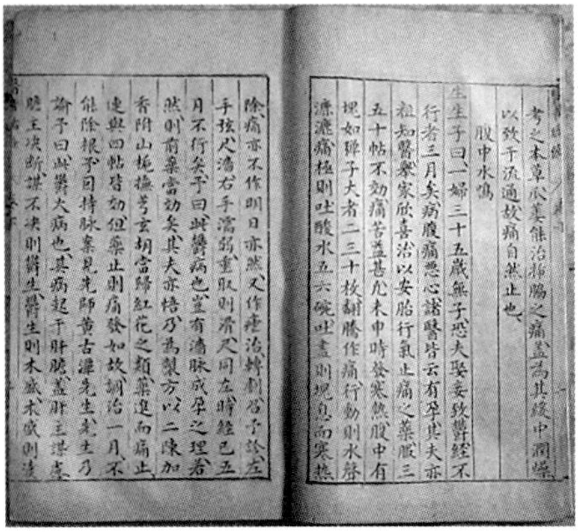
考之本草,瓜蔞能治脇之痛,蓋為其緩中潤燥
以致于流通,故痛自然止也。
腹中水鳴
生生子曰:一婦三十五歲,無子,恐夫娶妾致鬱,經不
行者三月矣,病腹痛惡心,諸醫皆云有孕,其夫亦
粗知醫,舉家欣喜,治以安胎行氣止痛之藥,服三
五十帖不効,痛苦益甚,凡未申時發寒熱,腹中有
塊如彈子大者二三十枚,翻騰作痛,行動則水聲
漉漉,痛極則吐酸水五六碗,吐盡則塊息而寒熱
除,痛亦不作,明日亦然,又作瘧治,轉劇,召予診,左
手弦尺濇,右手濡弱,重取則滑,尺同左,時經已五
月不行矣。予曰:此鬱病也,豈有濇脈成孕之理?若
然,則前藥當効矣。其夫亦悟,乃為製方,以二陳加
香附、山梔、撫芎、玄胡、當歸、紅花之類,藥進而痛止,
連與四帖,皆効,但藥止則痛發如故,調治一月,不
能除根。予因持脈案見先師黃古潭先生,先生乃
諭予曰:此鬱火病也,其病起于肝膽,蓋肝主謀慮,
膽主決斷,謀不決則鬱生,鬱生則木盛,木盛則凌

一妇三十五岁，无子，恐夫娶外家致郁，经不行者三月矣，病腹痛恶心。诸医皆云有孕，其夫亦粗知医，举家欣喜，治以安胎行气止痛之药，服三五十帖不效，痛苦益甚。凡未申时发寒热，腹中有块，如弹子大者二三十枚，翻腾作痛，行动则水声漉漉，痛极则吐酸水五六碗，吐尽则块息而寒热除，痛亦不作，明日亦然。又作疟治，转剧。召孙一奎诊，左手弦尺涩，右手濡弱，重取则滑，尺同左。时经已五月不行矣。孙曰：此郁病也，岂有涩脉成孕之理？若然，则前药当效矣。其夫亦悟，乃为制方，以二陈加香附、山栀、抚芎、玄胡、当归、红花之类，药进而痛止，连与四帖，皆效，但药止则痛发如故，调治一月，不能除根。孙一奎因持脉案见先师黄古潭先生，先生乃谕予曰：此郁火病也。其病起于肝胆，盖肝主谋虑，胆主决断，谋不决则郁生，郁生则木盛。夫寒热者，少阳胆也，吐酸者，厥阴肝也，痛而复块翻腾者，火盛激动其水，如锅中汤滚，泡浪沸腾是也。木盛则凌脾，脾伤则不能运化精微，而生气血，以故月水不来也。肺金失于母养，则降杀之令不行，木寡于畏，而侮所不胜，是以

直冲犯清道，以作吐也。吐后诸症皆减者，木升而火息也。吐多则肺金愈伤。为裁一方，以黄芪五钱，柴胡三钱，白芍药二钱，甘草一钱，陈皮、贝母、枳实各五分，姜三片。一剂而寒热除，再剂而痛减吐止，水声亦绝，七日不发。黄芪补肺金为君，使得以制肝木。以柴胡泻肝为臣，以升发其胆火，《经》曰：“木郁则达之”，达是通达之义，夫木性上升者也，既郁则不升，故用柴胡升发胆肝之清气，使冲开其郁结，以复其常。又曰：“过者折之，以其畏也，所谓泻之。”补肺制肝，正谓此也。

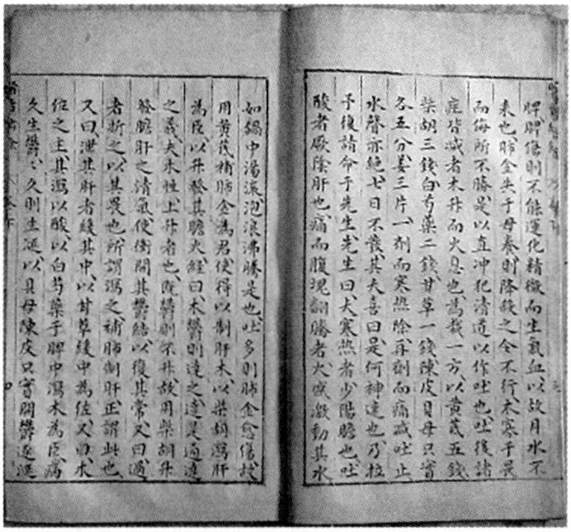

[illegible]脾傷則不能運化精微而生氣血以故月水不
來也肺金失于母養則降斂之令不行木寡于畏
而侮所不勝是以直沖犯清道以作吐也吐後諸
症皆減者木升而火息也爲裁一方以黄芪五錢
柴胡三錢白芍藥二錢甘草一錢陳皮貝母只實
各五分姜三片一劑而寒熱除再劑而痛減吐止
水聲亦絶七日不發其夫喜曰是何神速也乃拉
予後請命于先生先生曰犬寒熱者少陽膽也吐
酸者厥陰肝也痛而腹現翻騰者火盛激動其水
如鍋中湯滾泡滾沸騰是也吐多則肺金愈傷故
用黄芪補肺金爲君使得以制肝木以柴胡瀉肝
爲臣以升發其膽火經曰木鬱則達之達是通達
之義夫木性上升者也既鬱則不升故用柴胡升
發膽肝之清氣使衝開其鬱結以復其常又曰過
者折之以其畏也所謂瀉之補肺制肝正謂此也
又曰泄其肝者緩其中以甘草緩中爲佐又曰木
位之主其瀉以酸以白芍藥于脾中瀉木爲臣病
久生鬱鬱久則生涎以貝母陳皮只實開鬱逐涎

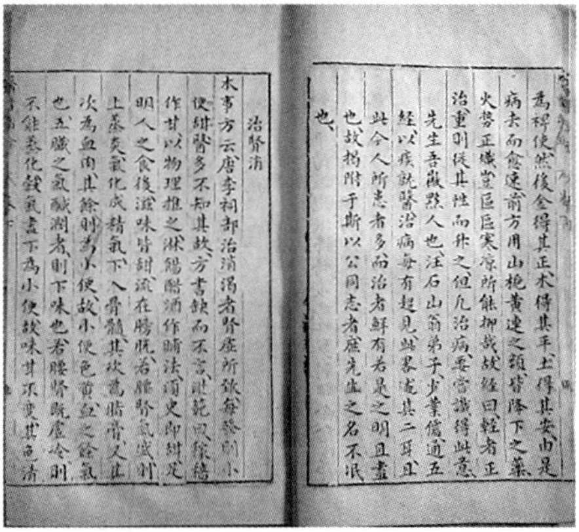

爲裨使然後金得其正木得其平土得其安由是
病去而愈速前方用山梔黄連之類皆降下之藥
火勢正熾豈區區寒凉所能抑哉故經曰輕者正
治重則從其性而升之但凡治病要當識得此意
先生吾徽歙人也汪石山翁弟子步業儒通五
經以疾就醫治病每有起見此案其二耳且
此今人所患者多而治者鮮有若是之明且盡
也故揭附于斯以公同志者庶先生之名不泯
也
治腎消
本事方云唐李祠部治消渴者腎虛所致每發則小
便甜醫多不知其故方書缺而不言[illegible]
作甘以物理推之淋餳醋酒作脯法須臾即甜足
明人之食後滋味皆甜流在膀胱若腰腎氣盛則
上蒸炎氣化成精氣下入骨髓其次爲脂膏又其
次爲血肉其餘則爲小便故小便色黄血之餘氣
也五臟之氣鹹潤者則下味也若腰腎既虛冷則
不能蒸化穀氣盡下爲小便故味甘不變其色清

“泄其肝者，缓其中。”以甘草缓中为佐。“木位之主，其泻以酸。”以白芍药于脾中泻木为臣。病久生郁，郁久则生涎，以贝母、陈皮、枳实，开郁逐涎，为裨使。然后金得其正，木得其平，土得其安，由是病去而愈速。前方用山栀、黄连之类，皆降下之药，火势正炽，岂区区寒凉所能抑哉？故《经》曰：“轻者正治，重则从其性而升之。”但凡治病，要当识得此意。

祁门明代周氏三御医

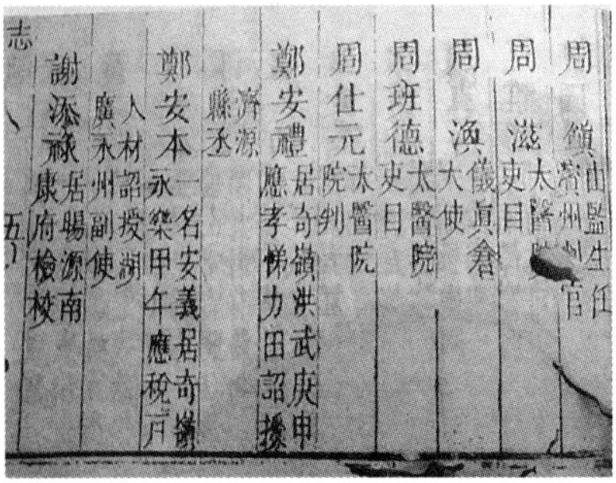
周鎮 由監生任滄州判官
周滋 太醫院吏目
周渙 儀真倉大使
周班德 太醫院吏目
周仕元 太醫院院判
鄭安禮 居奇嶺 洪武庚申應孝悌力田詔授
齊源 縣丞
鄭安本 一名安義 居奇嶺 永樂甲午應稅戶
人材 詔授湖廣永州副使
謝添祿 居錫源 南康府檢校

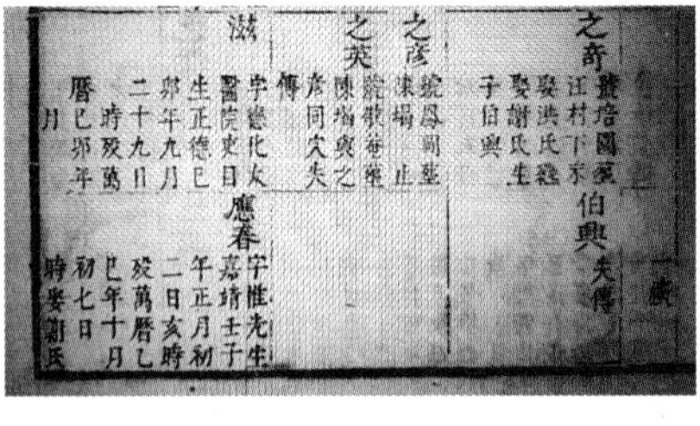

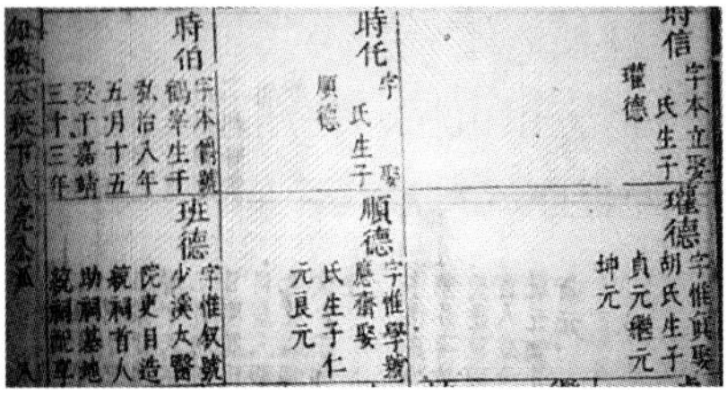

宋朝乾德三年（965），始祖周继忠公因组织人员保卫祁门而任祁门县令，他自歙之黄墩移居祁门，成为祁门周氏一世祖。目前祁门县城、新安洲、芦溪等地周姓皆为其后裔。尤其在明朝周氏是祁门城中的第一望族，著名的东街洪家大屋以前就是周家大屋。明清时期，祁门县城有周、马、叶、谢四大家族，周姓位列其首，以上是清同治《祁门县志》中所记载内容。明代祁门多御医，其中周氏就有三个御医，分别是太医院史目周滋、周班德和太医院院判周仕元。其中周仕元是祁门到目前为止发现的御医中职务最高的，相当于当时的太医院副院长。

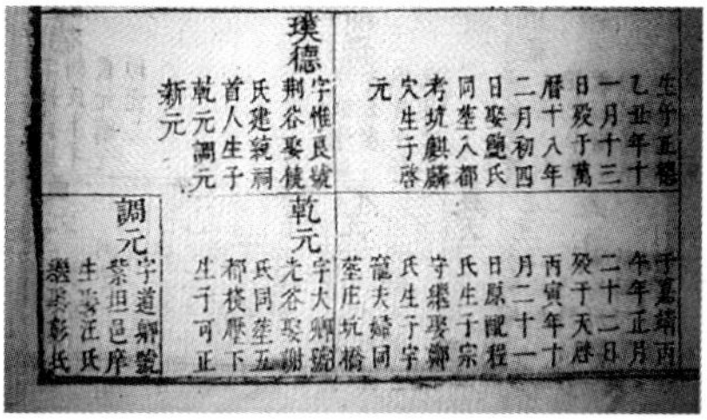

周滋，字德化，太医院史目，生于正德己卯年九月二十九日，死于万历己卯年。

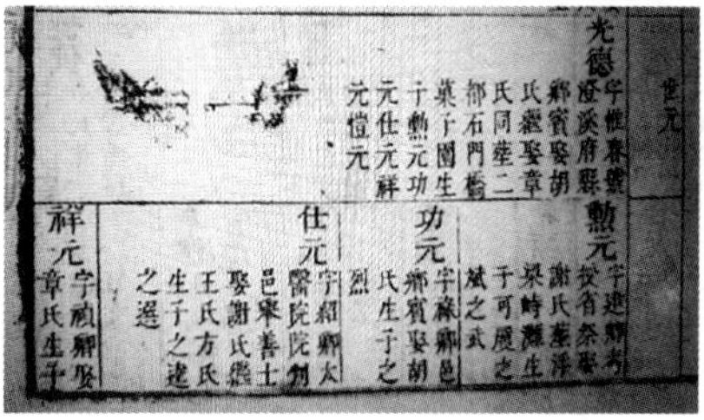

周班德，字惟叙，号少溪，太医院史目，生前是建造周氏统祠第一人，助祠基地统祠配享。生于正德乙丑年十一月十三日，死于万历十八年二月初四，娶鲍氏同葬于八都考坑麒麟穴，与鲍氏生子周启元。

周仕元，字卿，太医院院判，县邑举善士，娶谢氏为妻，后又娶王氏和方氏，生有两个儿子，老大叫周之达，老二叫周之选。

祁门文堂大医鸿儒陈慈祥

陈慈祥（1553—1622），字仁夫，昭祥之弟。少习儒业，博览经史，以学问文章闻名乡里。年长后生悬壶济世之心，潜心岐黄之术，刻苦钻研，终有大成，成为一代名医。在医术上，陈慈祥遍采新安名医家所长，特别对祁门籍御医、历溪人王琠（生于1497年，字邦贡，号意庵，被明嘉靖皇帝授为太医院官）倍加推崇，对王氏所著《医学碎金》《意庵医案》两部医书爱不释手，反复研习，经常慨叹晚生数十年，为不能得到王琠亲自传授医术而遗憾不已，为此他特地自称意庵门生。陈慈祥精通内外诸科，医术精湛，且有悲天悯人之心，每遇贫困患者，常不计报酬施药救治。尤以针灸见长，针到病除，活人无数。

陈慈祥博学多专，亦医亦儒。在行医之余，著述甚多，著有《针灸全书》，总结了明末以前针灸学的重要成果，由其兄陈昭祥作序。还编撰有《姓源珠玑》4卷。

附陈昭祥《针灸全书》序：

盖于自厌薄博士业，即有志于轩岐之术，以为大丈夫不能挺特唐皇之上以为一代生色则起。斯人于颠连困厄之中，夫岂不有药师之道，以济苍赤。于扶颠持危之域哉。于是执贽于意庵王先

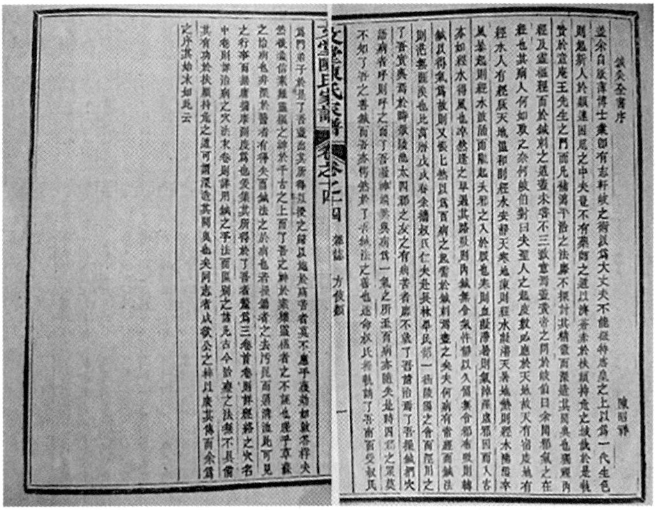

生之门，而凡补泻平治之法，靡不探讨其精微，而深造其间奥也。独视内经及灵枢经而于针刺之道，盖未尝不三致意焉。

盖黄帝之问于岐伯曰：余闻邪气之在经也，其病人何如，取之奈何？岐伯对曰：夫圣人之起度数，必应于天地，故天有宿度，地有经水，人有经脉。天地温和，则经水安静；天寒地冻，则经水凝滞；天暑地热，则经水沸溢；卒风暴起，则经水波涌而陇起。

夫邪之入于脉也，寒则血凝滞，暑则气淖泽，虚邪因而入客，亦如经水得风也。卒然逢之，早遏其路，吸则内针，无令气忤，静以久留，无令邪布，吸则转针，以得气为故。则又怅怅然，以为百病之起需于针刺焉，尽之矣。

夫何病有常经，而针法则茫无涯涘也。比万历戊戌春，余携叔氏仁夫赴长林毕毕民部一衡陵阳之会，而经川之了吾实与焉。于时徽陵池太四郡之友之，有病苦者，靡不就了吾请治焉，了吾操针扪穴，语病者呼则呼之，而了吾凝神端然与，病为一气之所至，而病亦随失。是时四郡之众莫不知了吾善针，而吾亦愕然了

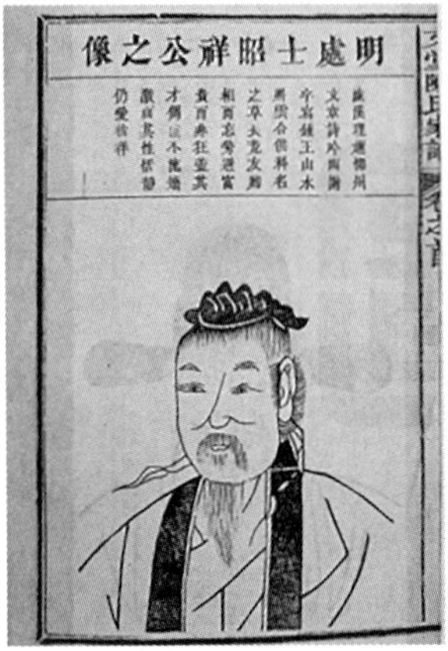

吾针法之善也，遂命叔氏操执，请了吾南百受叔氏为门弟子。

于是了吾尽出其所得以授之，归以施于痛苦者，莫不应于获效，如鼓答桴，夫然后益信素难灵枢之神于千古之上，而了吾之神于素难灵枢之不诬也。嗟乎，草苏之治病也，非深于医者有得失，而针法之与病也，若操锄者之去污泥而通沟洫，此可见之行事而无庸，揣摩测度为也。

爰集其所得于了吾者，厘为三卷，收卷则详经络之穴名，中卷则详治病之穴法，末卷则详用针之手法，而区别之，诸凡古今治疗之法，无不具备。其有功于扶颠持危之道，可谓深造其间奥也矣。同志者咸欲公之梓，以广其传。而余为之序，其始末如此云。

陈昭祥号味川，自号玉芝居士，明万历时祁门文堂人。少负奇志，不求仕进。擅草书，喜吟咏，所至多有题咏。晚年流寓金陵（今江苏南京），与德兴祝世禄（万历十七年进士）为莫逆之交。尝同同里陈履祥、陈明良合辑《祁诗合选》(一作《文堂诗选》)。著有《颍西社集》《石竹山房天游稿》二卷、《玉芝草》二卷行世。

（倪群）

胡友来的四十余年行医路

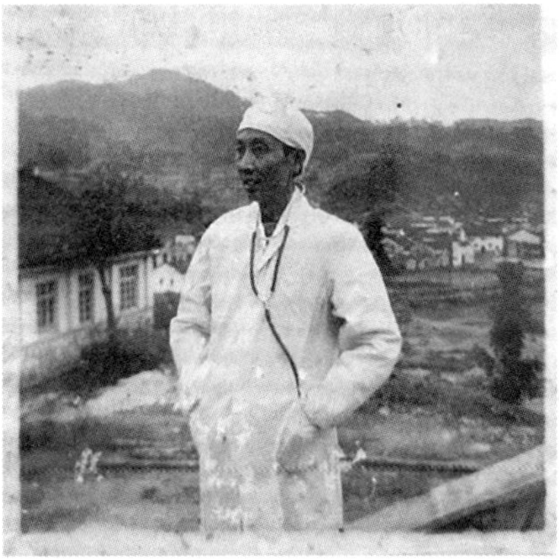

一、继承家传医业　与时共进求发展

胡友来出身医学世家，幼承庭训，在严父胡茂中、严师胡君怀督教下，听经学医。少时随父检骨五次，其中解剖腐烂的尸体一次，从而较早掌握了古典的人体解剖知识。胡友来的父亲临诊时，他常待诊于侧，悉心钻研，承继家传正骨伤科。稍长，又陆续研读家传骨伤理论著述，贯彻“勤求古训，博采众长，精在明理，知在所行”的父训。

胡氏正骨术，早期为闭合复位的功能疗法，后经胡友来的父亲多次对诊治过的死者检骨，由闭合功能复位逐渐向解剖复位发展，日臻成熟，治疗时采用手法复位，用杉树皮、小夹板固定，有时配合土法牵引。20世纪60年代末，引入X光机，为骨伤科的治疗增添了眼睛，胡氏骨伤诊疗技术获得飞跃发展。20世纪80年代，胡友来学习了现代人体骨骼生物力学知识，改进一些复位手法，正骨术日趋简便，手法省时省力，减少了病人的痛苦。

二、整体观念　辨证施治

胡友来从四十余年的临床经验中得知，治疗骨伤必须筋骨并重，强调辨证，从全身着眼，在整体观察的前提下进行局部治疗。人是一个有机整体：一脉不和则周身不遂。某部骨折，必然损伤筋脉，波及气血，影响全身。骨折早期常有体温升高、食欲不振、便秘等全身症状产生；炎症后期，又会出现骨疏筋悸、关节伸屈不利；下肢骨折可因久卧而伤气，致使体质下降而形成许多并发症，而这些症状能否及时治愈，从而使患者体质增强，对骨折的早期愈合及功能恢复极为有利。整体观念，辨证施治，是一条重要的原则。具体治疗大体可分为：初期，活血化瘀；中期，接骨续筋；后期，补益肝肾。

筋与骨关系极为密切，大筋联络关节，小筋附于骨外而相互联系。故骨折必同时伤筋，而闪挫扭伤，亦必伤骨。非理筋不能使骨复位，故在处理骨折整复前认清其移位状况，确定筋折牵拉造成移位方向，顺其相反方向整复，使移位骨折，复归于旧也。

筋骨损伤，还要注意气血的涵养和脾胃功能的调理。脾胃失去健运，则化源不足无以滋濡肢骸，势必影响筋骨的生长与恢复；气血充旺，循环输布正常，才能发生滋濡作用，而使筋骨疾患得到痊愈。筋骨损伤的治疗，亦应注意肝肾二脏的调补。“肝主筋”“肝藏血”，“肾主骨”“肾藏精”，“精生髓”“髓生骨”。对老年患者及骨折后期，胡友来习用补益肝肾之品，调补其肝肾二脏。

三、参研历代名家之长　创己之特定心法

骨伤临床四十余年，对历代诸家手法，胡友来多次比较，悉心研讨。1972年前，采用大家惯用的孙思邈《千金方》中记载的下颌关节脱臼口腔内复位法。1974年后，胡友来根据它的作用原理，对照生物力学知识，独创了下颌关节脱臼的单手口腔外复位手法。临床数十例，每获成功，简易方便。他就此拟写了《下颌关节单手口腔外复位手法简介》的文章。《仙授理伤续断秘方》中的手法有触摸、捻揉、拔伸、转动等，对其中的“凡捺正要时转动使治”一法，临床实践中他深有体会，尤其特殊的是前臂单双骨折上，他对自己的手法强调，无论骨折的整复或关节脱位，均不能使用猛力、暴力、强力，而要用“活力”，方能取得良好的效果。要尽可能“机触于外，巧生于内，手随心转，法从手出，法之所施，使患者不知其苦，方称为手法也”。

胡友来常用的手法有触摸、拔伸、旋转、捺正等，均依据不同骨折整复需要来适当选取，配合运用，通过有效的手法操作以矫正骨折的成角、重叠、旋转或分离。手法要达到稳准轻捷、驾轻就熟之地。

肱骨干或近肩、时关节部分粉碎性骨折，要明确其移位和粉碎骨片游离方向，胡友来先让助手施行对施牵引，持续用力，缓缓求之，勿令骤暴；他再用轻揉挤、按摩之小手法，初步缓解筋骨的挛聚、肿胀，游离骨片推拢复位后，用推捺扳提等手法，参以轻旋、屈肘等手法，即可良好复位。

王某，男，十六岁，骑自行车跌下，当即损伤。先去某部队医院治疗，被诊断为右肱骨髁间粉碎性骨折，桡骨小头脱位，手

法复位后小夹板固定，而后摄片复查，见骨折未复，且肿痛愈重，转请胡友来治疗治。见局部肿胀，有少许瘀斑、青紫及水疮，疼痛明显。观其脸紫，舌紫暗苔淡黄脉弦数。胡友来运用上法复其脱位，后整复骨折，并对局部皮损进行处理，后用夹板压垫，纸板包裹托起关节。内服“活血化瘀定痛散”。一周后复诊，肿痛大减，调整固定，改服“麝香接骨丹”，三周后服益肾壮骨之剂，嘱其功能锻炼。四周后拆除外固定，骨折已愈，外用活血舒筋药酒，并嘱其做弯曲功能锻炼，以善其后。

对于骨折的固定，胡友来主张动静结合，固定有法。夹缚固定是治疗筋骨、关节损伤的重要手段。他还注重向现代医学学习。在中西医结合治疗骨折的四大基本原则的基础上，经过大量的临床观察对比，他总结了自己独具一格的运用器材固定的方法。采用了杉木皮、胶合纸板、棉花、绷带，按不同患部生理弧度灵活使用。这种固定切合肢体特点，符合生物力学原理，故患者感觉舒适，固定作用可靠。

在临床实践中，根据人体的生长发育和骨折后的病理变化，正确处理好固定与活动的对立统一关系。如在治疗肩锁关节撕脱时，运用“8”字绷带加压垫固定法，使“8”字交叉点压垫压在翘起的锁骨处。肩锁关节扁平，属于关节活动性很小的平面关节。胡友来主张要想办法克服人体前臂重力作用，并使前臂重力的作用点转在关节平面锁骨翘起处，不再脱位，既可有效防止翘起脱位，又不影响前臂活动，从而保证了脱位处的顺利愈合。

四、外治内调结合　施药依法主方

骨伤治疗要懂得“肢体损于外，气血伤于内”的道理。早期瘀血内阻，致使气血不通、血脉不和，故用药宜行气化瘀；中期正气正伤，虚实互见，重在调和气血；损伤后期，瘀血渐化，正气未复，亦以扶正为主，重在补肾益精。气血运行全身，循流不息，外而充养皮内筋骨，内则灌溉脏腑。气血一不流通，则瘀阻之证立现，虽外用手法亦不易痊愈，需内服药物以调整之。胡友来在继承家传治伤的经验的同时，不断学习中医理论，灵活变化方药与剂型，内服的丸散、汤剂，外用的油膏、醋调剂，外用舒筋化血药酒，都有我自己的改进与创造。

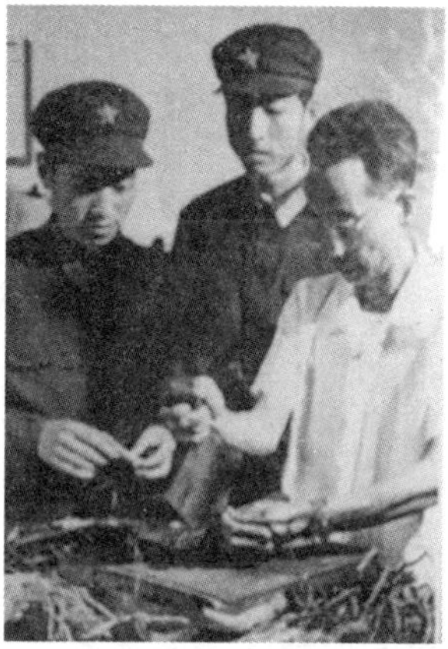

五、宗家传正骨之术　巧施推拿之功

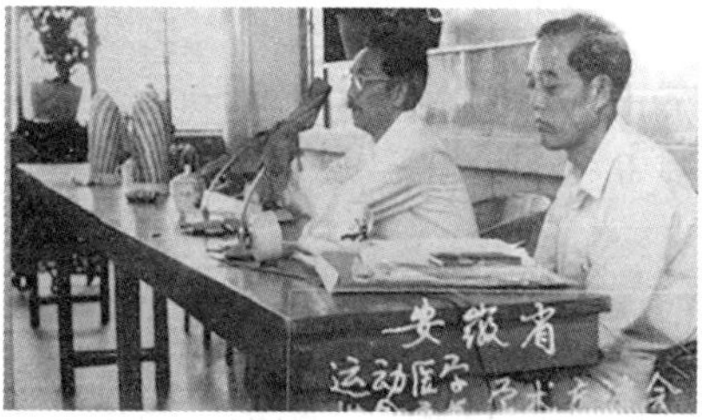

中医正骨与按摩是对孪生兄弟，胡友来在继承家传正骨术的同时，在临床中不断揣摩适用手法，并将其运用于筋骨损伤，从而丰富和发展了胡氏骨伤科的按摩术。1982 年，在安徽省推拿协会成立大会暨首届年会上，胡友来表演了双拇指推拿疗法，深受同道及专家赞赏。在会上他发表了《中医伤科手法推拿治疗腰椎盘突出症》一文。1983 年，又在第二届年会上发表《推拿治疗肩炎的一点体会》。1986 年，把按摩推拿适用于骨伤的经验，拟写了《近关节骨折后期运用推拿手法的一点体会》与《胡友来单手下颌关节的腔外复位手法》两篇论文，并在第三届推拿骨伤科年会发表。

在过去四十余年的中医骨伤科道路上，胡友来解决了很多骨伤科急疑难重症，取得了显著疗效，也赢得了周围数县群众的信赖。

1957年10月，胡友来遇到一个病例。当时安凌镇尚隶属于石埭县。赛丰村党支部书记桂显宾，被土墙塌方压坏右腿，右大腿中段骨折，右胫腓骨开放性粉碎性骨折，胫腓骨近端穿出皮肤，插入泥土5厘米。当地区委邀石埭县外伤科名医会诊，他们均主张截肢。家属遂求救于胡友来。在当时医委支持下，胡友来即接收了他，立即处理创伤口，夹去碎骨片三块，后牵引予以手法复位，以中药黄柏、当归等煎水浸制的纱布盖其创口上，注射一针青霉素，内服五味消毒饮加减。股骨及胫腓骨复位后，用杉木皮小夹板固定。创口愈合后，开始敷“接骨散瘀膏”，口服八珍汤加减。在安凌卫生院住院70天，稳定后出院。嘱其功能锻炼。三年后无任何不良影响，患者自述还能担起一百余斤重物，对胡友来不胜感激。

许常娥，女，二十八岁，祁门县雷湖人。1978年雷湖造公路，不幸被倒下的大树打倒在地，当即可见右腿骨头露出，血流不止，神志昏迷，人事不知。被人救起抬至胡友来所在医院，胡友来立即投以血府逐瘀汤加味、三七粉速服。取出骨折胫骨一块2厘米×3厘米的游离碎骨。继经检查确诊，右下肢胫腓内骨骨折，胫骨呈开放性、粉碎性骨折。胡友来给患者复位包扎，两小时后患者苏醒，述腰部、腿部无法动弹。面色苍白。经检查，第十一胸椎、第二腰椎呈压缩性骨折，伴后突出。后经X线检确诊，他立即给予指压牵引复位，外敷药包扎，腰带固定。第三天患者自述腹胀，大便不通。即服以大承汤加味。十天后X线检查，骨折处对位对线良好。住院期间，运用三期辨证治疗，90天治愈出院。一年后回访，恢复正常，并育一子二女，至今无后遗症。

以前胡友来在乡村医院，病案管理粗放，病例叙述全凭记忆。他被调入县中医院后，病案管理规范化了，因而有了较为详尽的记录。

孙岚根，男，四十八岁，是他被调入县中医院后收诊的一个伤号。1987年7月6日初诊。胸背部被打伤，胸闷不能呼吸。脸色暗黄，脉弦，细数不齐，胸左凹右凸，呈畸形。右胸触摸有大片捻发音。X线片胸透记录：左侧气胸，肺被压缩70%，纵隔左移，左肺纹理较多，两侧肋膈角尚清晰。结论：左侧气胸，处理：①外敷活血定痛药酒，加大片纸板包扎固定；②内服化瘀活血汤；③内服三七粉一瓶（5克），分两次吞服；④住院观察。

二诊：7月7日，疼痛有所好转，精神较佳，继续上法治疗，因咳嗽较重，加服消咳喘糖浆。

三诊：7月8日，胸闷不舒，呼吸困难，改用复元活血汤加减。

四诊：7月15日，已恢复好转，前方再进，调低夹板，外敷活血祛瘀药酒，包扎固定。X线胸透记录：两肺纹理稍多，右侧肋膈角变花色，可见液平，肺未见明显压液带，纵隔影稍有左移，肋骨骨折不明显。结论：右侧腋气胸。

五诊：7月17日，前次胸透，左侧胸肺被压缩70%，今透视未见，右侧气胸仍存在，但压缩形状已全消除，右膈角已见少量液平，其他明显好转，按前法继续治疗。

六诊：7月21日，能直身行走，疼痛已基本消失，患者自己能行走，门诊复方。咳嗽，改用二陈汤加枇杷叶、瓜蒌仁、炒枳壳、杏仁、川贝母、茜草，水煎服。

七诊：7月24日，咳嗽已止，喉中痰鸣已消失。改用复元活血汤加茜草、青木香，左胸局部按摩，敷药包扎。

八诊：7月27日，X线检查，液气胸已全部消失，肋膈角两侧清晰。胸部肌腱损伤，仍需敷活血药酒包扎，以善其后。

骨伤科乃胡友来一生从事的主科，主科之余一些亲朋好友介绍给他一些妇科、皮肤科相关疑难病例。胡友来使用的药物，大多是山区随处可得的草药，常获理想之效果。

胡友来之所以在行医生涯中有所成就，完全是因为他继承了祖上传下的特殊土法，加上他自己对中医理论的钻研和临床的孜孜以求，摸索出了一条胡氏骨伤科的独特疗法。胡氏骨伤科，是千百年来民间医药积累的升华，是祖国医药学开在徽州山区的一枝幽兰。作为这门医学遗产的继承者和发扬者，得到国家的重视与鼓励，胡友来内心感到无比欣慰与自豪。

胡友来一生授徒四人，专攻骨伤科。由于他本人常年患有哮喘病，诊治骨伤病时往往让传人做他的助手。他希望传承的后人踏着他的肩膀，继续发扬中医骨伤科事业，把胡氏骨伤科已有的建树与现代医学相结合，发扬光大之。

江淮名医——叶九斤

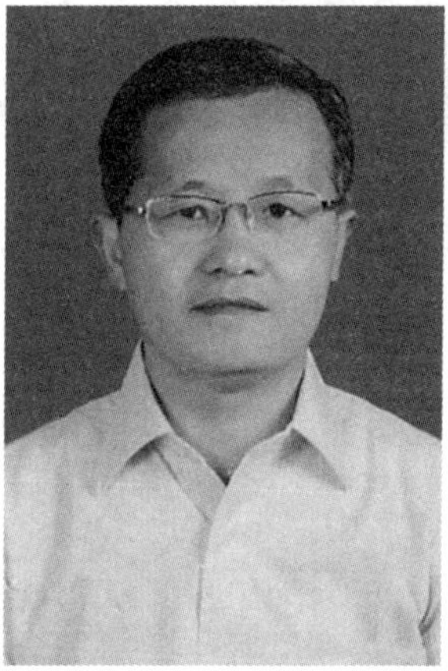

叶九斤，黄山市人民医院中医科主任，主任中医师，安徽省名中医，第二批安徽省名中医学术经验继承工作指导老师，安徽省中医药学会理事，安徽省中医药学会心血管分会常务理事。2021 年底安徽省委组织部、省卫生健康委、省人力资源和社会保障厅、省财政厅联合发文，授予叶九斤等 103 人第四届“江淮名医”荣誉称号。

叶九斤先生出生在屯溪新安江旁船民之家，自小在船上长大。1981 年考入安徽中医学院中医系。1985 年，叶九斤大学毕业，分配到屯溪区人民医院工作。当时屯溪区人民医院无独立的中医科，他不愿弃中从西，于是他创立中医科，坚持中医临床。他以“大医精诚”为座右铭，坚持背经典、读医案，每接诊一位患者，皆运用四诊，力求运用中医的病因病机，仔细揣摩，反复斟酌用药，不断积累总结诊疗经验。

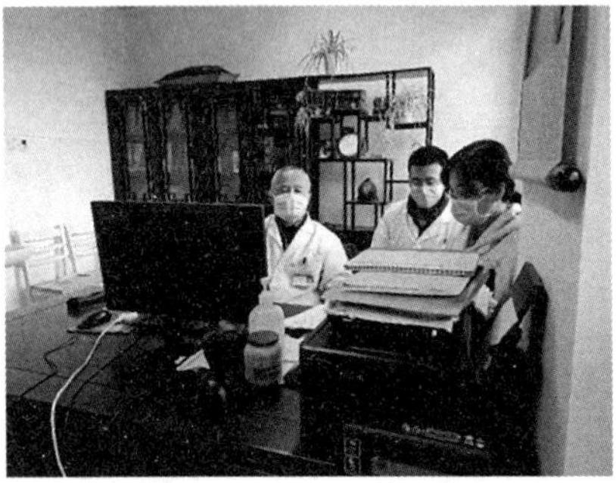

1999 年，叶九斤先生经选拔考试被省中医管理局确定为安徽省中医学术、技术带头人（第三层次）培养对象；2006 年调入市人民医院，担任中医科主任；2013 年被市委组织部等评为“黄山优秀医生”；2018 年被省卫计委、中医药管理局评为“安徽省名中医”；2018 年被省卫计委评为第二批安徽省名中医学术经验继承工作指导老师；2019 年被省中医药学会评为“最美中医”；2021 年底被授予第四届“江淮名医”荣誉称号。

2018 年，“安徽省名中医叶九斤工作室”在市人民医院挂牌成立。叶九斤先后带教两名学术继承人及多名本院、外院的年轻中医师，将中医精华与经验薪火相传、倾囊相授，为黄山市培养中医技术骨干、振兴发展中医药事业做出了积极贡献。

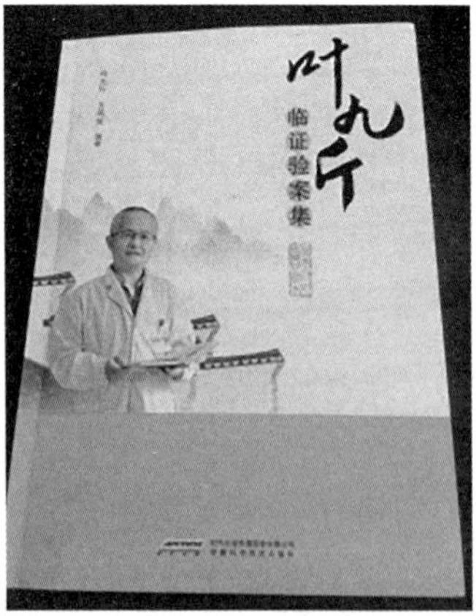

叶九斤先生时刻关注中医学术发展之动态，吸收最新科研成果，坚持传承精华、守正创新。他在临床辨证、处方用药等方面有独到见解，曾撰写《益气养阴化瘀法治疗 2 型糖尿病疗效观察》等 10 余篇中

医专业学术论文，并曾参与编写《明清名医全书大成·汪昂医学全书》。后又与弟子王凤龙合著出版了《叶九斤临症验案集》。

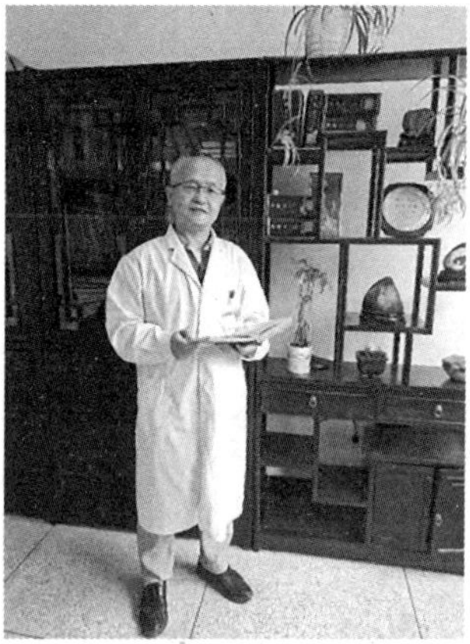

叶九斤先生从事中医临床40年，一直怀揣济世救人之仁心，恪守杏林之风，广探轩岐奥义，坚持中医辨证论治，力求“省病诊疾，至意深心，详察形候，纤毫勿失”。近年来，他常年无休，经常参加院内外疑难危重病人诊治，年门诊量在两万人次以上，在本市及周边地区享有较高知名度和影响力。叶九斤先生科班出身，具有扎实的专业基础理论知识和丰富的临床经验，擅长中医内科、儿科、妇科常见病、时令病、疑难病症的治疗，是当代较有影响的新安临床医家。

（王凤龙　胡永久）

“梅林妇科”江家伦妙手回春的故事

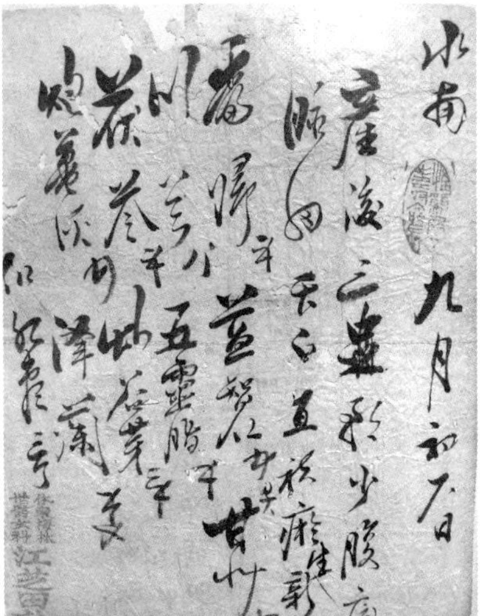

清代休宁妇科开山祖江国龙，授御医，传至四代，四世孙江家伦著《家传秘方》一卷，世称“梅林妇科”。江家伦，字芝田，名声远噪浙、赣、苏一带。江家伦曾悬壶于梅林，浙江开化、江西婺源的患者亦远道而来就诊。当时妇女患病，婿家必须请江家伦诊治，即使死亡，母家亦无怨言；若无家伦处方，则要兴师问罪，甚至诉讼公堂。有一青年书生名叫赵永安，娶妻汪心爱，两人自小一起长大，可谓是青梅竹马、两小无猜，结下了不解之缘。心爱正当二八妙龄，与永安结为伉俪。夫妻俩恩恩爱爱，朝夕相伴，村中青年见了，无不羡慕。婚后不久，永安发觉心爱已怀身孕，高兴得手舞足蹈。婆婆听了，也是十分欢喜，怕累坏了媳妇身体，把纺车搬到了自己屋里。光阴荏苒，眼看心爱不久就要临盆，永安整日乐滋滋的。正当小两口沉浸在幸福之中，商量着给即将出世的孩子取个名字的时候，心爱突然两眼上翻，不省人事。这下可把永安急坏了，哭得死去活来，全家惊慌失措。隔壁一老巫说：“人死了，还是快备后事要紧。”永安怎能让爱妻离开呢？他急奔江家伦家中求救。

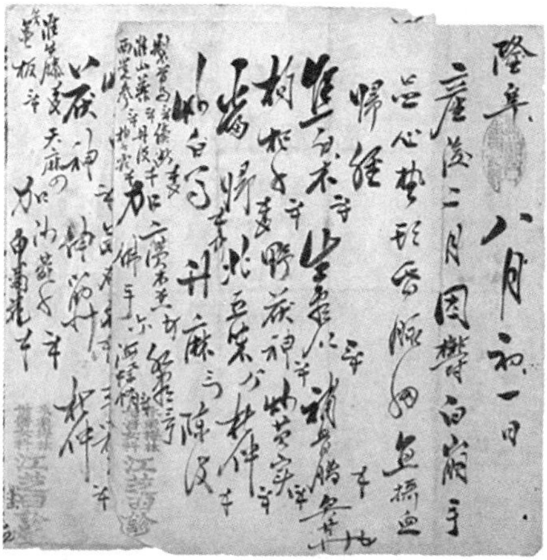

江家伦在家中手捧一部医书，正在聚精会神地读着。这时，永安急急忙忙地跑进来，满脸泪痕地向江家伦请求道：“先生，我妻子死了，您快去给她看看吧。”“死了还怎么看呢？”江家伦颇感奇怪。“我不相信她会死啊，她肚子里还有八个月的胎儿呢。先生，求求您，救救她吧，我舍不得离开她呀。”赵永安泣不成声。“好吧，我去诊诊看吧。”素重医德的江家伦动了恻隐之心，抓起药箱，随赵永安来到他家中。赵家此时已乱作一团，赵永安岳母王氏在女儿灵前哭喊着，说女儿死得太冤，没有请江先生来诊治，定是被婆家害死了。王氏已告到衙门，要为女儿报仇。县吏一心想多捞些银子，便不分青红皂白，派公差去把永安带上公堂拷问。如狼似虎的公差来到永安家中，将一副大枷套上了永安的脖子，就要带走。“慢着。”这时，只听江家伦声色俱厉地喝了一声。“等我去验看‘尸首’，再送永安进衙门不迟。”公差们在江家伦凌厉的目光下退到了一旁。江家伦边说边走到床前，按了按脉息，捻着胡须说：“这是产前子痫，是假死。”随后或轻或重、或远或近，按摩着心爱的“合谷”“内关”“人中”等穴位。良久，经江家伦的妙手按摩，心爱竟渐渐地舒气了，眼睛慢慢地睁开了。江家伦叫拿米汤来，永安端上，江家伦将米汤给心爱灌下，心爱已完全苏醒了，她一见永安，两双泪眼相对，不觉又是抱头痛哭一场。众公差见人已救活，没他们的事了，便回去交差了。邻居们见状，纷纷上前贺喜，举家皆大欢喜。赵家为感谢江家伦的大恩大德，备了一份厚礼送予他，可江家伦硬是不受。他从药箱里拿出几味药，递给永安道："这次出诊例外，诊费、药费一概免了，此礼更是不能收。倒是让你受惊了，差点吃官司，你还是好好照看妻子，吃了这几帖药会好的，她快分娩了，你应当小心为是。"江家伦能"起死回生"的消息像长了翅膀一样，不胫而走。从此，江家伦家更是门庭若市，医名大噪，踵门求医者络绎不绝，其"梅林妇科"之名更是名扬四方。

（吴洲　朱琨　胡永久）

新安名医王士荣

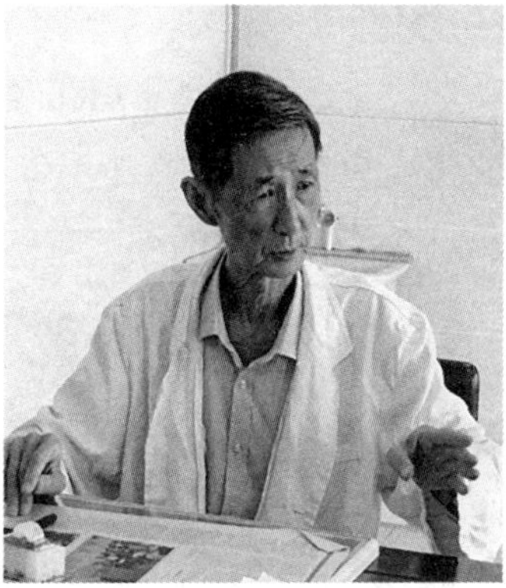

王士荣，1943年出生，主任中医师，原黄山市中医院副院长。黄山市中医院新安名医堂著名中医杂病专家。曾任黄山市第一、第二届政协常委会委员，屯溪市第六届政协副主席，黄山市第三届人大常委，农工民主党黄山市副主委。他还擅长书画，为新安书画社第一届至第三届副理事长。

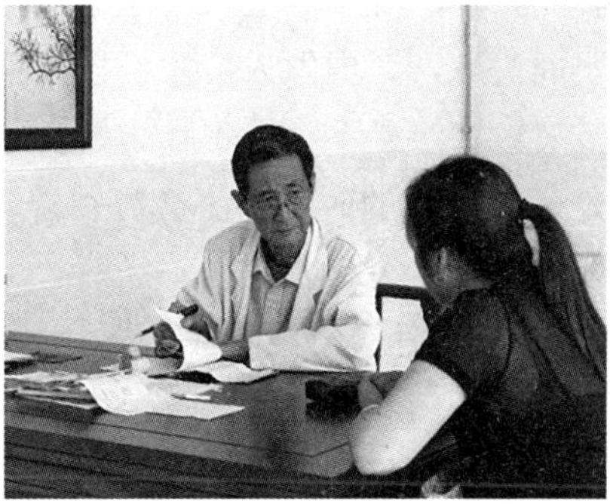

王士荣先生乃新安医界

之耆宿，享誉皖、浙、赣等地。王士荣师从新安名医程道南，潜心钻研，尽得其传。临证50余载，精中医内、妇、儿科，尤擅疑难杂症调治，学验俱丰，屡起沉疴，救人无数。吾有幸拜入先生门下，侍诊于左右，耳濡目染，深受教诲，获益良多。现将个人之肤浅体会，不揣浅陋，简介如下，以窥先生学术思想之一斑。

一、学术特色

（一）欲成大医先修德

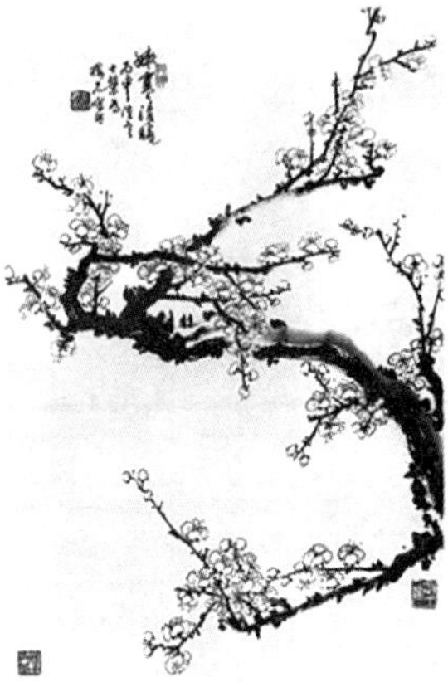

王士荣

药王孙思邈在《大医精诚》一文中曾经指出："凡大医治病，必当安神定志，无欲无求。先发大慈恻隐之心，誓愿普救含灵之苦。若有疾厄来求救者，不得问其贵贱贫富，长幼妍媸，怨亲善友，华夷愚智，普同一等，皆如至亲之想……"晋代名医杨泉在《论医》中亦指出："夫医者非仁爱之士，不可托也；非廉洁淳良，不可信也；非聪明理达，不可任也。"王士荣经常告诫我们，为医之人术要精，为医之人心要仁。只有不断进取，谦虚做人，才不枉为医者，才不愧对病家。只有医术没有医德，是不会落下什么好口碑的；只有医德没有医术，也只是一个好心的医者，不会赢得患者的信赖。只有两者集于一身，才堪称为名医、大医。

（二）熟读经典临证多

孟子曰："大匠诲人，必以规矩。"中医的规矩是什么？是经典，是千古不朽、屡用屡验的经典。先生从医40余载，精《内》

《难》《伤寒》，旁及诸家，临证常效法古人，“法随证立”“方从法出”，经方、时方熔于一炉，每取良效。先生要求我们研习经典直读原文、熟读精思，入脑入心、烂熟于胸。因“书不熟则理不明，理不明则思不精，临证游移，漫无定见，药证不符，难以奏效”，正所谓“书读百遍，其义自见”。至于穷理至知、知常达变，则又须证之于临床，潜心玩味、反复实践，方可得心应手、左右逢源。

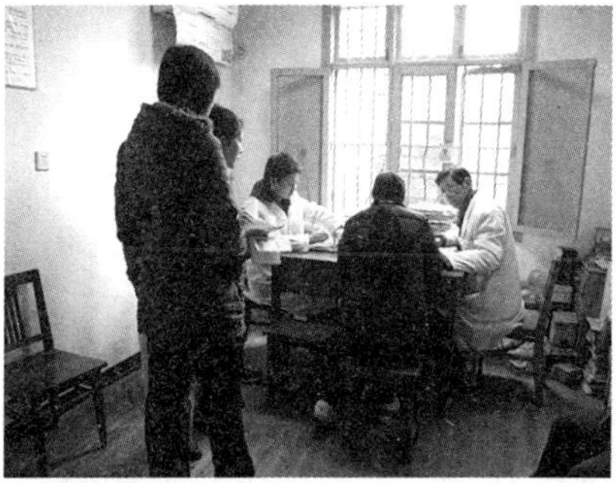

（三）重视脾胃倚后天

对于许多慢性疾病的治疗，王士荣非常注重调治脾胃。认为脾胃健则气血生化有资，且三焦之升降皆以脾胃为中枢，升则上输于心肺，降则下归于肝肾，有五脏六腑、中流砥柱之任。只有脾胃功能正常，才能“清阳出上窍，浊阴出下窍；清阳发腠理，浊阴走五脏；清阳实四肢，浊阴归六腑”。正如周慎斋所言：“脾胃一虚，四脏皆无生气，故疾病日久矣。万物从土而生，亦从土而归，补肾不如补脾，此之谓也。”

（四）调理气血化痰瘀

王士荣潜心临床，博研精求，屡起沉疴。对急慢性肝炎、肾炎、心脑血管病、糖尿病等疑难杂症均有独到经验，对“血瘀”说尤有独特见解。“夫人之生，以血气为本，人之病，未有不先伤其血气者”，故“治病之要诀，在明气血”。王士荣认为，凡气虚、气滞、阴虚、血虚等多可挟瘀、挟痰，对于某些慢性病主张运用调和气血、化痰祛瘀等方法，在临床治疗中往往起到事半功倍之效。

二、临证经验

（一）治肾病主疏利三焦

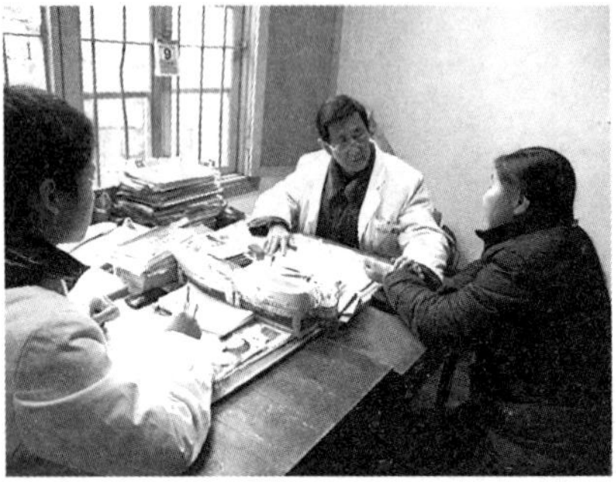

王士荣认为，肾病水肿乃风邪外束、水湿内侵或湿热内阻，引起肺气宣降失常，脾气传输失司，三焦决渎失权。病之标责在气血郁滞，三焦失宣；病之本乃内侵之湿热毒邪。正如喻嘉言所言：“上焦如雾，升而逐之，佐以解毒；中焦如沤，疏而逐之，佐以解毒；下焦如渎，决而逐之，佐以解毒。”故解毒者一也，升、疏、逐者，皆因三焦之郁而通之，因势利导而奏功。

临床上注意对上焦郁热者治以透泄肺卫，清热解毒，佐以凉血行血，郁热得泄，上源即清；对中焦湿郁者治以开发中焦，化湿解毒，瘀滞一开，升降得复；对下焦热郁者治以清热解毒，凉血化瘀，脾热清湿去，瘀化毒解，肾经气化之道通畅，不治水而水自治。

（二）治肝病须辨清湿热

王士荣对肝病黄疸的诊治亦颇有心得。王士荣认为“黄疸”为病，概属湿热相搏，郁蒸中焦，犯及肝胆，疏泄失司，瘀热阻滞，胆汁不循常道使然。

湿热为病，每因体质禀赋而转归有异。阳旺之躯多从热化，阴胜之体多从阴化，临床辨证不越此两端。然湿热一旦郁阻，气机必然受遏，脏腑运行不利，人体之代谢物不能及时排出，因而成为毒邪。故湿热为病之本，毒邪为病之标。热重于湿者，治以清热利湿，芳香和中，凉血解毒。习用茵陈、金钱草、焦山栀、白茅根、制大黄、一枝黄花、黄芩、藿香、白花蛇舌草、蒲公英、虎杖、田基黄等药。湿重于热者，治以化湿清热，旋运中焦，佐以解毒。药选藿香、茵陈、苍术、厚朴、土茯苓、法半夏、砂仁、金钱草等加减。

临证之时尚须注意湿热为患，分利为先，解毒次之；清热勿忘凉血，活血以速退黄；化湿是为关键，重点治在中焦。

（三）治胃痛当以通为法

胃居中焦，主受纳而腐熟水谷；脾主运化，输精微以奉养周身。胃以降为和，脾以升为健。脾胃一病，则通降失常，发而为痛。治痛之法立足于“通”字，以奏和胃止痛之效。正如《医学真传》中所言：“夫通则不痛，理也，但通之之法，各有不同。调气以和血，调血以和气，通也；下逆者使之上行，中结者使之旁达，亦通也；虚者助之使通，寒者温之使通，无非通之之法也。”人体有寒热之异，秉赋有虚实之分，临症之时，切不可拘泥于某一证、某一法、某一方，应审证求因、随机应变、灵活处理。

（方鸣）

绩溪名中医胡节君

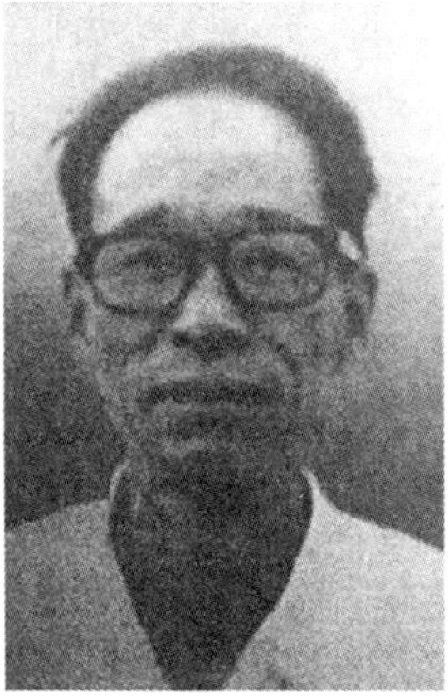

胡节君（1924—1991），龙川胡氏第四十六世，新安世医胡震来先生之次子，绩溪尚书府中走出来的“龙川胡氏医学”第十一代传人。节君自幼秉承庭训，少习岐黄，且勤学好问，随父跟师五个寒暑。1944 年，弱冠之年的胡节君又考入北平国医专科学校（北京中医药大学前身），函授学习三年，中医基础理论水平得以进一步提高。1947 年 7 月，胡节君应聘至浙江省余杭县黄湖镇“天德堂药店”坐堂行医，并向浙江医科大学毕业的郑学渊先生学习西医四年，医术日进，医名渐起。胡节君擅长中西医结合诊治内科、妇和儿科，在余杭及邻近县市颇有影响。中华人民共和国成立后，胡节君加入了余杭县医务工作者协会，任黄湖区分会执行委员，经浙江省卫生厅核准，颁发中医师行业执照。

1952年，胡节君返回故里龙川行医。1954年1月，胡节君联系当地四名中医组建了瀛州乡联合诊所，不久又发展为瀛州乡卫生院，成为绩溪县卫生系统先进单位。1979年，已为副主任中医师的胡节君参加了安徽省中医考试，以优异成绩被省卫生厅选定为省名老中医。1984年，绩溪县创办中医门诊部（县中医院前身），花甲之年的胡节君又被调往担负中医门诊部的门诊业务。在四十余年的临证生涯中，从龙川村到县城，胡节君始终遵从父教，医者仁心，大医精诚，无论诊务多么繁忙，对患者都是尽心竭力，故而有“德艺双馨”之美誉，医名远播芜湖、宣城、宁国、郎溪、歙县、祁门、洛阳等地，四方慕名前来求医者络绎不绝。

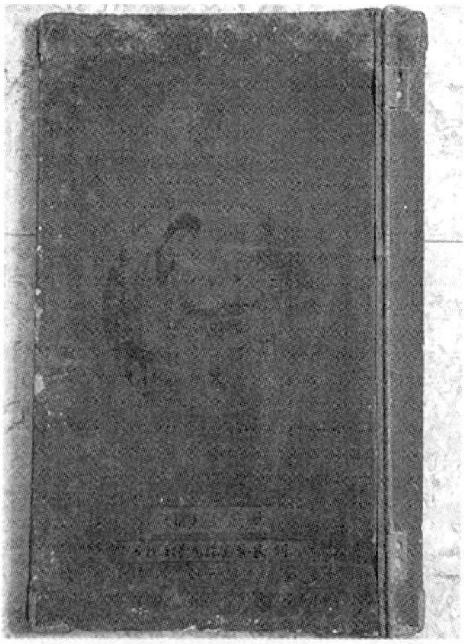

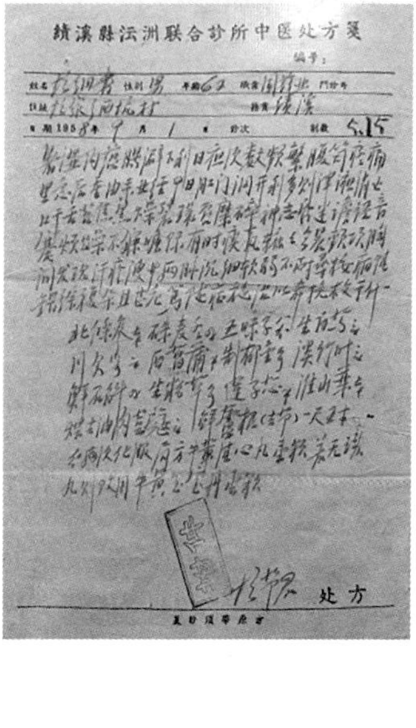

胡节君临床经验丰富，遵古而不泥古，在传承家学之时敢于思辨，大胆创新，灵活遣方。尤其是在20世纪50年代初，他发现绩溪县首例钩端螺旋体病人，并采用中医药治疗，使患者很快痊愈，为中医药治疗钩端螺旋体病积累了一定的宝贵经验。其精熟内、妇、儿科杂症，且擅治急、慢性肝病。他临证总是善于抓住病机，掌握治则，审症求因，权衡用药。治疗慢肝，其又十分重视脏腑关系，强调注意患者肝与肾、肝与脾胃、肝与血气、肝与情志及饮食劳逸之间的关系，澄本穷源，知常达变。其集多年临证之经验，采用单、验方治疗急、慢性肝炎，并和中药师一同配方自制“肝炎糖浆”，因卓有疗效而为后人一直沿用至今。

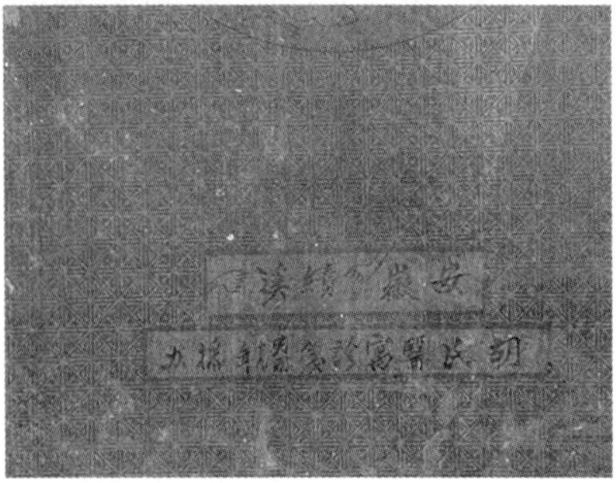

胡节君医德高尚，在民间广为传颂。先后九次被评为省、地（市）、县卫生先进个人，并被选为绩溪县政协一、二、三届常委，中华中医学会徽州分会理事，绩溪县医学会副会长、省科协会员、县科协委员等职。胡节君毕生带教学生36人。其子鹏飞、任清、为俭承其学，继承新安“龙川胡氏医学”精粹，为尚书府中走出来的“龙川胡氏医学”第十二代传承人。

（胡为俭　胡永久）

杰出的新安医家——程衍道

程衍道，字敬通，又名正通，安徽歙县西乡槐塘人，为明清时期新安杰出医家之一。大约生于明万历年间，殁于清康熙初年（1597—1677）。程氏既是名儒，以文雄两浙间；又是名医，活人无数。唐晖称其以“日出治医，日晡治儒，出门治医，入门治儒，下车治医，上车治儒，分身以应，犹不胜其劳惫”；金声赞其“指脉说病，则目无全人，微言高论，叠见层生”。程氏医德高尚，治学严谨，“虽极贱贫，但一接手，则必端问评审，反复精思，未尝有厌怠之色。其疑难者，多至盈时，唯恐少误。”程衍道诊务繁忙，门庭若市，“活人甚众，业擅一时。四方造庐而请者，车填咽门，公以次按行。东之西怨，南之北怨，病者望之如望岁焉。”另据《歙县志》载：“（先生）精于医学，一诊即能决人生死。性沉静寡言，虽当笃疾濒危，未尝动声色，投剂立起。每病者延至其家，则就疗者丛集。衍道从容按诊，埃数十人俱诊毕，徐执笔鳞次立方，神气暇逸，了无差谬。所疗奇验甚多，游其门者，咸以医名。”从上述可以看出，程衍道是一位在当地群众中享有很高威望的名医，故其族裔程曦在《程敬通医案·序》中赞誉他“术妙轩岐，功体卢扁”“吾徽竟无一人及其术者”。程衍道的医学著作计有《医法心传》《心法歌诀》《眼科秘方》等，并经手重刊唐代王焘《外台秘要》四十卷，尚有经程曦等根据程氏医案手迹钩摹、注释而编纂整理之《程敬通医案》(又名《仙方遗迹》)两卷。今仅就程衍道对祖国医学的贡献和医学经验稍作探讨，并借以研究程氏医学成就之一斑。

殚精竭虑重校《外台秘要》

《外台秘要》系唐代王焘在国家图书馆（弘文馆）供职时，接触到晋唐以来大量的医学书籍，上溯炎黄，下及盛唐，以二十年时间采披群书，汇成方略，“凡古方纂得五六十家，新撰君向数千百卷……括囊遗网，稽考隐秘”，于天宝十一年（752 年）编成。全书计分四十卷，一千一百四十门。这一医学巨著对中国医学的研究和医史文献的整理，有着不可忽视的价值。唯此书虽“肇集于唐，再镌于宋，自元迄今，未有刻板”，至明代几乎散佚无存。为了使这部规模巨大的综合性医学著作恢复原貌，程衍道以不全影宋抄本为据，竭尽心血，弹力校雄雠。程衍道“闭户却轨，饭礼药王，矢愿订娜，不计岁月”“缕分严订，以付制酬”。据《重校唐王焘先生外台秘要》程氏自序记载，他每“遇疑义之处，则旁引类证，录于篇侧”；其无文可参考者，他“不敢强释”，而是极其慎重地提出“以待后人”注解。这种一丝不苟的治学态度确实感人至深。程衍道在“断荤小饮”“穷寒暑日夜之力”的艰苦境地中校辑《外台秘要》，历时十度春秋才始竣工。他重校出版的这部明末经余居版本，自明代至今一直是国内《外台秘要》通行本的祖本。程衍道完成这一医学壮举之后不胜感叹地说：“请以《外台秘要》一书为医家之筌蹄也”“期以流传宇内，用为医家考古者之一助云”，道出了他要以这本竭尽心血的校订著作表达自己“济民利物之心”。由此可见，程衍道重校《外台秘要》这部医学宏著，为中国医学发展作出了不可磨灭的贡献。清代著名医家徐灵胎评价王焘时说：“然唐以前之方，赖此书以存，其功亦不可泯。”如果将这段话用来评价程衍道重校《外台》之功绩，也是恰如其分的。

崇向四子　尤膺李朱

新安郡（辖今安徽徽州地区及江西婺源、浙江淳安等地）地处浙西，气候温暖，雨水充足。自宋南迁临安以后，遂成文化之邦。当地人体质柔弱，生活习俗与北方有异。新安医家根据《内经》“天人相应”的观点，在临证治疗及其著作中，上溯《灵》《素》，博采百家，推崇四子，尤宗李朱之学。调气血、和脾胃、益肾真、固本培元为其所长。

程衍道先生作为杰出的新安医家之一，在他的著作和医案中亦反映出这一特点。他极力赞扬金元四大家的学说，尤其膺服李东垣和朱丹溪。如他在《心法歌诀》自序中说：“及刘、张、李、朱之书出，名为四大家，各能发前人所未发……此后虽有名医出世，亦不过宗四大家之法已耳”“余窃信四大家之书乃千古不易之理，苟能融通四大家之法，则天下之病无不左右逢源，不能出其范围之外”，可见程衍道对四大家学说颂誉备至。程衍道在《重校外台秘要·自序》中也有“果属热而当寒，何不参之河间：湿而宜燥，何不参之东垣：可汗可吐而可下，何不参之子和；阴阳乖错，营卫失调，何不参之丹溪”之说，进一步阐明了自己的观点。在他的著作和晚年医案中尤其体现出尊崇李朱的学术见解。试以《心法歌诀》列举剖析之。如《中风门》折中东垣、河间学说，气虚卒中用参芪；血虚者投以四物；痰涎壅盛者则以竹沥二陈取效；若为痰多气血虚者，可投星附祛风丹之类。《火症门》治“热从足心起，冲入腹内者”，判为肾火，应用滋阴补肾丸（肉桂、黄柏、知母），取知母保肺，而不使火来克金；黄柏补肾滋阴；肉桂引火归原，颇得丹溪用药之精髓。《郁症门》应用六郁汤（茯苓、甘草、川芎、半夏、陈皮、苍术、山栀、香附、槟榔、神曲、砂仁）治郁。此方系由丹溪越鞠丸化裁衍生。《崩漏门》记载崩漏日久者，治法以补中、益气、升提为主，佐以凉血、止血、补血之品，方用加味胶艾四物汤（胶艾四物汤加参、芪、术、升麻、干姜、焦栀），又深得东垣立法处方之要旨。余如屡证以治脾为主，血不足者以当归、丹参补其血，痰湿之气凝滞经络者以升麻提而散之，则汇合李朱学说并将其融为一体。综上所述，程衍道学术虽宗于丹溪、东垣，但又与李、朱有异，在新安医学界自成一种"培元固本"的学术派别。

善用益气　不泥东垣

程衍道对东垣学说研究有素，深谙东垣"元气为人生之本，脾胃为元气之源""气者，精神之根蒂也"，以及"内伤不足之病，唯当以甘温之剂，补中升阳""血脱当益气"等要旨，临床善用益气法治疗多种疾病。其学术思想崇东垣而不泥于东垣，与东垣所异者，东垣益气常佐以升柴引清气上升，而程氏善于重用参芪培补元气、扶正固本。今仅就程氏晚年所留下的五十七案分析，以益气法为主（或配合他法）的医案计有十四例之多，广泛应用于息胞、脾土卑监、吐血、虚损、滞产、鬼胎、疟疾、产后晕厥、交肠等多种病症。案中或益气送胞，或益气摄血，或益气催生，或益（脾）气补肺，或益气壮精，或益气救脱。

程氏以益气为主的医案，处方变化不同凡响，有时方中仅一两味药物更易，即有柳暗花明之感。其用心良苦之处，太能启倍后字。

（程鸣）

新安妇科名医黄从周

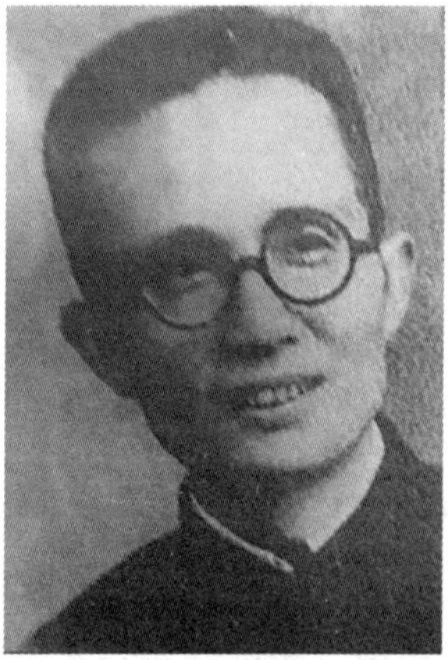

新安名医黄从周（1910—1976），名郁郁，字文贵，因取《论语》“郁郁乎文哉，吾从周”之意，又字从周，号丛菊主人，出身于歙县徽城“新安黄氏妇科”世家，是安徽省当代妇科名老中医。

黄从周颖悟仁厚，谦恭好学。十四岁即随父竹泉学医，十八岁悬壶，后考入苏州国医研究院深造，学业日进，俱得章次公、叶橘泉、陆渊雷、王慎轩等医学大师之真传，医术更加精湛。学成返徽行医，名声远噪。民国时曾任歙县中医公会执行委员，为全县中医同仁操持事务，不辞劳苦，还经常免费在公会附设的义诊所班，为贫苦百姓诊病。1946年起，黄从周主编《徽州日报》副刊《新安医药》（旬刊，前后出刊40期）并积极撰稿，还在其他中医刊物上发表论文。抗战时期，积极参加歙县中医师公会组建的医疗服务队，免费为出征军属和患病官兵治疗，为抗日战争效力。

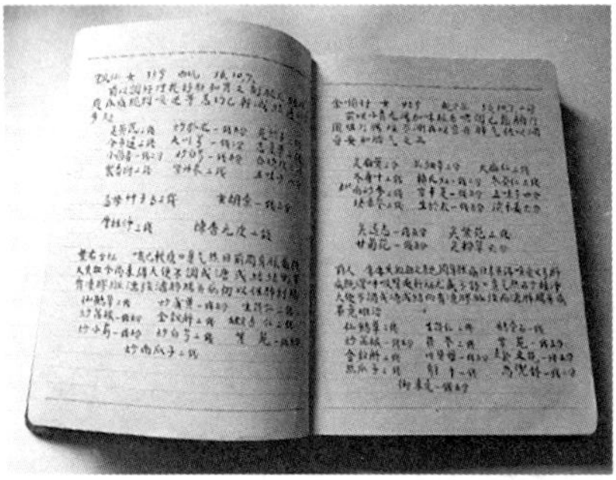

1944年，抗日爱国将领、国民党陆军第23集团军副总司令陶广率兵驻扎歙县，黄从周热心为官兵服务，并治愈陶总部一军官夫人疑难妇科病。陶广将军深受感动，特题赠“医中国手”之匾额。1946年，时任国民党85军110师师长、中共地下党委书记廖运周，也对黄氏医德医术钦佩有加，与黄从周先生一见如故，乃题赠“济人济世”匾额以表敬意。

中华人民共和国成立后，歙县各行各业百废待兴，黄从周为了响应党的号召，发展家乡的中医事业，积极协助王任之先生筹组歙县医师联合会，并当选医师联合会常务理事兼文书干事，经办医联会各项日常工作，并任县卫生工作者协会副主任等职，热情为全体中西医同仁服务。为拥护国家发展卫生事业的政策，1956年首批受聘到歙县人民医院工作。1962年，又以名老中医的身份受聘为徽州地区人民医院名誉中医师。1958年，积极参与筹建歙县中医学校，并兼任教师，讲授《内经》；“张一帖”传人张根桂之女、“国医大师”李济仁的夫人张舜华，西园喉科传人郑铎，以及后来成了名老中医的汪济南等同志，都曾经在该校听他授课。

平日里黄从周不顾诊务繁忙，还认真学习，总结临床经验，经常在《中医杂志》《浙江中医杂志》等学术刊物上发表论文。1963年出席安徽省中医学会成立大会，有4篇论文被选入《学会资料汇编》，其中《妇科杂证论治》一文作为大会发言。由于黄从周工作出色，还多次被评为先进个人，并多次当选歙县政协委员。

黄从周毕生行医近50载，治学严谨、孜孜不倦，数十年如一日，即使卧榻病中之际，仍手不释卷，研习古今医籍。他生前常嘱咐我们：“玉不琢不成器，人不学不成材”“学习如逆水行舟，不进即退，必须锲而不舍，方能进步”“中医理论深邃，文字古奥，非下苦功，实难体会，并须密切联系实践，做到‘四多’（多读、多想、多问、多温），才能深刻体会，学以致用。”

黄从周一生言传身教，对我们教育启迪很深。他在学术理论上不仅继承了祖传医术，更善于吸取前贤经验，博采众家之长，又能自出机杼，而无门户之见。在临床上强调辨证论治，贵在灵活变通。重视固护正气，善补气血脾肾，抓住调肝环节，注意调理奇经等。不仅诊治妇科常见病得心应手，而且诊治妇科疑难重症也独具匠心，疗效显著。如诊治不孕症、闭经、痛经、崩漏、带下、滑胎、子肿、经绝前后诸症、产后发热、恶露不绝、胖损、阴吹、孤浆、乳泣等妇科杂病，均获得很好疗效。

黄从周在总结多年实践经验的基础上，新创了“荣经活血汤”“复方五子丸”“胖损饮”“安胎煎”“消炎解毒汤”“增乳汤”“加味佛手散”等方剂，多有显效。

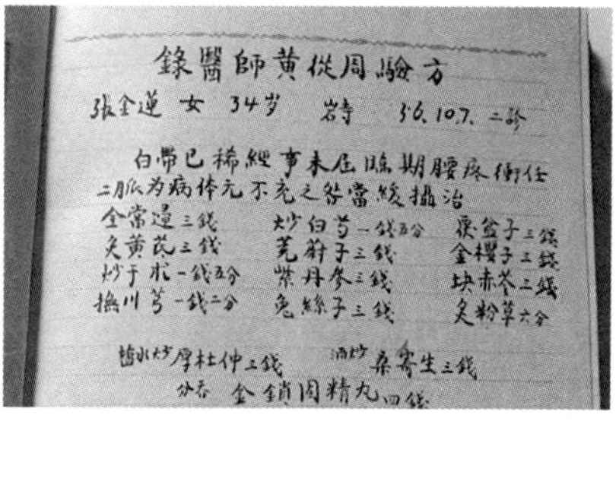

黄从周医德高尚，态度和蔼，深得病人赞扬。即便在年老多病之时仍数次参加歙县医院医疗队，深入农村、山区巡回诊病。1974年

患鼻咽癌在杭州肿瘤医院住院治疗时，仍为该院医护人员及病友诊病。许多不孕症患者被治愈生小孩后，称他为“送子观音”。

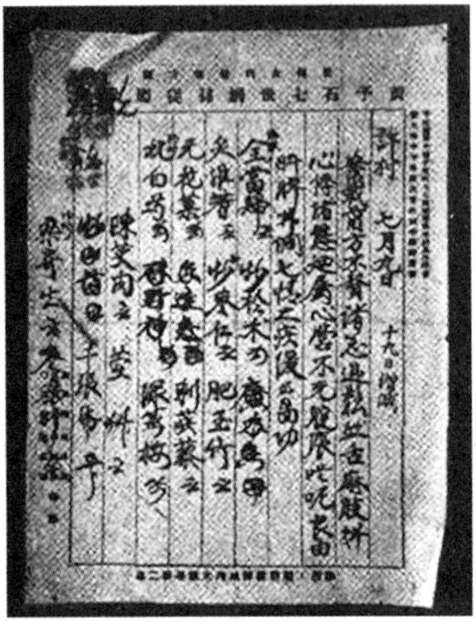

黄从周先生处方手迹

黄从周一生带教学生20余人，其门人殷扶伤为歙县名医，章传义为黄山区名医，还有学生在台湾行医。长子孝周、次子兆强承其学。安徽中医学院教授张笑平、杨匀保、汪涛等曾随他实习求教，获益颇深。张笑平在实习期间，还总结了他的临床经验在《中医杂志》发表。他的学术经验已被收入成都中医药大学教授刘敏如主编的《中医妇科学》一书中。黄从周留下的《丛菊医案医话辑录》遗稿已整理完成。名医金雾时曾赠其诗赞云：“风度通儒自不群，渊源家学抱清芬。春回日暖脑三折，带下新安属使君。”

黄从周一生为传承新安医学，发展徽州中医事业，为人民健康保健作出了一定贡献。《歙县志》《徽州人物志》《安徽当代中医名人志》《安徽名人大辞典》等均载有他的条目记述。

（黄孝周　黄兆强）

新安名医方咏涛

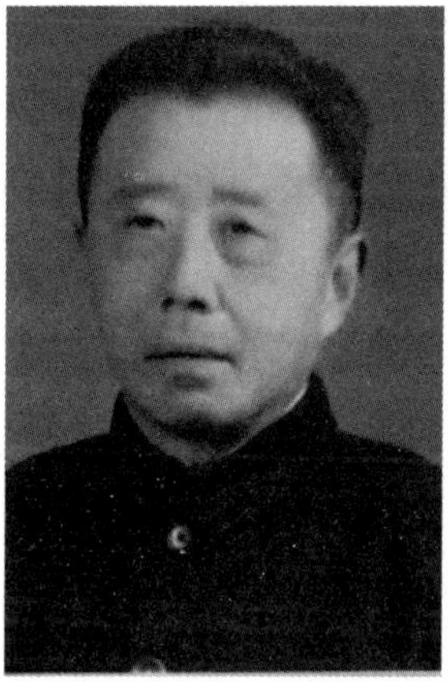

方咏涛（1903—1979），字起沂，歙县忠堂人。新安名老中医。咏涛八岁读私塾，十五岁随父启帮至江苏海门聚星镇典铺从徒。幼时久罹哮喘，求治效微，因仰慕叔父歙县名医方乾九治病惠人之术，遂生岐黄之念。二十岁弃商返里，立志学医，边务农边受业于叔父方乾九，凡十易寒暑，尽得其传，医技日精。1932年而立之年悬壶屯溪，在柏树街开设医寓。行医不久，名闻徽州各县及新安所及一带，深为群众信赖。

中华人民共和国成立后，1950 年被选为屯溪镇医务工作联合会委员，后又为屯溪市卫生工作者协会会员。1951 年组织第四联

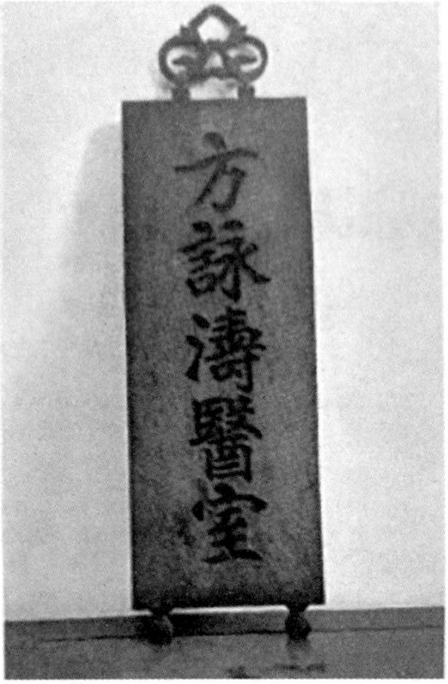

方咏涛医室（屯溪柏树街12号）牌匾

合诊所并担任所长。1958年，被推为屯溪市中西医综合诊所所长兼第一门诊部主任，1960年任屯溪市中医院第一门诊部负责人，1962年被聘为徽州专员公署医院（今黄山市人民医院）名誉中医师，后又被推选为徽州地区中医学会副理事长。从1954年起，多次被选为屯溪市（镇）及休宁县人大代表、人大常委会委员、政协委员、政协常委，还多次被评为屯溪市（镇）、休宁县以及徽州地区先进工作者。

方咏涛学识渊源，治学严谨。自《内经》以下百家之书，无不悉心精研。不仅承其家学且能独具心得，擅长中医内、妇、儿科，对外感热病的诊治尤多心得，提出了“伤寒病在南方应属湿热”的论点，诊治上既要审时又要从证：审时，即根据时令气候可以辨明发病之外因，如发病在暑季病必患有湿；从证，即根据症状参照时令，首先必须辨明温邪之兼湿与否，以及湿重于热还是热重于湿，以为用药之差别。方咏涛很注意养阴保津，温病用药必须掌握症情变化。症初起时病在表，宜用辛凉解表、退热、清肺化痰法治疗，但往往由于辛凉解

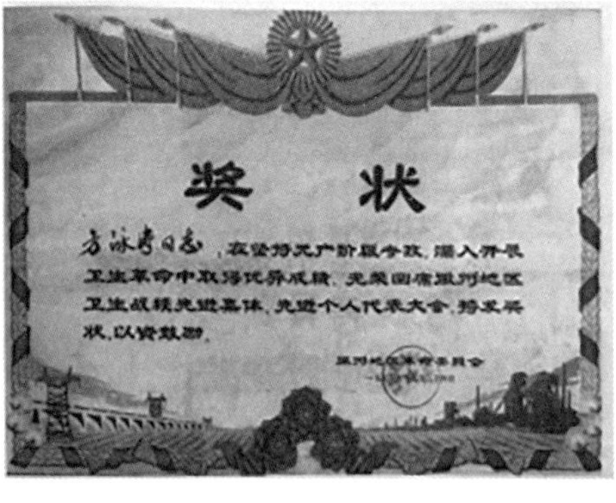

徽州地区颁发的奖状（1975年）

表药过剂，或因取用不慎，以致高热不退而出现舌赤、口干少津，甚至神昏。此时为温病化燥逆传之征，则须及时施以甘寒清燥、生津退热之剂，以杜逆传心包。

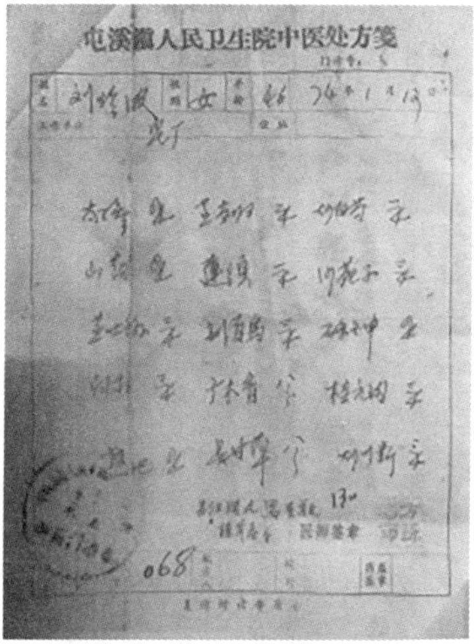
屯溪镇人民卫生院中医处方笺

方咏涛于儿科疾病诊治，也很注意随时掌握病情趋向。盖因小儿稚阳未充、稚阴未长，机体缺乏内在的调节功能，发病容易，变化亦骤，用药不当往往容易出现伤阳、伤阴之变证。如小儿麻疹为常见病，但病情变化甚速，在疹粒未布出之前，切不可见高热烦躁而投苦寒，治应轻宣外托，否则有麻闭之小险；当疹粒全身布发且已回退，仍见高热、肺胃火盛，则须及时易以甘寒清热之剂，否则易致化燥伤津等变化。

方咏涛不仅精研医术，而且崇尚医德。对病人不论贫富、亲疏、贵贱皆一视同仁。中华人民共和国成立前行医，从不计较诊金高低，对于贫困患者还时常解囊相助。中华人民共和国成立后，他不计较个人地位待遇，忠于职守，勤勤恳恳，对农村病员尤为关心备至，为患者联系

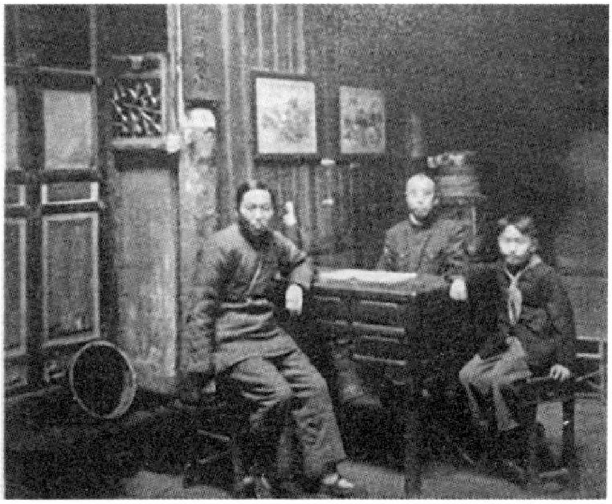
方咏涛医室（屯溪柏树街12号）

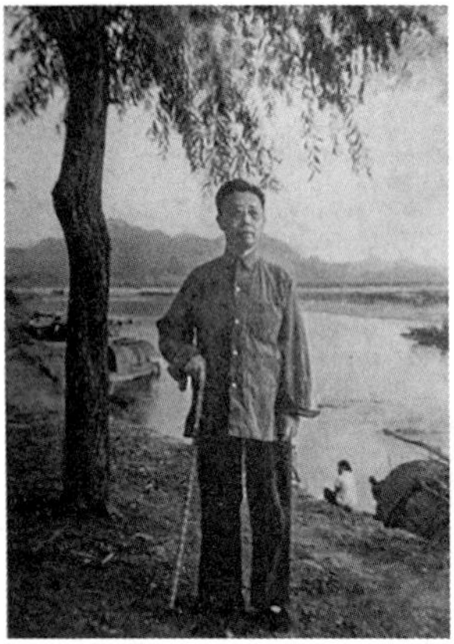

晚年方咏涛先生在新安江畔（1973 年）

住宿，亲自为重病员送水送粥。黄山市中医院从创建到初具规模，凝聚着他的一份心血。方咏涛一生勤勤恳恳，晚年身患多种疾病，仍以顽强毅力，以毕生的临床经验，整理总结出《方咏涛医案》一书，有关验案曾被全国高等医药院校试用教材《中医妇科学》选用。他弥留之际，还惦念着应约复诊的病人，医德所布，甚为感人。

（方瑾英）

景德镇市中医院首任院长吴匊方

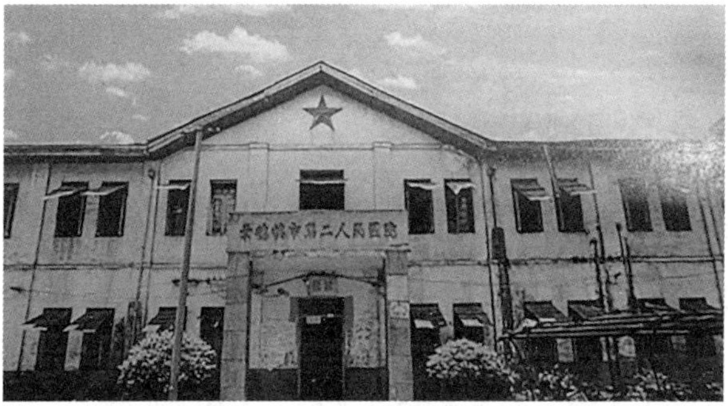

市第二人民医院旧址

吴匊方，字道达，安徽黟县人，1898年出生于五代业医的中医世家。因早年丧父，家境贫寒，只读过三年私塾，后替人放牛。十三岁时，只身从黟县来景德镇谋生，先在钱庄做学徒，后则代写瓷字以维持生计。因爱子患病，借贷无门，无力延请名医，深受庸医误诊之苦，遂立志继承家学，行医济世。除白天为养家糊口谋求生计外，他起早贪黑，勤学苦读，在一盏昏黄的油灯下，读书不止。琅琅的读书声，常常惊扰左右近邻。

吴匊方不仅刻苦钻研医学理论，而且注重临床实践经验。为了钻研医术，他博采众长，学习别人的医疗经验，经常登门求教医界前辈，静侍一旁，详细观察别人诊断、治疗、用药的特点和

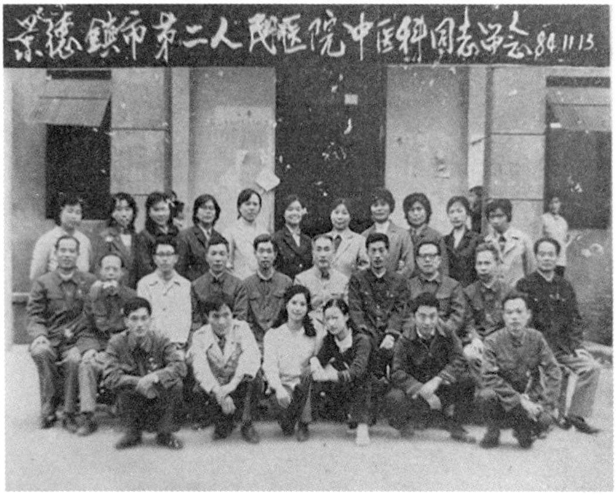
景德镇市第二人民医院中医科同志留念 84.11.13

专长。医界前辈刘定恒对《伤寒论》颇有造诣，善用经方治病。他就经常上门求教，执之师礼。刘老治病时，他细心观看，遇有疑难，则反复推敲，仔细询问。自己有不同的观点，也直言不讳地提出。他求知的热忱、认真的态度得到刘老的器重和赞赏，常夸他聪明好学，是个人才。两人成为忘年之交，过从甚密。

吴㓊方平生爱读书，也爱买书。数十年来收藏了千余册医学书籍，其中不少是古本、珍本。为了买书方便，还订阅有图书目录、新书介绍。凡是欲购买的书，都做了记号，按计划分期购买。早年生活艰苦，一家人衣食难全，但他省吃俭用，想方设法也要买。买书的艰难让他养成了爱书的习惯。每本新书买来，都用牛皮纸包好，插上一枚自书“时还读我书”的书签，时刻勉励自己勤奋学习。他养成了每天必读书的习惯，有时读疲倦了，就用毛笔摘录要点，摘抄验案，接着又读。直至晚年，尽管政务、医务繁忙，疾病缠身，仍是手不释卷，视此为乐事。读书之余勤于写作，平日每有心得体会，随手记下；每有典型病案，收集成

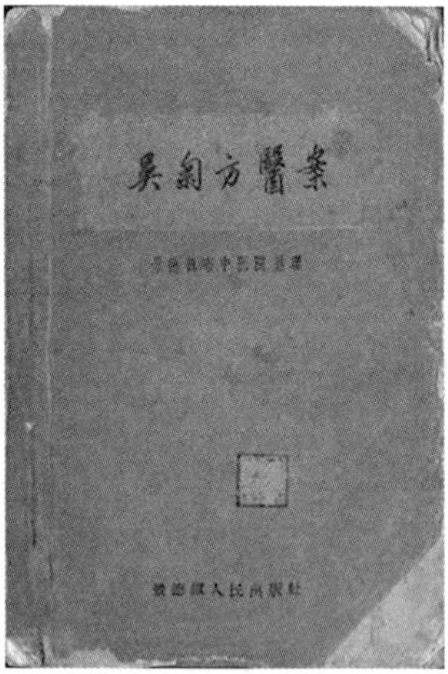
吴㓊方醫案

册，并常将读书所得、临床验案以及论著寄投医学杂志发表。遇有不同的学术观点，也投稿商榷。原《光华医学杂志》等，常能见到他的文章。执著的追求、痴迷的境界，历十余年之艰辛，终至医名大振，求诊者日众。

吴匊方擅长内、妇、儿科，尤精于《伤寒论》。认为《伤寒论》开创辨证论治的先河，辨证详细、论治精辟、立法严谨、用药精专，实属医籍中之典范，是一部专门阐述中医辨证论治规律的著作，是医门的规绳、治病之崇本。正如徐泗溪所云：“医者学问，全在明伤寒之理。伤寒理明，则万病皆通。”因此，吴匊方对《伤寒论》爱不释手，一部成无己的《注解伤寒论》被翻读背诵得破烂不堪，论中 397 条原文，几能倒背如流，113 方连各方药物分量也记得一清二楚、毫厘不差。但他钻研《伤寒论》并不是只求死记硬背，他治学主张熟、博、活。早年自学中医时，对基础理论、经典著作做到能背则背，不能背也要读熟，认为背熟以后再细读原文，参阅注解。这种学习方法虽然又苦又累，但能强化记忆、加深理解，使基础更加扎实。学后全书内容心中了然，经久难忘。

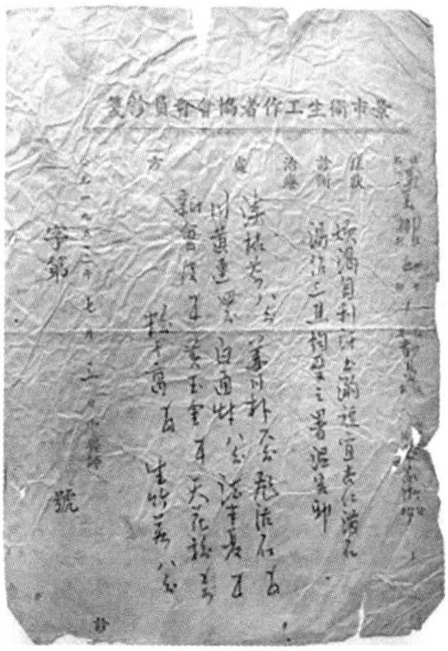

自成无己后，历代注解《伤寒论》的医家不下数十人。吴匊方认为，钻研《伤寒论》应取诸家之精华。他在研读《伤寒论》原文时，爱将历代名家的解释阐发，逐条相互对照，探研摸索，悟出新理。对近代医家的见解尤为重视，认为鉴于社会日益发展，科学不断进步，近代医家的注释更能阐明原文本意，更具有临床指导意义。故陆渊雷《伤寒论今释》、曹颖甫《伤寒发微》、叶桔泉编译《中医诊疗》、丹波元坚《伤寒论述义》等，都是案头必备之书。他钻研《伤寒论》，还别出心裁地打破《伤寒论》原文排列顺序，重新归纳组合、分经别类，综合温病学及其他学科，按病因病机、症状、治法、方药论述，既清晰明了，又创新义。

吴鞠方崇尚《伤寒论》，对《伤寒论》研究甚深，对经方的见解和运用也颇具新意。经方是《伤寒论》理、法、方、药重要的组成部分，经方配伍严谨，用药精当，药专力峻。一方之用，代表一证，针对性强，若方证相符，疗效十分显著。经方的运用途径是多方面的，可以从病机论治，或以方带证，推广运用范围。即使病证不同，若病机、病性、病位相同，或方药性味功能相互配伍，能作用于某一病证的病机、病性的，可以一方治多病。所以，《伤寒论》之方药，不仅可以用来治疗外感热病，也可以广泛地运用于中医临床各科。

吴鞠方出身贫寒，贫困的生活磨炼出他坚强的意志，靠自强不息的精神自学成才；贫困的生活也使他养成赤诚待人的仁爱之心。早年帮他拉车出诊的“矮子”子女多，家庭生活困难，常得到他钱物资助。黟县家乡人来景德镇谋生找到他，总是热情接待、尽力帮助。对待求诊的患者，不分贵贱贫富，始终如一地认真医治。尤其是对穷苦的病人，十分同情，尽力周济；远道而来的病人，有时还留他们食宿。

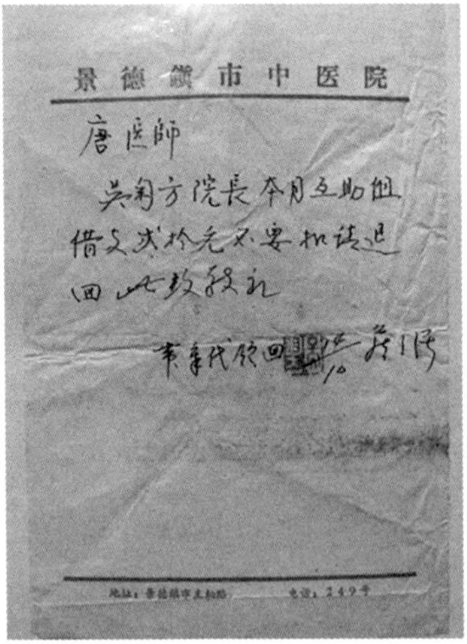
景德鎮市中医院

唐医師

吴鞠方院長本月互助組借支弍拾元不要扣請退回此致敬礼

电话：249号

1955 年，吴鞠方被景德镇市工矿医院聘为中医科主任。1956

年，光荣加入中国共产党，同年被评为先进工作者，出席江西省医药卫生先进工作者大会。1957年，成立景德镇市中医院，被任命为市中医院首任院长。

辛勤的工作、出色的成绩，得到党和人民的肯定。1958年始，连续三届被选为市人大代表。1958年，还应邀参观北京全国医药卫生技术革命展览会，参加中医研究院中医教材编辑委员会编辑的《伤寒论语译》《金匮语译》教材草案的讨论修订工作。同年被借聘为江西省中医学院伤寒论教研室教授（因身体不适未能赴任）；1959年景德镇市成立中医大专班，在繁忙的事务中兼任《伤寒论》讲席老师，为该市培养了一大批出色的中医人才，如今大多数已成为该市中医技术骨干或业务领导；1960年，景德镇市中医院根据他在讲学和临床实践中的记录，整理出版了《吴匊方医案》。1962年为抢救和继承名老中医的学术经验，培养高层次的专业技术人才，提倡名师带高徒，他积极响应党的号召，接收该市中医院副院长江问湘为徒。景德镇市卫生部门十分重视，安排举行了隆重的收徒拜师仪式。

党和政府的信任和重视，吴匊方十分感激，常感慨地不已："党的恩情，我今生今世也无法报答；党对我的器重，就是对中医事业的爱护和重视。"他晚年体弱多病，仍照常按时上班，坚持到各门诊部巡回出诊、检查工作，到住院部查看病房。为了提高业务水平，每周主持召开一次业务研讨会。其他医院经常邀请他出诊或参加会议，他也从不缺席，直至1967年因病去世。

（吴荫民　胡永久）

吴门业儒精医的婺源人俞世球

俞世球（1833—1920），字德孚，徽州婺源人，久居吴门。历任震泽、嘉定、华亭、长洲县丞，同治己巳年（1869）任苏州府知事，能诗文而又精通医术，以《梦兰草堂诗集》闻名于世。在江苏为县丞时，谨遵母训，不妄取官中一钱，办理工程、木植等差役，都以廉洁正直为上司所重，均有政声，他重视文教，办差勤勉，在医学上也有建树并有著作传世。

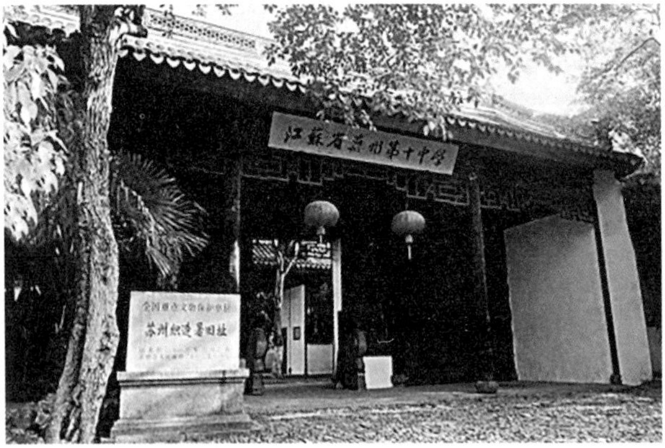

同治十一年（1872），苏州织造署在现在的苏州市第十中学地址上竖起《重修苏州织造署记》碑，其碑文记述了织造署的重建情况，撰文者为当时的督理苏州织造德寿，书写者为清代著名

书法家何绍基，碑文中就有俞世球的相关记载：“此次主修者为原任武英殿大学士两江总督一等毅勇侯曾公国藩……江苏按察使候补道贾公益谦、杜公文澜，其在事各官，则候补知府杨锡麒、刘文棨、许润身，候补县丞刘沛霖、方廷鸿、俞世球也。”由此看来，这位俞世球大人当年在苏州城的口碑还是很不错的。

俞世球虽业儒，但因乱世而从医。同治己巳年冬，俞世球任苏州府知事，元和李传棻在诗集首页“题词”中提及“俞德孚长史需次吾苏，奉公来馆棻舍，始得朝夕相过从”，并称赞他“君勤慎有吏才，精医理，与人语坦直无城府，漏三下犹挑灯书公牍”。同治辛未年（1871）春，俞世球将诗稿示于李传棻，请为之作序。李传棻言：“诵之余，见其七言律句酷似剑南，五言警句则直通唐音，几于王孟君，固深于诗者矣。”并且说，“当此兵燹之余，疮痍未复，以君之才来莅兹土，移其治疾者以治民，将所谓上医医国者，庶几于君见之而岂第树帜骚坛也哉。”

光绪十六年（1890）前后，在南翔创设“槎溪会课”，师生相与论医。槎溪会课是俞世球任嘉定县丞时，在南翔创办中医培训班，要求入学者先学柯韵伯《伤寒来苏集》、李中梓《内经知要》；再学金元四大家著作，认为此“四家之学，分而观之见其偏，合而观之，则见其全”。最后学习《内经》《金匮要略》等书。由浅入深，循序渐进。学习方法以自学为主，并主张师生相互讨论、切磋医学。此可谓中医专科学校之雏形，也是他一生最突出的贡献。

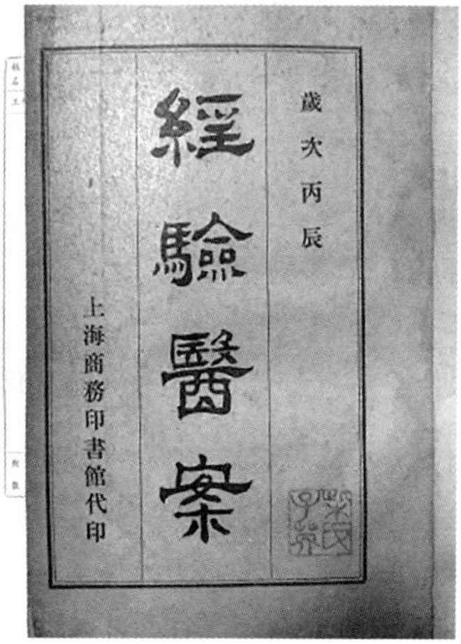

俞世球一生先后编辑了《摘录经验医案》一卷、《麻痘新编》二卷、《医学及门》及《白喉治验

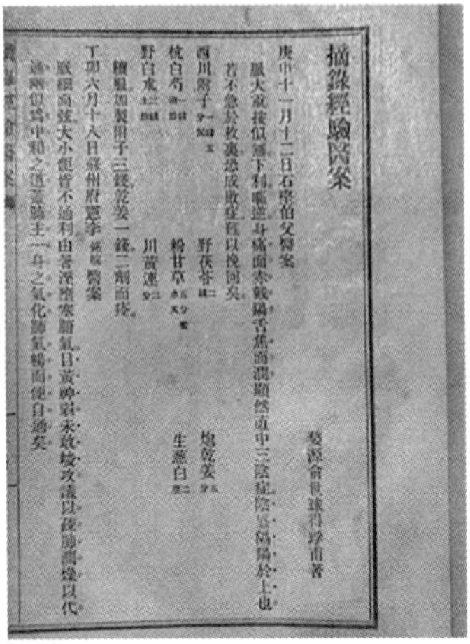

新编》等。

《摘录经验医案》又称《经验医案》，中华民国丙辰年（1916）上海商务印书馆铅印。首俞氏自序，次萧启英、陈楠、魏桐、甘永龙、汪声瀚序，厥后潘立本等人题词。全书载有伤寒、霍乱、梅毒等门病案，并载医述、医道、医考、药考等论凡一百三十余则。本书按脉立法、因时制宜、颇具变化，临床上有一定参考价值。

《麻痘新编》是俞世球撰著的一部儿科类中医文献，成书于清光绪七年（1881）。卷一为麻疹门，辑麻疹证方，编汤头歌诀三十首，述麻疹证治，载《幼幼集成》歌诀七首；卷二为痘疹门，编汤头歌诀七首，并附疳疾门和虚热门，编五疳歌一首和汤头歌诀三首。

《医学及门》是俞世球所撰的一本医案医话类中医著作，刊行于清光绪三十年（1904）。该书系俞氏与门生侯智元等论医记

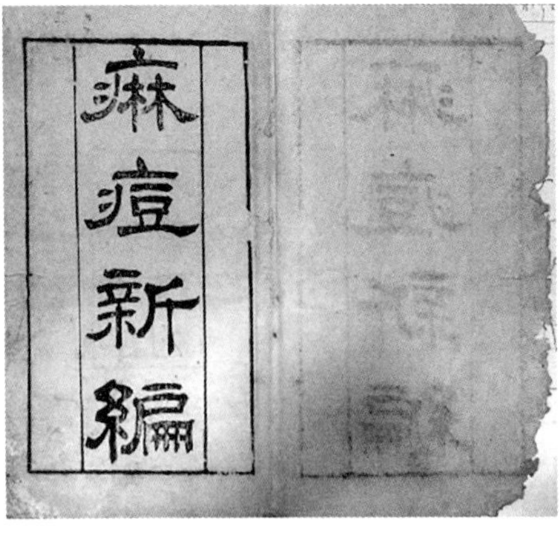

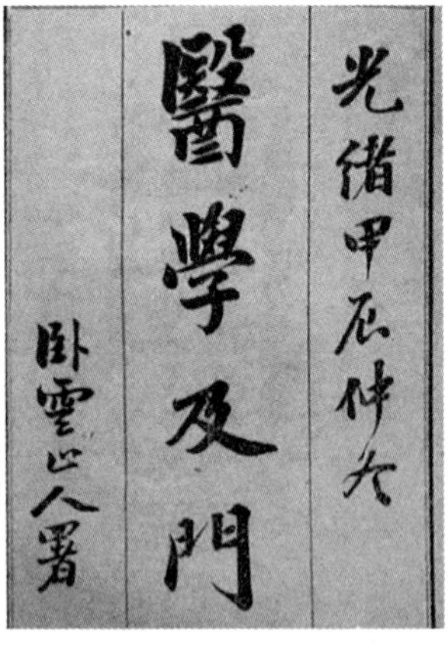

录、信札及言论的集录。书中保赤一门，较系统讨论了小儿出麻喉痛、汗下后热退复热、痢疾、鼓胀、疳积等病症。

《白喉治验新编》是俞世球撰写的一本耳鼻咽喉口齿类中医文献，一卷，成书于清光绪十年（1884）。书载：根据白喉病情轻重缓急、白点出现情况，分别先用养阴清肺汤、神仙活命汤、除瘟化毒汤治之；白点退完后，以清心涤肺汤、养心汤、金银花四君子汤活用善后。上述六方的药物、服法、主治、临证加减一一说明，末附临证歌诀。另载冰硼散、凤衣散、瓜霜散三方，及外治异功散、外治蒜泥拔毒散二方药物组成、制法、用法以及注意事项。卷末附录医案一则。俞氏临证参合《时疫白喉捷要》《重楼玉钥》《白喉治法忌表抉微》三书论治，不用表散之药，一律养阴清肺，每每获效。

（胡永久　黄孝周）

新安名医王乐匋

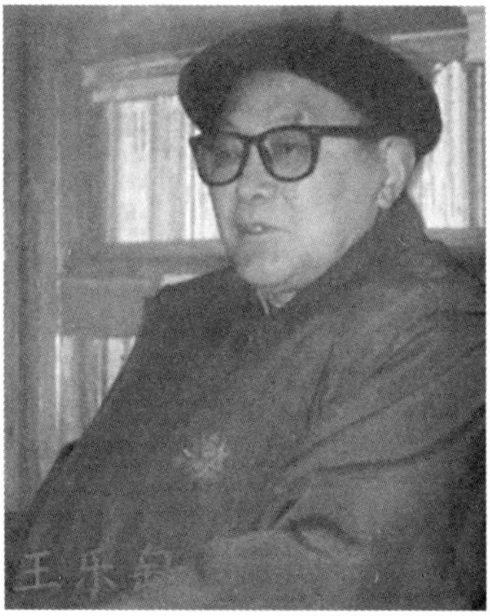

王乐匋（1921—1998），安徽歙县人，笔名老匋，别名默庐，安徽中医学院教授。中华全国中医内科学会理事、安徽中医学会常务理事、安徽中医内科学会副会长、新安医学学会会长、安徽中医学院中医文献专业硕士研究生导师，全国首批名老中医学术经验继承工作导师，全国高等中医院统编教材编委，古籍整理重点书目《新安医籍丛刊》主编。《中国现代百名中医临床家·王乐匋》《中华中医昆仑·王乐匋卷》两书由中国中医出版社相继出版。我对着封面和扉页上那慈祥的照片，一幕幕往事浮现在我眼前。

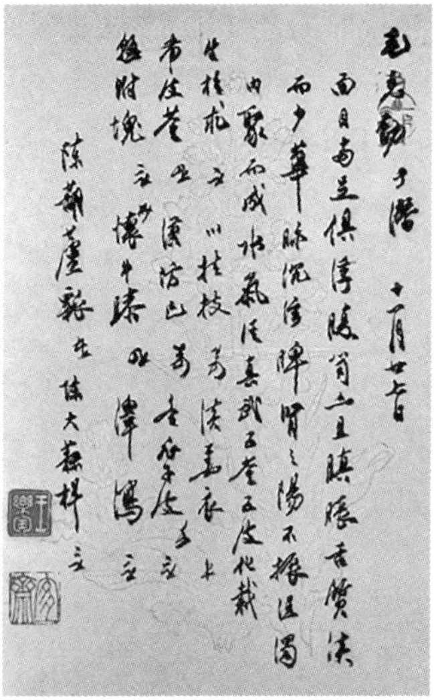

王乐匋是新安王氏医学世家第五代传人，从小常在旌德姐姐家中玩。早年他随父亲王季翔在歙县、旌德、泾县学习中医，其姐姐家与石恒春药店毗邻，该店在当地颇负盛名，其父药方只认定在该店配药。我父亲十四岁起即供职于该店，其蝇头小楷写得很好，又比他大几岁，于是，两人便成了好朋友。

1944年，王乐匋由堂兄王任之（中华人民共和国成立后任安徽省卫生厅副厅长）介绍到绩溪行医，并担任绩溪县医联会秘书。1954年当选绩溪县人民代表大会代表，我母亲亦是代表之一，因此又相识。王乐匋同时担任县卫生工作者协会副主任，后又任绩溪城关联合诊所所长，绩溪县医院副院长。由于多年在绩溪工作，老百姓都非常熟悉他、信任他。至今，绩溪城乡年纪稍大的人，只要提到王乐匋先生，几乎无人不晓，许多人家中都有他的字画。他每去伏岭，必去我家（鱼龙川）。

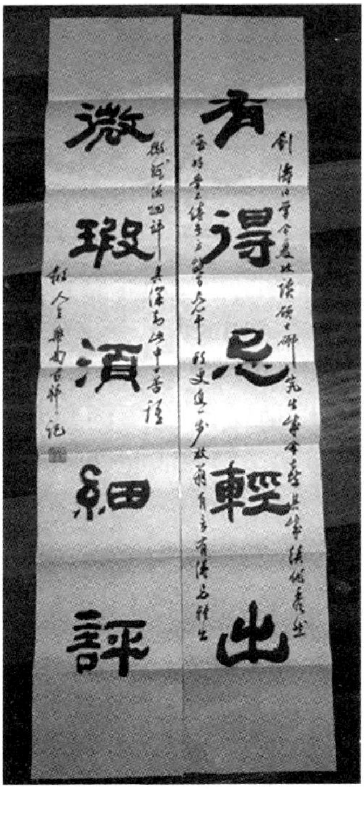

1960年，王乐匋被调到安徽中医学院任教。每逢寒暑假回家探亲，都要到我家看望我父母，有时

带着他的儿子王键和王海日到我家扛甘蔗。他在我家均要给人诊病，还常带我到江南第一关教我写生画画。有一年暑假我还到大石门他家去住了几天，他教我书法、画山水、作诗等，与他相处，我受益匪浅。

1962 年，我高中毕业，他写信给我父亲，要我报考安徽中医学院。但由于我和汪民浒、程玉昇得知蚌埠医学院是上海第二医学院分来的，就填报了该校，后来均被录取了。之后父亲告诉我，乐匋先生的意思是我家是医药世家，学中医更有缘分，在此期间，他经常给我写信，勉励我好好学习，真是感人肺腑。

1966 年，我专程到合肥看望他。他很感动，那晚我们同床谈到深夜，主要谈学医、看病、做人、写字、画画等，也谈到当下时局。他像慈父般关爱我、教导我，使我在以后的工作中获益良多。

毕业后，我被分配到宁国，当他看到我在医学杂志上发表了一些论文后，他便来信鼓励。1977 年，我晋升为主任医师，他从合肥来电话祝贺说："你恐怕是绩溪中学 1962 届毕业生中第一个取得正高职称的……"给了我莫大的鼓舞。

1988 年，我父亲去世后，他回绩溪时又去鱼川看望了我母亲。1990 年，我的新居落成，他寄来了中堂和对联表示祝贺。1995 年 6 月，省博物馆举办了石谷风、王乐匋书画展，他给我发来了请柬，遗憾的是我因工作忙，未能如约前往。1997 年，我去合肥开会，特地去拜访先生，恰好时蕊婶和王键院长也在家中，他还送给我书法作品做纪念。

1998 年，他又回绩溪一趟，县医院陈为柱院长在绩溪宾馆宴请他，他说最好把培炳也叫来，陈为柱与我是校友，他当即电话告知我。我闻讯赶到，大家聚在一起，畅谈友情、师生情，其乐融融，但万万让我没有想到的是，这次见面竟是我们的永别。

我在平凡的人生历程中有幸感受到乐匋先生的高尚和真诚，

他对我的关爱、帮助和指导，折射出一个长者的慈祥、一代儒医的风范，我永远怀念他。

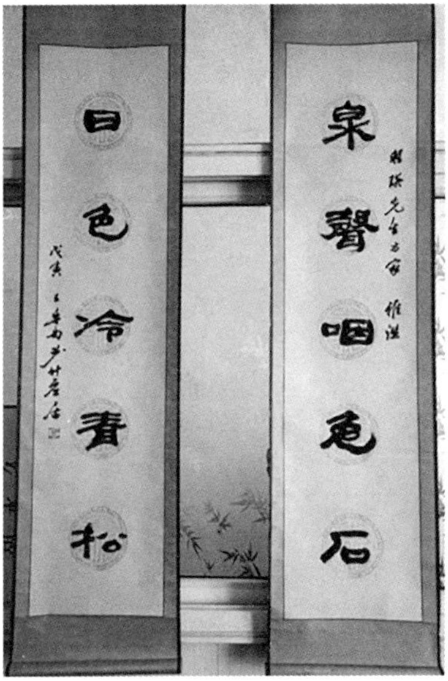

乐匋先生临证擅长中医温热与心脑系病症诊治，善用“条达木郁”“温肾柔肝”“寒温通用”“异病同治”等治疗大法；用药注重“慎”“轻”“巧”，有著作多部。医事之余，还喜爱诗词、书画，擅长行、草、隶书，精于画竹。他的书法如行云流水，气势连贯，无一倦笔；隶书笔势遒逸、体骨隽秀、古韵盎然，作品处处能入古，常常出新意，运笔存神，如治学之“慎”，临证之“巧”，遣药之“灵”。

乐匋先生常以书画自勉，以书画养生，以书画为主治病，这是他医、书、画合一的境界。难怪得到启功和赵朴初二位书法大师的赞许。他曾为中国书法家协会会员、省书法家协会名誉理事、中华诗词学会会员、省诗词学会理事。书画作品在全国各省市展出，亦曾出展日本等国，并为日本、美国、加拿大、意大利等国际友人收藏，还有书法著述十余篇。

诗人徐味赞曰：“杏林艺苑每相通，神韵由来气脉同，我爱当今王乐老，风流直逼一飘翁。”

真乃是：

家学渊源夯基础　少出名门练真功

新安故里多名流　问道“韬庐”一儒医

乡里悬壶解民苦　岐黄路上一医痴
发皇古义融新知　外感病症一高手
医文并茂言传教　春风桃李育英才
心脑病症重体质　条达肝木屡建功
天翻地覆新时代　执教杏林结硕果
辨章学术考医籍　博观约取续医述
博雅多艺学自得　作人作字两无歧

（耿培炳）

（谨以此文纪念乐匋先生逝世24周年，2022年11月2日）

擅长篆书的歙县南园喉科名医郑沛

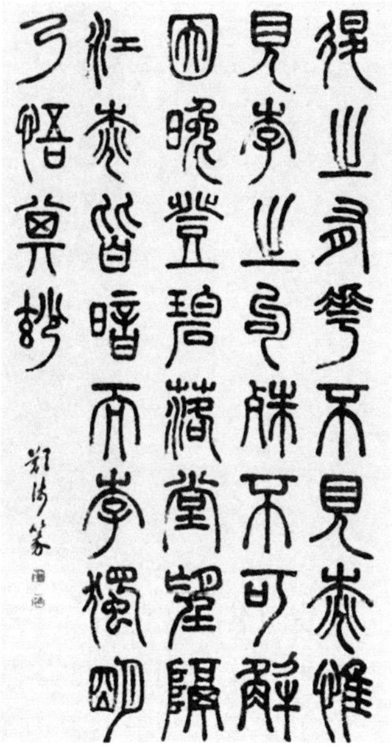

郑沛（1866—1918），字雨仁，号问山、大樽子，安徽歙县郑村人，南园喉科名医。承家学，兼工篆书、刻印。在光绪三十三年（1907）和郑纂钦等人创办“郑氏师山两等小学堂”(歙县郑村中心学校的前身)，并首任堂长。著有《十琴轩黄山印册》《运气图解》《问山医案》。曾和黄宾虹、汪律本等名家合作书画作品多件，有郑沛刻黄宾虹自用印“朴居士”一枚，见1934年作品。

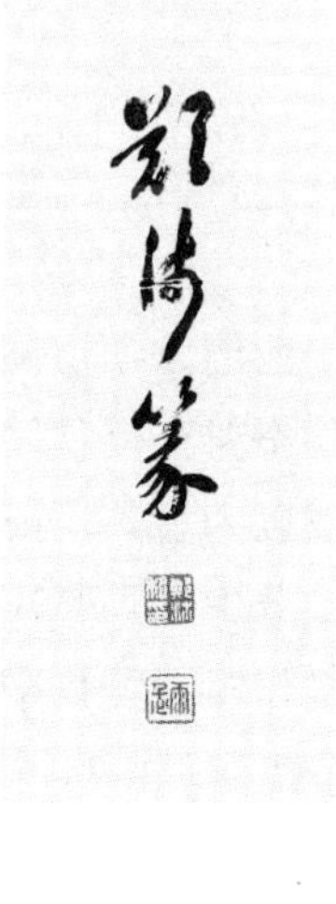

婺源伤寒大家汪莲石

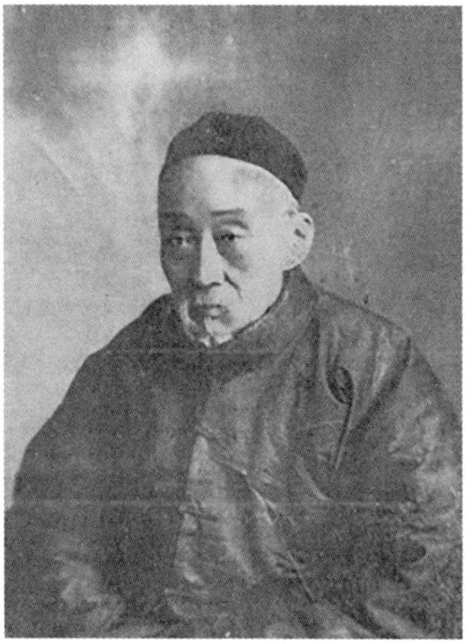

婺源名医汪莲石，字严昌，号弃叟。婺源县晓起村人，出生于1848年，殁于1935年左右。

汪莲石出身于书香门第，家中藏书甚丰，早年业儒，学识渊博。二十岁那年，因父业贾江浙，于是随父旅居。不料在夏秋间生了场病，发热久久不退，当时请了三位名医，或以为暑热，或以为伏暑，或以为秋温，叠治不愈。于是汪莲石十分生气，坚决不肯服药，过月余却也自己好了。可第二年病又发作了，经月余又复自愈。就这样折腾了三年，于是返回故里设帐授徒。1874年秋，其父亲患病“脘腹痛呕吐”，七日后就不治而亡。汪莲石萌于是生学医的念头。

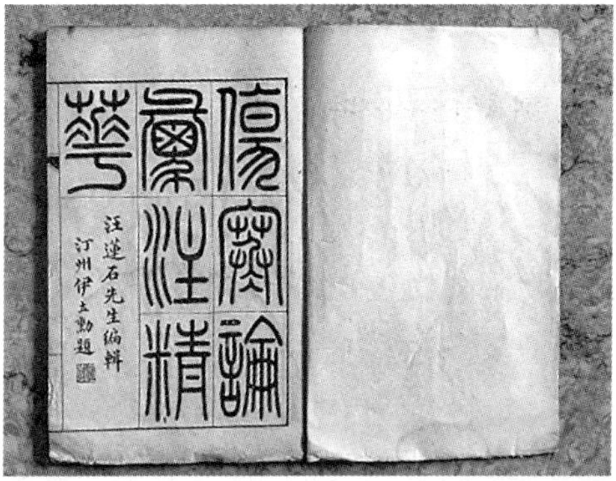

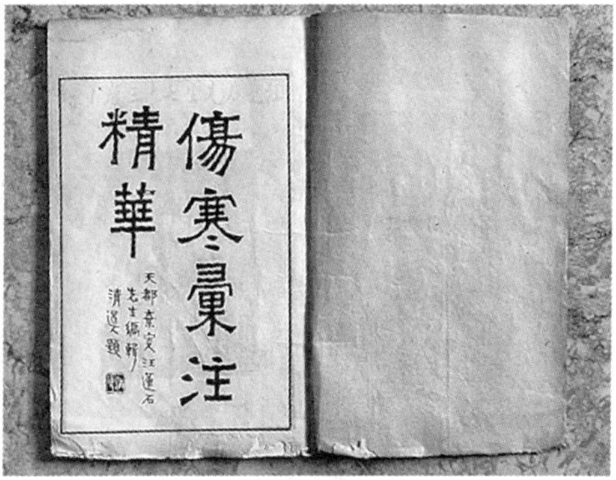

汪莲石先是自学《脉诀》《汤头歌诀》《临证指南》《温病条辨》等书，发现以前旅居江浙患病时所服方药书中均有记载，遂认为书中汤方均不足为信。向其堂叔询问学医之门径。堂叔是个教书先生，对医学很懂却不靠它为生，汪氏堂叔告诉他以中医经典《黄帝内经》《伤寒论》《金匮要略》《神农本草经》为主要读本。于是他便钻研这几本经典，医术大进。

汪莲石于《伤寒论》，用功最勤，《伤寒论》自古注释者很多，由于家中藏书甚丰，于是挑出其中十种，认真玩味，选择诸家详明者汇成一书，以便后人查检。在1890年汇集《伤寒论注》，以喻昌《尚论篇》为次序，书成没有刊行。一年后，启笥检书，发觉书被白蚁蛀烂，心中痛恨不已，因为书中还记载多年来的经验，已无从追忆！

1894年汪莲石举家迁往上海，于上海编成《伤寒论汇注精华》一书。汪莲石对各家注释并不是兼收并蓄，而是采撷精华，

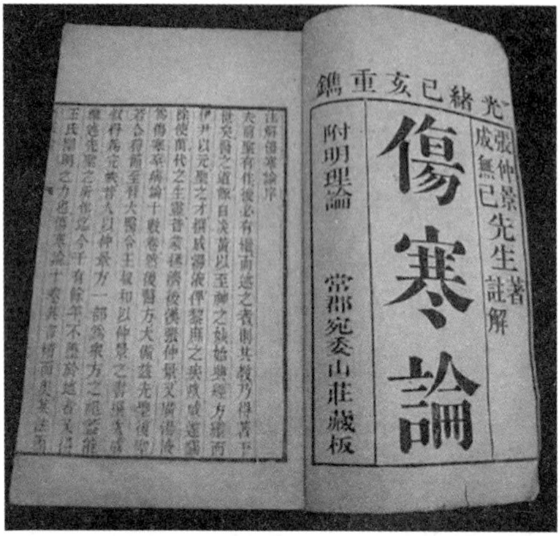

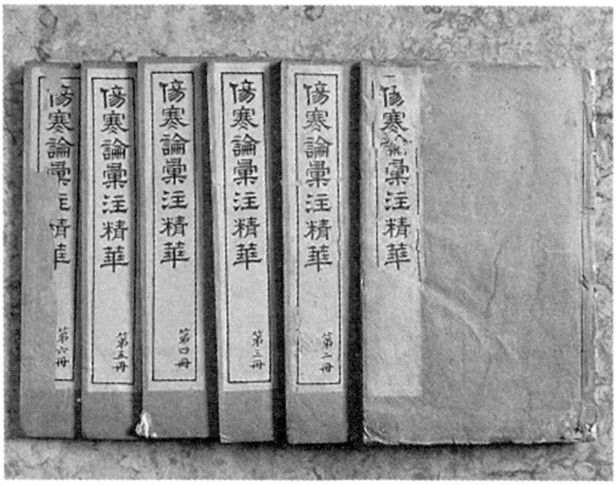

并阐述自己的见解，实是为功甚伟。

汪莲石学宗《伤寒论》服膺于舒驰远《新增伤寒集注》，临证善用经方，用药偏于辛燥，因为德学俱佳，声誉隆盛。当时许多名医如恽铁樵、丁甘仁等都曾就教于其门下。程门雪初入医门，以他聪慧颖悟的秉性，得到老师的青睐和心传，尤其对伤寒证治有深刻体验，从而形成了他行医初期用药迅猛剽悍、大刀阔斧的风格。汪氏再传弟子有黄文东、丁济万、张伯臾等，俱是中医界的泰山北斗。虽说汪莲石行医数十余年，治愈病人无可计数，可“皆为知己所敦聘，从未悬市招行道”，由此可见汪莲石从不挂牌，而病人依然很多，口碑极佳。

汪莲石集毕生精力著成《伤寒论汇注精华》一书，分六册，于庚申年（1920）由扫叶山房书店校印出版，恽铁樵之族公毓龄作序，武进恽树珏（铁樵）、长沙张焘、汀州伊立勋分别题跋。此书记录了汪莲石的生平事迹及其学术思想。

新安儿科名医杨以阶

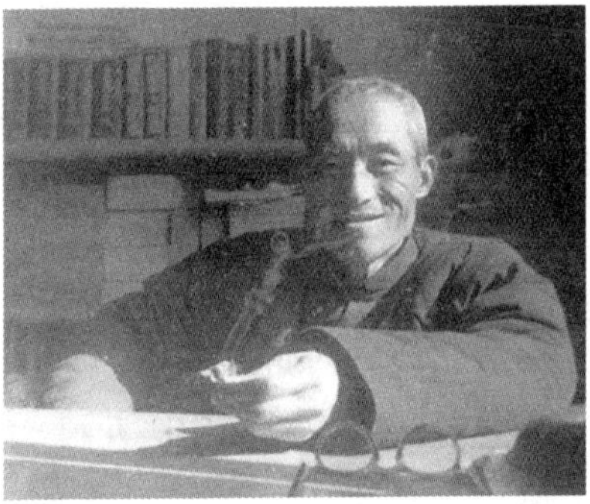

杨以阶（1910—1979），名培森，字以阶。安徽歙县潜口（现属黄山市徽州区）人。杨以阶先生少承家学，1925 年前先后在本村潜口小学和休宁万安镇的安徽省第二师范学校念书，十五岁起随父杨彦侯学医，杨氏儿科至其已经传承十四代。父早逝后，杨以阶先生十八岁即开始悬壶于歙西一带。当时杨氏儿科尚由其五叔杨静轩承继和操持，因业务难以开展，遂前往旌德、黄山一带，一面行医，一面求学。杨以阶先生不仅自幼苦学中医经典，还勤学好问，向医界前辈和同行学习，尤其推崇清代儿科医家许豫和先生，学习其诊治经验。

历代杨氏医家都要为黄山山区和歙县百姓诊病。杨以阶先生年轻时经常外出诊治患者，外出时就要翻山越岭，他几乎走遍当

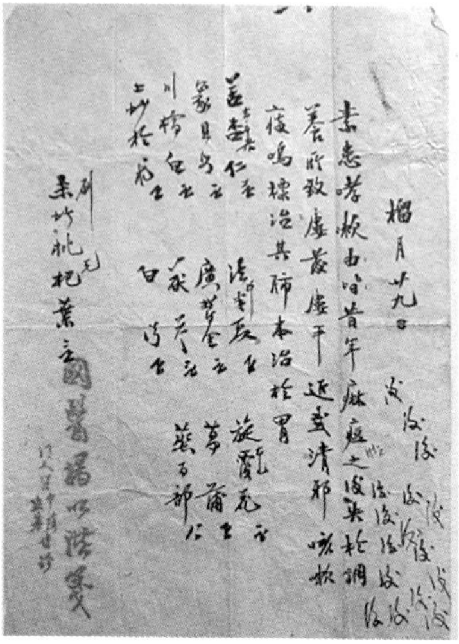

地每一个村庄，十分辛苦。后来成名了，出诊时大多坐轿，到了当地，兼诊治其他病人，有时一次诊治十几二十个。出诊费用均由富者来出，对于穷人少收或不收诊费。当时潜口有两家中药房，即“三益堂”“颐和堂”，皆有杨家专用账本，每逢穷人来诊，他就在处方上做相应记号，表示减价或免收，差额均记在杨家账上，定期支付。这是杨氏祖上传承下来的善举，代代必须遵守。

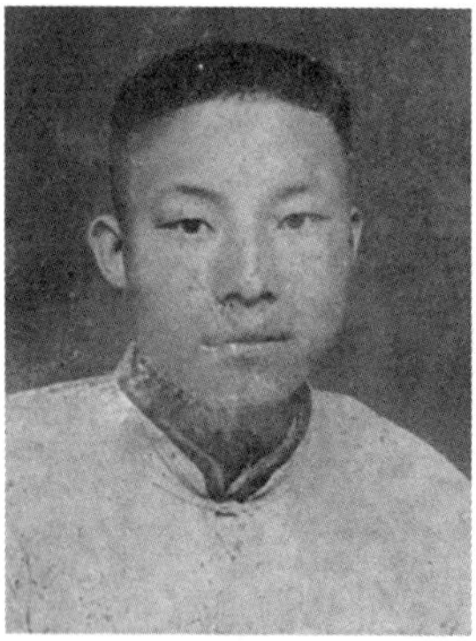

杨以阶先生早年（20世纪30—40年代）

中华人民共和国成立时，杨以阶先生已年近四十，有20余年的临床经验，他不仅精通中医儿科，在妇科和内科方面也造诣颇深，在当地已经是相当有名的专家了。杨以阶先生带过五六个徒弟，包括汪介士、谢锵金、谢国英、蒋昌言等。其中，汪介士为20世纪后期黄山地区有名的中医，深受当地群众欢迎和赞誉。1950年，杨以阶先生破私立公，在歙县率先组建潜口联合诊所，并自任所长，参加者有罗履仁、潘修之、曹典成等医生，还有一位顾姓西医。杨以阶先生将自己在潜口的居所贡献出来，全家人搬到后进两间房子，前面两个大厅和左侧大楼楼上房间全部交给新成立的潜口联合诊所使用。建所之初，只有杨以阶先生一个人业务最好，但每次分红时他总是关照其他同事，平均发放薪酬，真正体现了大公无私的精神。后来联合诊所改为公社医院，充实了一些西医、护士和助产士等，成为当地规模不小的基层医疗机构。杨以阶先生被调至县城、省城公立医院后，潜口公社医院仍沿用杨氏医寓。

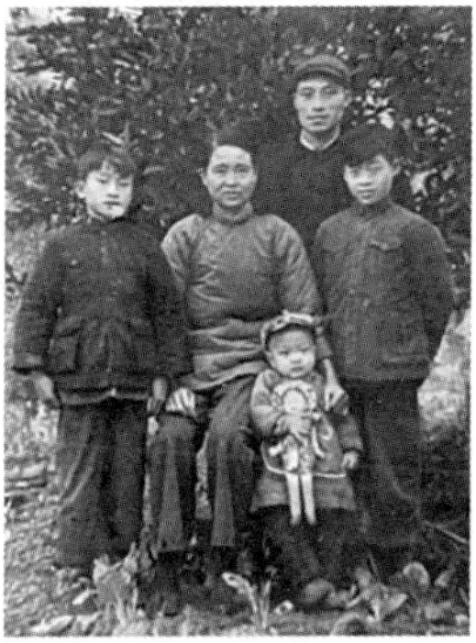

1954年杨以阶先生与家人合影于潜口所居庭院

1955年，杨以阶先生带头进入公立医院工作，成为当地最早一批公立医院的国家职工。他先被调至歙县血防站负责血吸虫的中医治疗，并任中医组组长，半年后被调至歙县县医院组建中医科并任负责人。

1957年，杨以阶先生也走出徽州，前往江苏省中医进修学校师资班进修一年。江苏省中医进修学校集中全国知名中医为即将在全国开办的中医药高等教育撰写教材，杨以阶先生就参与了最早的《内经》《温病》等教材的编写，并且进行试教和评议。毕业后于1958年被调至安徽省中医进修学校，参与组建安徽中医学院，该学院及附属医院于1959年初正式成立，并于当年9月正式招生72人。杨以阶先生历任儿科教研组、金匮教研组、温病教研组组长，创建附属医院儿科并任儿科主任。在当时的安徽中医学院，他与徐恕甫、毛梓敬、杨新吾、汪寄岩、高翰甫、崔皎如和陈粹吾等被称为创院“八老”，而被尊为“杨老”的他时年仅四十九岁。

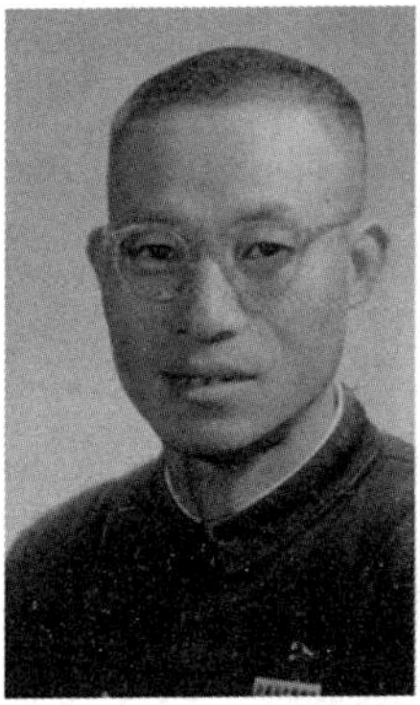

1957—1958年杨以阶先生在江苏省中医进修学校（现南京中医药大学）学习

1960年5—8月，他随安徽中医学院

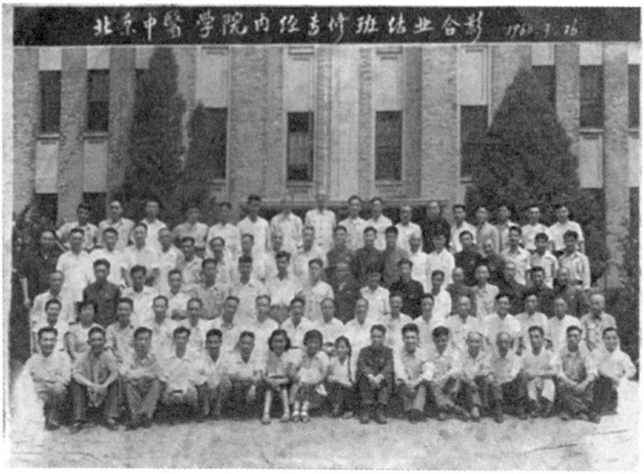

1960 年杨以阶先生（第 3 排左 1）前往北京中医学院（现北京中医药大学）内经专修班学习，结业时合影

其他教师一起前往北京中医学院（现北京中医药大学）内经专修班学习三个月，并一起前往辽宁中医学院（现辽宁中医药大学）等多家国内新办的中医院校参观访问，吸取各地医、教、研方面的宝贵经验。这些学习和参观经历无疑开阔了他的眼界，使他的学术水平又得到了质的飞跃。在附属医院儿科病房，他与金泰运教授等合作开展中西医结合、以中医为主治疗儿科常见病、多发病的诊疗模式。他还对儿科、妇科和内科疑难杂症进行了研究。1969 年，安徽中医学院大部分职工下放，小部分职工并入安徽医学院成立中医系，杨以阶先生与杨文堂等一起参与重组安徽省立医院，杨文堂任省立医院院长，他任中医科副主任。杨以阶先生还长期担任安徽省中医学会理事兼秘书，1957 年和 1958 年先后任安徽省歙县第二届和第三届人民代表大会代表，1966 年当选为安徽省第三届人民代表大会代表，1975 年起任安徽省政协委员。

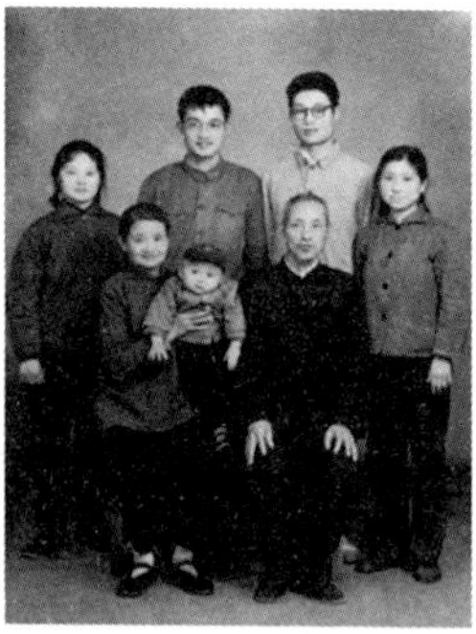

1970 年，杨以阶先生与家人合影于合肥

因少年吃苦、创业艰难，杨以阶先生长期患有十二指肠溃疡，加之三年困难时

期以杂粮和代食品作为主食，使他的健康严重受损。1961年11月，杨以阶先生因十二指肠溃疡穿孔大出血，被紧急送往安徽医学院附属医院外科，在王任之副厅长的关怀下，由耿兆麟院长主刀为他做胃大部切除手术，术后胃病基本痊愈。术后正是困难时期，作为国家对高级知识分子的照顾，他可领取一些黄豆、山芋和胡萝卜作为“补品”。由于营养不良，他出现浮肿和肺部结核，并经常出现心肺功能不全的表现。即便如此，他仍坚持每天上班。在生命的最后几年，杨以阶先生动则气喘，但他仍坚持在家为患者看病，患者无论是贫穷还是富贵，无论是高官还是百姓，他都一视同仁、来者不拒。

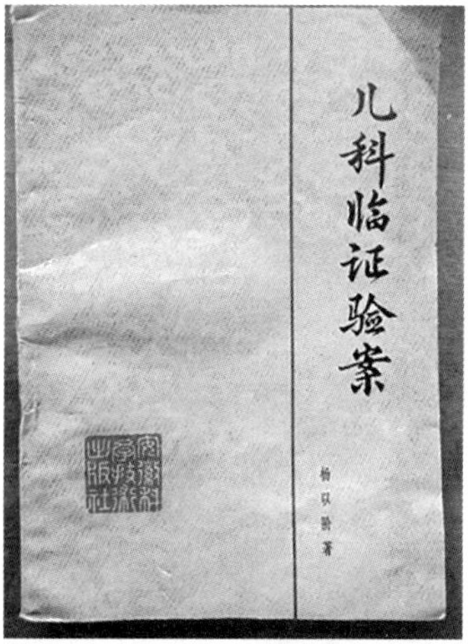

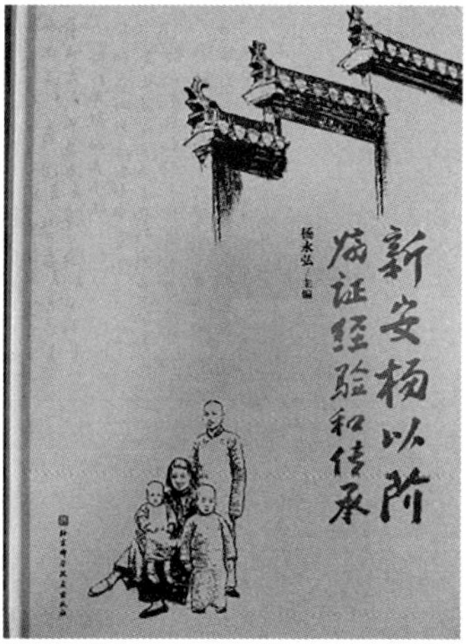

1973年，杨以阶先生被诊断出患有腹主动脉瘤，上海中山医院王一山教授专程前来会诊，但当时无论是技术条件还是他个人的体质，都无法进行手术治疗。1979年12月25日，杨以阶先生参加安徽省“两会”，在上午听完报告后要返回驻地。作为第四届省政协委员，他被安排住在长江饭店，却跟着人大代表坐车到了江淮旅社，下车后发现不对，工作人员本欲安排专车将其送回长江饭店，但他急于返回，执意乘坐公共汽车。当时正值下班高峰，人员拥挤，致使他的腹主动脉瘤破裂，腹腔内大出血。正在开会的杨文堂院长安排医生前往抢救，但因出血过多，抢救无效，杨以阶先生于当日晚间在安徽省立医院 ICU 病房仙逝。

杨以阶先生勤学苦练，乐于接受新知识，尤其是现代医学知识。比如遇到肾病患者出现蛋白尿、肝炎患者出现肝功能异常时，他都有独特认识并有相应处理办法。他曾与省立医院泌尿外科合作，应用石莲子汤治疗乳糜尿，疗效良好，该成果被总结发表于《中华泌尿外科杂志》上。对于现代医学中的解剖学知识、生理学知识他不断学习研究，将其与中医学的五脏六腑理论进行区别，并探究其关联。

杨以阶先生毕生刻苦力学、虚心求教，不仅在中医方面造诣很深，而且不抵触现代医学。诊治疾病时充分汲取前人成法，又不拘泥于此，结合自己多年的临床经验综合分析，自成一体。杨以阶先生临床实践经验十分丰富，尤其擅长诊治中医急性病与儿科疾病，也精于内科与妇科。杨以阶先生高超的医术和刻苦钻研的品格可以从病人的回忆和他的备课笔记中窥见一斑。杨以阶先生对于病人不分贵贱、有求必应、高度负责，尤其对贫苦病人更是经常免费诊治。杨以阶先生高尚的医德和精湛的医术值得后辈永远学习并发扬光大。

（杨永弘　胡永久）

新安旅沪名医王仲奇

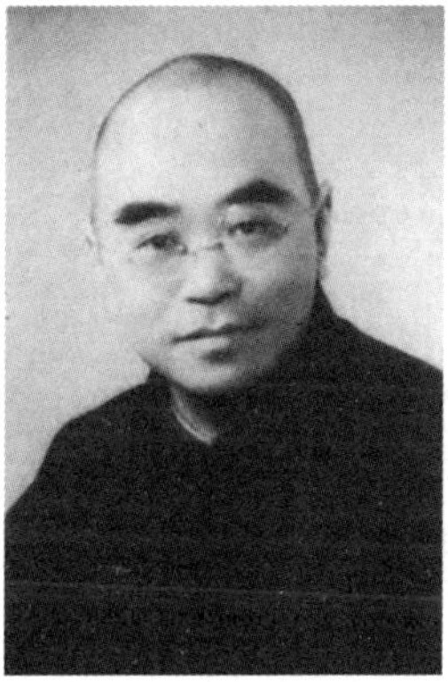

王仲奇先生，讳金杰，字仲奇，晚号懒翁，安徽省歙县人。1881年正月初五出生于歙县富揭，1945年农历九月卒于上海，享年六十五岁。

王氏数代业医，王仲奇先生的曾祖王履中为嘉道间名医程思敏先生的弟子。《歙县志》载其："名著江、浙、皖、赣间。"由王履中传至王仲奇的父亲王养涵，医名更盛，《歙县志》载其："幼承家学，专精医术，远近求医者咸归之，称新安王氏医学。"

1895年，王仲奇先生十五岁时，即随父学医。1901年，其父王养涵患病，即由王仲奇先生代应诊务。后两年，其父王养涵

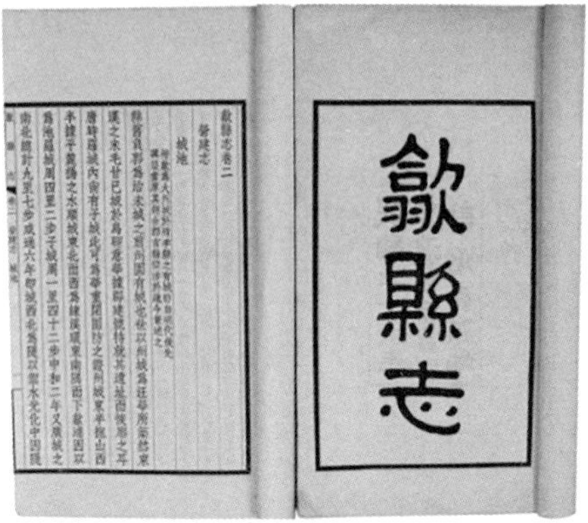

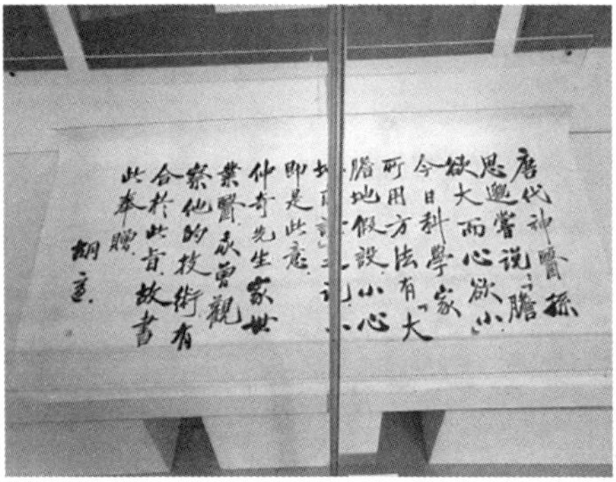

病逝，王仲奇先生遂正式应诊。初设诊所于故乡，不数年而名噪。诊务繁忙得连吃饭睡眠的时间都没有，三日两头出诊，有时还要到七八十里以外，睡眠就只能在山轿里闭闭眼睛算了，回到家已是第二天的上午，家中早已坐满病人在等着他。这样，就谈不到适当的休息和睡眠了。当时门诊病人中，很多是由江、浙一带来歙县求诊的。至于要求出诊的病人，更有远到汉口者。为了适应病人的需要，同时期望诊务较闲，能获得相当的休息，王仲奇先生乃于 1923 年春迁居杭州，同年秋季移寓上海。

到上海以后，王仲奇先生的诊务仍出乎意外地忙。虽然王仲奇先生从未登过广告，而且在应诊的地方连“医室”“诊所”的牌子都从未挂过，然而还是忙得无法休息。王仲奇先生有一个特点，一生诊病数十年，除极不得已的情况外，处方从不假手他人。本来王仲奇先生就写得一手好赵书，每张处方总是字斟句酌，一丝不苟地写到底，因此王仲奇先生门诊每小时至多只能看三四号。有人劝他口授，由他人笔录，可以加快一点，先生却说：“处方必须亲自握笔，才能全神贯注，方剂中的组合才能切合案语，切中病情，取得良效。”这正说明王仲奇先生对病人的高度责任感。同乡著名金石书画家黄宾虹先生就曾经说过：“仲奇的处方笺，笔精墨良书法好，本身还是一件美术品。”的确，有很多病家曾经把他的处方笺装成册页来珍藏欣赏。

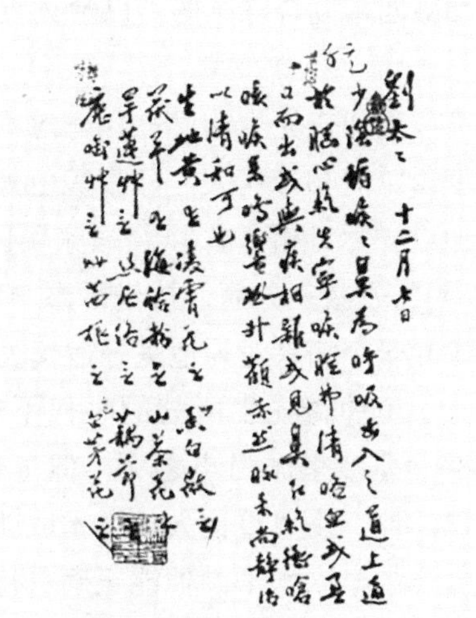
王仲奇 医案

王仲奇先生承先人之教，博览群书，故造诣甚深，而变通化裁又往往不为前人所囿。早年以擅治温热称于乡里，中年迁沪，所治以内伤杂病为多，别具心得。当与丁甘仁先生相会诊，同道中品评当时沪上医家，其法古有则而又能自出新意者，每并称“丁、王”。王仲奇先生以为治病之道要在明阴洞阳，而用药以酌其盈、剂其虚、补其偏、救其弊而已。而又采徐洄溪“药性专长”之说，辨证立方，每注意选具有针对性药物，或以单方参入复方，因单方力专而厚，辨证而用之，每收良效。故其治案中，既用经方，亦用时方。更有经方、时方并用，诸如“拟仲师法”“拟东垣升阳益胃师其意不泥其方”，又如以《金匮要略》瓜蒌薤白半夏汤合左金丸以治胃病。此外，还有于某一方剂中加入二单方的，如

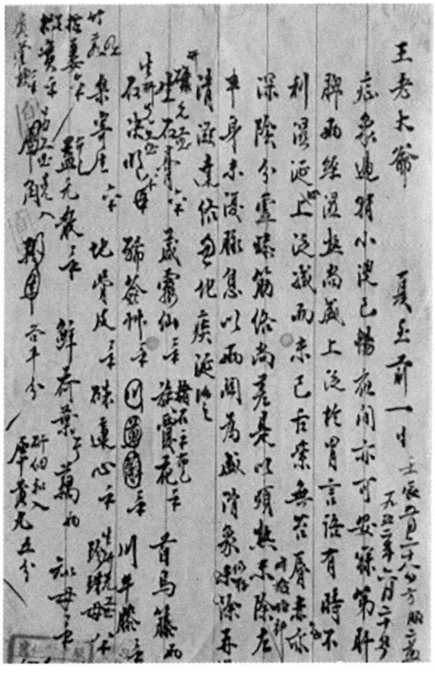

加减四神丸合陈莱菔英以治久等。

王仲奇先生治学严，一丝不苟。在诊断中首重望诊，尤不忽于诊。对初诊病人，除察貌色外，首先是倾听病人的主诉，然后加以详尽地解答，以释病家疑团。某君经其诊治后，曾以诗云：“入门先减三分病，接坐平添一段春。”这不是一般的夸耀，而是倾吐一个病者对为他医好宿疾医家内心的钦佩。

王仲奇先生所处的时代不仅中西医不相团结，即在中医内部，亦多宗派门户之见，但王仲奇先生从不打击别人，抬高自己。他一生尊重他人的学术成就，善能取长补短，从而不断提高自己的学术水平。他能正确看待中西医间关系，主张中西医相互学习，而他自己对现代医学亦有所涉猎。因此，当时他不仅在中医界享有盛誉，而且能得到一些著名西医，如丁福保、顾毓琦、沈克非等的推崇，西医患病亦有来王仲奇先生处求诊者。先生诊务如此繁忙，但仍关心时事。他每以爱国与进步勖励子侄辈，教导他们关心政治。抗日战争期间，王仲奇先生的子侄辈中加入中国共产党者大有人在。而他亦得后辈的影响，故晚年益加爱国，具开明思想。

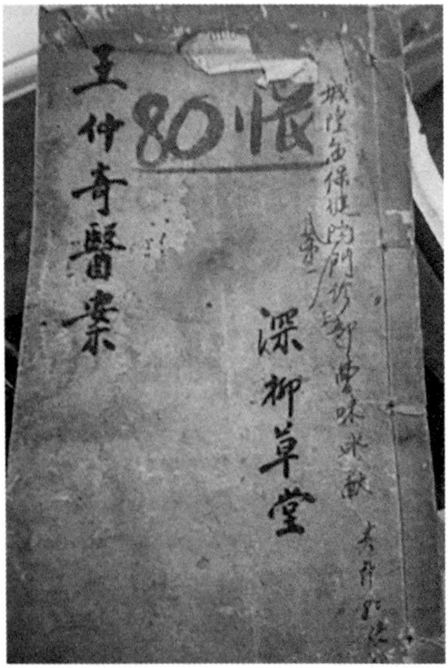

王仲奇先生一生行医40余年，在中医内、妇科方面积累了丰富的临床经验。对于清代医家除程杏轩外，尤服徐灵胎，晚年每诵徐氏章的“一生难得真闲日，百岁仍多未了缘”诗句以自况。王仲奇先生的毕生精力均倾注在医疗事业上，孜孜不倦。平生“进与病谋，退与心谋”，是一位中医临床家。令人惋惜的是，先生晚年一直想写一部总结其毕生经验与研究心得的著作，却一直没有闲暇动笔，留下一大遗憾。

（王蕙娱）

新安旅景名中医唐毅然

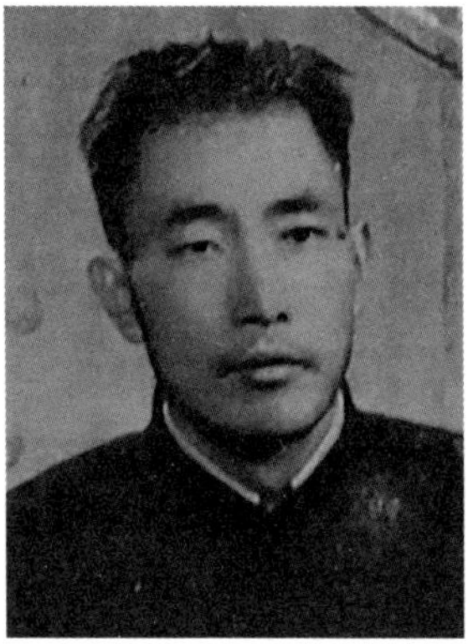

唐毅然先生是安徽省休宁县临溪人，1925 年 11 月出生。祖上数代行医，其祖父和父辈均在中医理论和临床上有很深的造诣。由于家学渊源，他自幼便耳濡目染，深受家庭环境的熏陶，从小就立志学医，继承祖辈的事业，悬壶济世，做一名能为民众解除疾苦的好医生。于是，从十二岁起，他便跟随祖父和父辈学习中医，开启了毕尽其一生之精力、穷尽其一生之智慧、耗尽其一生之心血的中医生涯。

他学习勤奋努力、刻苦钻研，在其祖父和父辈们的精心教育和培养下，从中医启蒙书籍到经典著作一一研读，历代方书、各家学说皆有涉猎。且一边学习理论，一边跟随祖父及父辈们实习临床，在短短的七八年内便掌握了中医的基础理论知识，并具备了独立临床的能力。在他不满二十岁的时候，便单独挂牌行医，迈开了其后持续了50余年的中医临床生涯坚实的第一步。

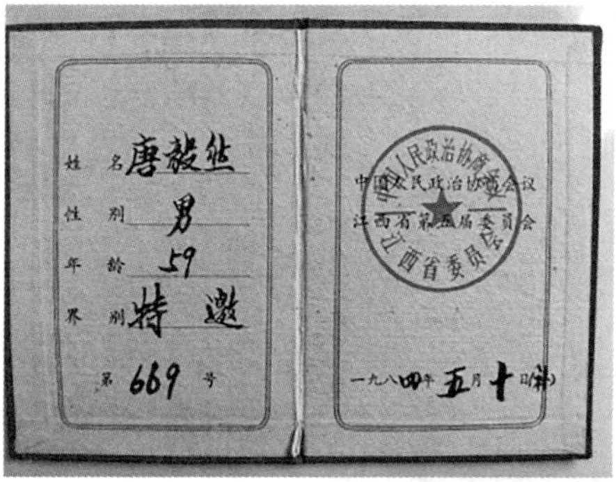
姓名 唐毅然
性别 男
年龄 59
界别 特邀
第 669 号
中国人民政治协商会议
江西省第五届委员会
一九八四年五月十日

唐毅然先生一生治学严谨，在学术上，不拘泥于门派之见，在继承家学渊源的同时，博采各家之所长，以期融会贯通，取得更大的发展。他常说：“祖国医学，历史悠久、博大精深，各家学派均有真谛，又都存在不少偏颇之说，有其局限之处。每位医生亦都各有专长。因此，要想提高自己，必须取各家之所长，弃各家之所短，并虚心向各位同仁学习，才能不断地充实自己、丰富自己、提高自己。”正是这种虚心好学的态度，严谨的治学精神，加上他在临床实践中认真求实、一丝不苟，不断地总结、不断地积累，使他在中医学上取得了较深的造诣。

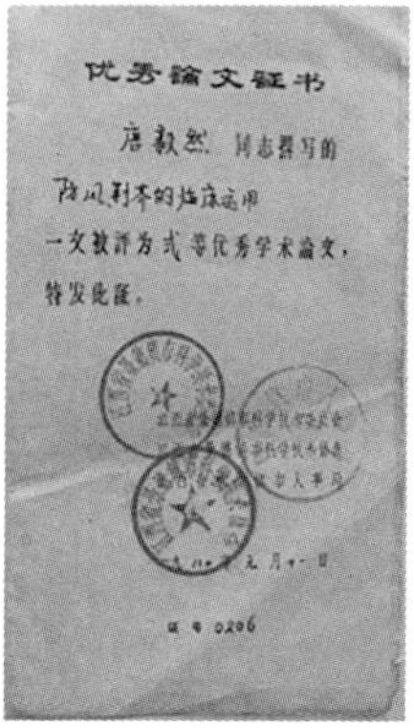
优秀論文証书
唐毅然 同志撰写的
特发此証。
证号 0206

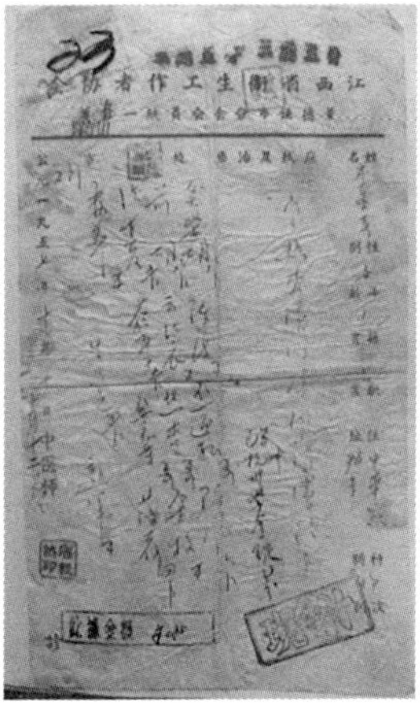

唐毅然先生在内科杂病和妇科病的治疗方面较有心得，尤其是在某些疑难杂症的治疗上有其独到之处。他常说：“决疑难，起沉疴，乃为医者之本分，并孜孜以求者。”有一次，唐毅然先生正在门诊上班，这时抬进一危重患者，其人面萎黄无华，全身黄疸，腹大如鼓，四肢瘦削，精神疲惫，短气无力。唐毅然先生遂来到病人身边，一边号脉，一边询问病情。其人姓胡，家住乐平农村，因患肝硬化腹水四处求医，未见疗效，且日趋严重，沉疴难起。这次是经人介绍，且抱着试试看、死马当作活马医的态度前来求医的。望着患者眼中那充满求生欲的眼神，看着患者家属那焦急祈盼的表情，唐毅然先生顿时深感作为一名医生的神圣职责和肩上担子的沉重。只要有一线希望，就要尽最大的努力。

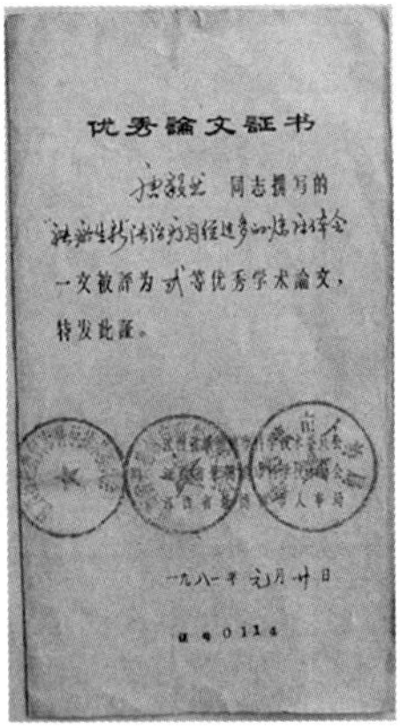
优秀論文証书
唐毅然 同志撰写的
[illegible]
一文被評为 贰等优秀学术論文，
特发此証。
一九八一年元月廿日
证号0114

经过仔细诊察，凭着自己多年的临床经验，唐毅然先生当即给予处方下药，嘱其依法煎服。五天过后，患者前来复诊，病情稍有好转，这时，他的信心更足了。经过半年多的治疗，该患者终于痊愈。

对中医妇科疾病的治疗，唐毅然先生更是得心应手，无论是月经病、带下病、子宫肌瘤，还是不孕症等，都有一整套的治疗方案和丰富的临床经验。有一王姓女患者，年近三十，因患子宫肌瘤，医生劝其手术治疗。由于其婚后尚未生育，心有不甘，于是前来就医。经精心治疗半年后，复查子宫肌瘤消失，于次年生下一子。还有一陈姓患者，年仅二十七岁，因患盆腔炎，婚后五年未曾怀孕，在唐毅然先生处治疗三个月后，病情痊愈，后怀孕生下一子。这样的例子在唐毅然先生 50 余年的临床生涯中是不胜枚举的。

唐毅然先生还是一位极具正义感的人。20 世纪 70 年代后期，有一位老中医因体弱多病、年迈力衰，不能行医看病，且这位老中医一直是个体行医，没有进入任何医疗机构工作，一时间陷入生活无从着落的窘迫境地。时值安徽省卫生厅领导来景德镇考察中医政策的落实情况，召集全市名老中医座谈，了解情况。唐毅然先生便在会上将这一情况提了出来，引起了省卫生厅领导的高度重视。在省卫生厅领导的过问下，这一问题很快得到了解决。唐毅然先生的行动获得了全市中医界同仁的赞许。

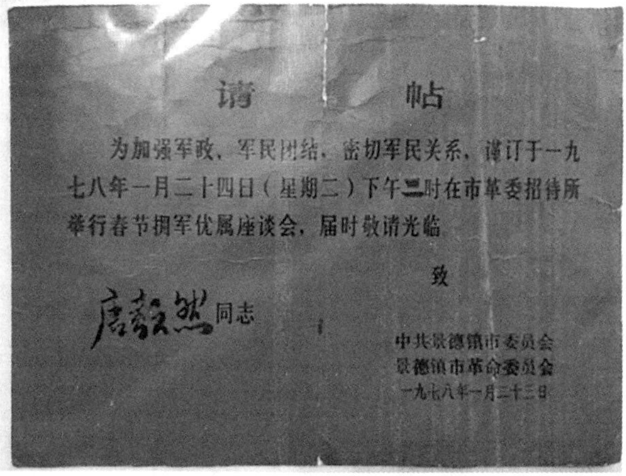
请帖

为加强军政、军民团结，密切军民关系，谨订于一九七八年一月二十四日（星期二）下午三时在市革委招待所举行春节拥军优属座谈会，届时敬请光临

致

唐毅然同志

中共景德镇市委员会
景德镇市革命委员会
一九七八年一月二十三日

唐毅然先生还十分重视中医事业后继人才的培养。他总是说，只有依靠一代又一代的不懈努力、不断追求、不停攀登，中医事业才能兴旺发达、繁荣昌盛，祖国医学才能不断发扬光大。所以，尽管他临床工作十分繁忙，还是担负起了大量的中医学徒的培养和中医大专院校毕业生的临床实习带教工作。在带教工作中，他毫不保守地把自己的经验传授给大家。如学生们遇有什么不甚理解的地方，他会一遍又一遍地进行讲解，并结合临床进行指导。他坦荡地说，教学生就要希望他们超过自己，只有教出了超过自己的学生，这样的老师才是好老师，中医才有希望。

（唐万钟　胡永久）

新安名医程六如

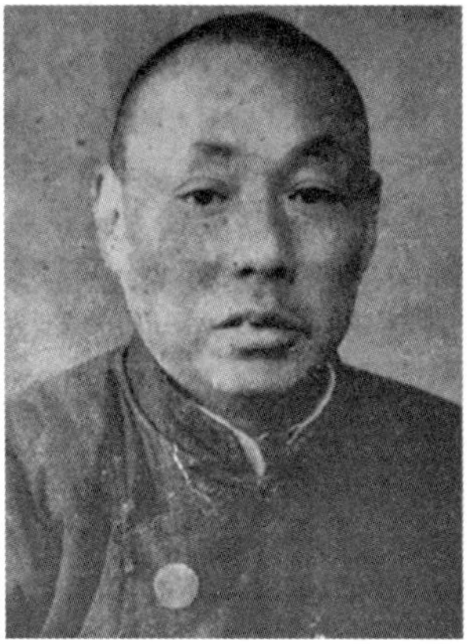

程六如（1904—1985），字冷庵，号乐贤。原籍歙县石门乡，后定居休宁县榆村乡。二十二岁时赴浙江省吴兴县，在著名中医沈懿甫所办的浙江中医传习学校求学5载。1929年，程六如毕业返里，不久在休宁县榆村乡定居开业，先以疡科闻名乡里，后兼擅内幼诸科。

1935年，休宁榆村一带天花肆虐，他以养阴清热解毒之剂救活了很多患者，遂名声大振。程氏医德高尚，学识丰富，医技精良，1935年被上海《光华医药》杂志社特约为撰述员。

1936年6月，程六如迁居屯溪并设诊所。同年，与屯溪著名

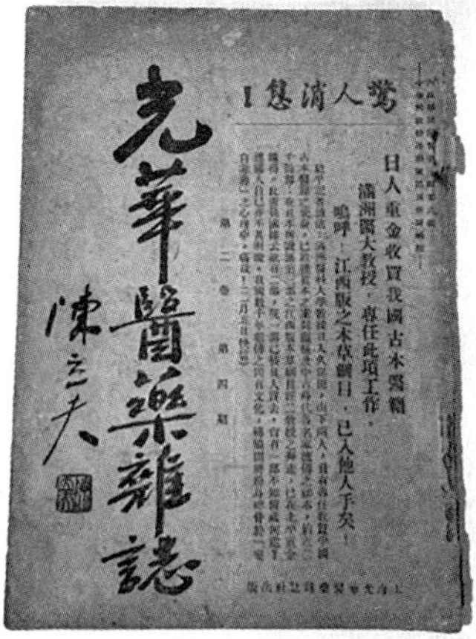

中医毕成一等联合创办《新安医学半月刊》，向当年徽州日报社借副刊版面每月发表两期有关医药的文章，借以交流一府六县医药科技信息，选登新安先贤遗著、名医简况、中药研究、临证医案、民间验方及医药咨询问签，并着意以新安医学史料发掘为主要内容。此举对振兴当年的中医药事业作出了积极贡献。

1938 年 10 月，其诊所又迁回榆村。1952 年在榆村组织成立中西医联合诊所。1955 年被调到安徽省中医学校任研究员。1958 年联合诊所转为榆村卫生院，程六如任负责人，先后培养的 8 名学生都成为休宁县基层卫生院的骨干。程六如曾当选休宁县第二、三、四、五届人大代表，县医务工作者协会副主任委员、县中医学会名誉会长。1971 年程六如退休，1985 年在榆村去世。

程六如辨病精准，辨证审慎，诊治外科疾病主张辨病与辨证相结合，治疮疖、痈疽等症，按切患处，辨脓之有无、多寡、深浅，辨病性之阴阳、寒热、虚实等。外科医案中，共收录医方

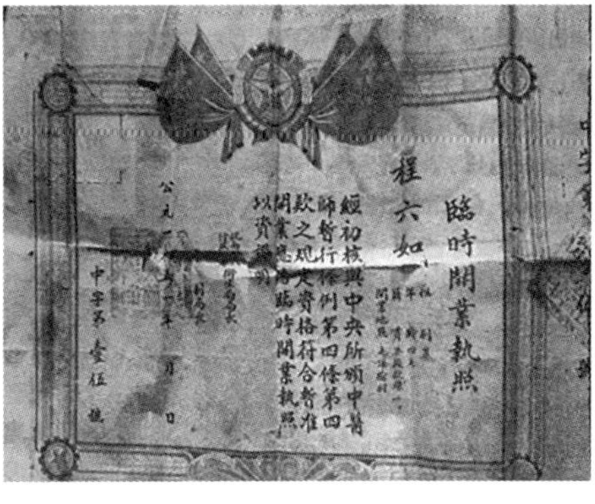

400 余例，其中，痈、疽、疔、疖、疮、疡、流注、皮癣、喉风、发背、面游风、下疳、梅毒、骨槽风、童痨等均有所载。

分辨阴阳疗疽痛　在治疗外科疾病中，程六如注重分辨表里阴阳，以此

确定治疗方法。阳证者，清热解毒；阴证者，祛风、散寒、除湿，忌寒凉。

脏腑经络治痈疡 程六如认为，痈疡病主要由各种病因影响脏腑气机失调，致脏腑不和，自内外发而为痈疡，善于从痈疡发生、发展、变化的不同临床表现中抓住疾病本质，找出相关脏腑经络，予以施治，并判断顺逆转归。

详参病机疗疮肿 程六如深谙外科医理，治疗疮肿，正确辨证，全面把握病因病机，从而准确治疗，取得了较好的疗效。

究本穷源治病瘰疬 瘰疬发病，程六如认为在外多为受风火毒邪，在内多为肝气郁结、脾失健运等，以致痰湿内生，气滞痰凝，阻于经脉。

程六如疏方严密，治法灵活。善用托里化毒，“凡遇久病正虚，出脓不多，或毒势当未完局，有内陷之忧，或脉细，或气短无力等，均予补托化毒治之”。辨治精细，配伍紧致，细致入微。重视清热解毒，然用药轻灵，平正和缓。临证内外结合，常施以腐蚀药物或刀针，使脓毒外泄，同时配以内服汤药，以祛邪安正。强调整体与局部同参，与治疗过程中重视外科局部病变与机体脏腑、经络、气血、阴阳联系密切。

程六如内外兼修，方脉之外，刀针亦精。因证施刀针，恰到好处。“擅外科者，必内外兼修，唯理论基础扎实，内科功底深厚，外治技术精湛者可矣。”

程六如一生著有《甘露堂医案》《冷庵医案》《程氏内科》《程氏外科》等。其所著博采众家之长，师古而不泥古，对古贤之说能慎思明辨，识其真要，取其精华。

（成晟）

新安名医堂名医——高道煌

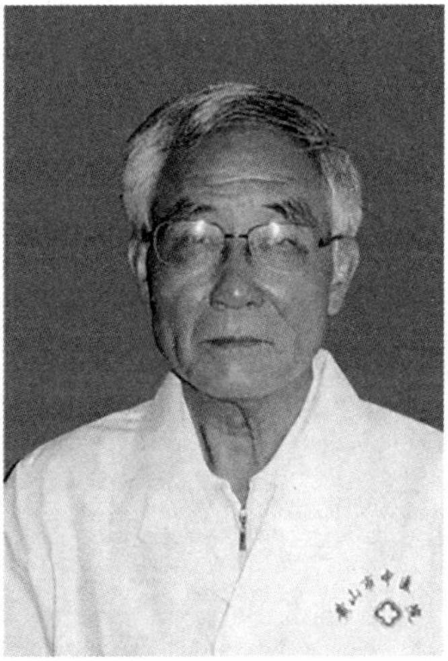

高道煌生于1941年7月，安徽歙县人，中共党员，副主任医师，省级名老中医工作室项目导师。现为黄山中医医院新安名医堂坐诊专家。历任黄山市新安医学研究所副所长（主持工作），黄山市新安医学研究中心副主任，安徽省新安医学研究会理事，黄山市中医药学会理事，黄山市第一、二、三届政协委员。2001年退休后返聘，一直坚持在一线从事临床与科研工作。

高道煌先生从医50余年，十五岁时即拜师学医，受近代新安名医殷巨宾先生启蒙，熟读中医四大经典及本草、方剂理论。1958年，考入休宁徽州卫生学校系统学习西医理论，毕业参加工作之后，又先后拜师于近代新安名医许芝泉和程雁宾门下学习中医。1966年，经安徽省卫生厅统一命题考试合格出师，留徽州专署医院（今黄山市人民医院）中医科工作。1987年，经组织调动到黄山市新安医学研究所（今黄山市新安医学研究中心）任副所长并主持工作，从事中医临床与科研工作。

高道煌先生从医以来治疗病人难以计数，患者远及浙江、江西和北京等地，《中国中医药报》《健康报》、“海峡之声”广播电台多次报道，介绍其事迹，其研制的治疗胆及泌尿系结石的制剂“金石丸”临床有效率达90%以上，被安徽省卫生厅中医管理局立项为1993—1994年度中医临床科研项目。因承担“SC-4中药抗霉驱虫剂研究”，1995年获安徽省高等学校科技进步二等奖。

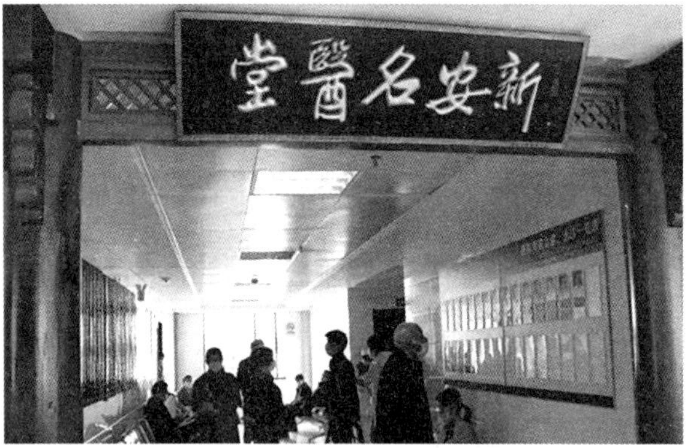

学术思想与临床特色

（一）注重调理脾胃

脾胃和，则五脏自安脾。胃为后天之本，气血生化之源，脾胃之气旺盛，则内充脏腑，外溉经络，全身都得到营养的输送。

李东垣说："脾为太阴之脏，恶湿喜燥，燥则脾之清气上升，以煦心肺，心肺和煦则下济肝肾；胃属阳明之腑，恶燥喜润，润则胃之浊气下降，以濡肝肾，肝肾濡润则上滋心肺。"如果脾胃不健，心、肺、肝、肾四脏也就不能获得生理上正常代谢的需要，脏腑之间依存失调，则正气不能卫外而为固，百病由此而易于入侵。反之，如若脾胃健旺，则其他各脏腑得以濡润，气血畅达，四肢百骸亦不受疾病侵害，此即前贤所谓"脾旺不受邪"的道理。因此，调理脾胃这一疗法不仅适用于脾胃病，且能适应于心、肺、肝、肾诸脏的病症，可广泛应用于临床各科疾病的治疗。所以古人有"调理脾胃者，医中之王道也"的说法。

例如肺病可根据五脏生克关系，对肺进行间接补泻。如虚证有补土生金，即通过补脾（补母）以益肺（补子）。用健脾补肺的方法可使水谷精微上输于肺，肺气充沛，得以控制病情的发展，以至痊愈（方如四君子汤、玉屏风散、参苓白术散、补中益气汤）；肾病可用健脾制水的方法，使肾脏的元阳得谷气以充实，达到阳生阴长、水能化气、正胜邪却的目的（方如实脾散、真武汤等）；心病可用补脾生血的方法，增加供血来源，使血液充足，循环通畅，而心神得以安宁（方如归脾丸、苓桂术甘汤等）；肝病可用健脾的方法，资助气血的滋荣，使肝体得以柔养，以遂其条达之性而气火自平（方如理中丸、痛泻要方等）。

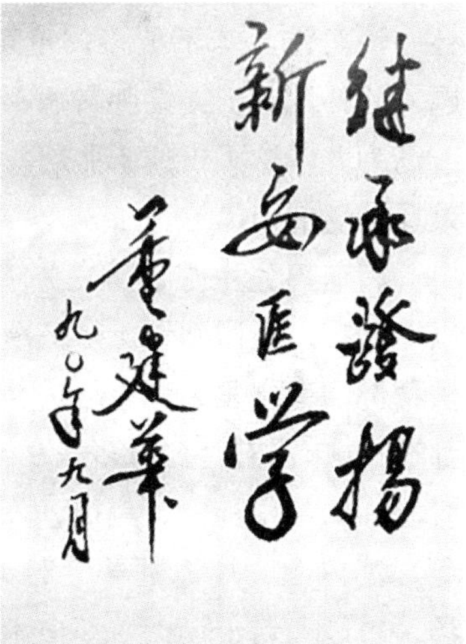

全国人大原常委、中医泰斗董建华教授题词

由此可知，从重视脾胃出发，通过调理脾胃，确能使诸脏病症得到满意的疗效。李东垣在《脾胃论》中就曾说道："其治肝、心、肺、肾有余不足，或补或泻，惟益脾胃之药为切。"许多慢性疾病患者体质虚弱，病情又极复杂，且又虚不受补，在此情况下，最宜用悦脾醒胃的轻剂，以拨动胃气，斡旋脾机，这不仅能促进食欲，而且也能增强脾胃接受药物的能力，使药物充分发挥治疗作用，从而加速机体抗病能力，取得较好的疗效。

（二）遣方量轻味少，治病以轻灵取胜

慢性疾患，病情复杂，有虚有实，治疗时一定要有方有守，小量轻投，假以时日，由量变到质变，使脾胃生机得到苏复，疾病才能向愈。此则前人所说："其来也缓，其去亦非速功。"因为这类患者多因饮食劳倦而得，长期脾胃虚弱，生理机能衰退，出现胃呆纳少，每天进食不过二三两，尚感脘闷腹胀，若再投以大剂量药物煎剂，不但于病无益，只会加重脾胃负担，使患者增加痛苦。喻嘉言早就讲过："乃至脾胃不能胜药，犹不加察，元气一坏，变证多端。"对于某些较单纯的症证，也可以取温、清、补、消等法，味不要多，量可适当重一些，直截了当地解决问题。此外，对于慢性脾胃病，当汤剂治疗取得一定成效后，亦可改汤为丸，这不仅便于服用，而且丸在胃肠中吸收慢，对巩固疗效反较汤剂为优。

高道煌先生强调，立方遣药必以轻灵为贵，切忌呆滞滋腻，以免助湿，反碍脾胃。辨证遣方，药味宜少，药量宜轻，一俟脾机稍健，胃气复苏，再行进补。高道煌先生临证遣方，每方一般都在10味左右，药量多在9～12克。对于脾失健运、气机呆滞者，临床常用神曲、焦楂、陈皮、炒莱菔子、生薏仁、砂仁、茯苓、鸡内金、炒二芽等。对于脾气虚者，益气健脾可用四君子汤、香砂六君子汤、参苓白术散，和中助运可用五味异功散、健脾丸等。上述两类方剂可参合加减使用，不必截然分开。如脾气下陷者，即用补中益气汤，其中黄芪用量宜重，该药味甘气温为补中气的主药，气厚于味有温养生发之功，与党参合伍，相得益彰。另外，枳壳一药，具有运转升提之功（枳壳可使胃肠平滑肌兴奋性增强，促进胃肠蠕动规律化），配黄芪可增强益气作用。

（三）辨证因地制宜

湿热蕴脾以去湿为先，脾喜燥恶湿。湿性重浊黏腻，其病缠绵，湿邪氤氲又易化热，湿遏热伏，更难速已。故治湿热一证只能清化，即一边化湿，一边清热。但有湿重、热重的不同，用药或侧重于化，或侧重于清，必须权衡轻重。

高道煌先生的治疗特点是，先侧重祛湿，使湿邪先祛，使其无蕴蒸化热的可能，如果早用寒凉，势必湿郁热伏，如油入面，缠绵难愈。高道煌先生常用三仁汤、藿朴夏苓汤加减，方中藿香、佩兰芳香化浊；半夏、陈皮温燥化湿；白蔻仁、厚朴、杏仁宣畅气机，气畅则湿自祛；茯苓、泽泻渗利，使湿邪从小便而祛。

（四）注重肝脾气机

调肝治脾，土木相安。肝属木，木能克土。临床上肝木克脾土的情况是颇为常见的，即所谓“肝脾不和”或“肝胃不和”。高道煌先生认为，不管是由于木盛而其气横逆，侮其所胜而引起，抑或土衰，肝乘其虚而克之所致，总是一种木土不平衡的现象。在治疗时应以舒肝为主，佐以健脾和胃。常用舒肝之药有柴胡、佛手片、香橼皮、玫瑰花、白蒺藜、香附、乌药、郁金、合欢皮、橘叶核、青皮等。这一类药物大多具有味辛性温、清芬流动的特点，善于舒肝行滞、斡旋气机，既能疏通肝经气分瘀滞，又能温健脾胃，促进食欲。但芳香理气药多温燥耗散，易消耗阴血，用之太过，不仅气郁不舒，反使肝阴先亏，故用量宜轻，并根据不同证情，适当选用，中病即止。否则，虽能取快于一时，反遗后患。如果肝体虚者，宜酌加柔润之品，如白芍、归身等以监制之。比如肝旺脾弱之腹泻，常因情志不和而反复发作，脉象多弦，亦有晨起腹痛而泻者，不能因晨泻而泥于治肾，宜抑木扶土，用痛泻要方。方中白芍柔肝，用量宜重（可用至15克），白术健脾，陈皮理气和中，防风散肝舒脾（按防风一药，不但能升达中土之气，更善于土中泄木，对土虚木旺者用之最宜）。还可酌加木瓜、乌梅酸，以制肝。

（徐子杭　陶红　钱秀红）

新安世医胡震来

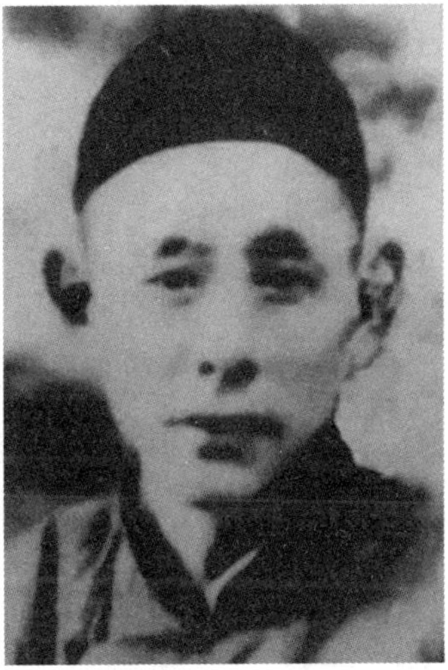

胡震来，字雨田（1896—1943），龙川胡氏第四十五世、龙川胡氏仲伟公的第七世孙。胡震来很小的时候便立下了“不为良相，即为良医”的志向。少时即跟随伯父胡象离学习岐黄之术。为了打好基础，除了随师临证，胡震来小小年纪便能自律，闭门苦读，足不出户，一坐就是三四年，不仅熟读了伯父要求读的《黄帝内经》《伤寒杂病论》《金匮要略》等中医经典著作，还能整卷地背诵出《汤头》《脉诀》《药性》等全书的内容。功夫不负有心人，几年的勤奋学习为其日后的临证打下了坚实的理论基础。

临证之初，胡震来先生便在医学领域崭露头角，以其深厚的医学理论功底、察微知著的锐利目光和灵活善变的遣方用药，解决了不少疑难病症，于是名声渐起。短短的五六年时间，医名就飞跃龙须山脚、登源河畔，并远播至歙县、宁国及浙江昌化、临安等地。

十余年之后，胡震来先生医术日臻精湛，诊病更是出神入化，常挽狂澜于既倒，使许多垂危病人重获生机。故慕名求治者络绎不绝，歌颂他是"妙手回春，恩同再造"，深得广大百姓的信赖。许多胡震来先生曾经诊治过的患者都将他的处方长期珍藏，甚至一些危重病人称：能得先生高手一诊，虽死而无憾。特别是在当年歙县南乡一带民间，只要有胡震来先生的一纸处方，往往就可以平息因医疗引起的闹丧风波。

胡氏后人至今存有一枚三寸见方的木制绩溪龙川胡震来诊笺印版，印版中四个隶书大字"医者意也"，揭示了震来公"医者意也，在人思虑"的理念，强调行医治病贵在思考的谨慎医风。

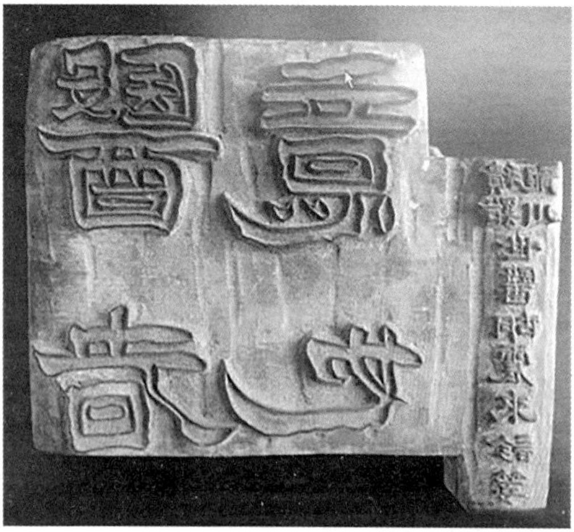

医者意也

"医之为言，意也"最早出自东汉名医郭玉之口，郭玉的"意"是指专心一意，体察疾病，不受干扰，专心致志于诊疗。此言一出，即被后世反复引用，代有发挥。而综观"龙川胡氏医学"关于"医者意也"的认识，旨在提倡和鼓励家族医者在临证时发挥积极、灵活和创新思考的精神。

积极、灵活、创新是三种不同层次的思考方式，因而“医者，意也”分为三种境界：一是积极思考，自出机杼是第一种境界；二是知常达变，圆机活法是第二种境界；三是出奇制胜为第三种境界。因而做到第一层次就可以治病了；努力达到第二境界，已经臻于上乘，可为名医了；至于达到第三境界，应该算是称得上大师级人物了，不下一番苦功是难以企及的。胡震来先生将祖辈们所遵循的医家准则作为自己行医的“座右铭”，并将之刻制成医疗诊笺印版，自己每时每刻对待每个病人始终要铭记祖辈的告诫，因此其医技不断提高，意境不断升华，出奇制胜、大医精诚。

据胡震来先生医案载：20 世纪 30 年代末的一个秋季，一大早就见一个人急匆匆赶来，请求先生出诊。患者是几十里外临溪镇上一个做木材生意的程姓老板，已一周未有进食，且身热重炽，神昏谵语，请了几个医生诊治都束手无策，才急速差人请胡震来先生诊治。待他赶到临溪镇时已是中午时分，病人僵卧在床，已奄奄一息。胡震来先生不紧不慢，先是询问了其家人程姓老板的病起症状，而后仔细诊脉，反复观察患者周身情况，隔一会儿再诊一次脉，却迟迟不开处方。这时家属早已燃起了炭炉，等待煎药，但望着神闲气静的“慢郎中”，病人家属心急如焚。

在一旁陪侍的临溪中药铺的胡老板是震来先生的朋友，忍不住开了口：“震翁，病人命如悬丝，危在旦夕，为何迟迟不遣方下药？”震来先生答道：“胡兄有所不知，此病乃阳明属实，火灾如赢之候，痞满、坚症已具，但脉未沉实，尚不到攻下火候，请稍安毋躁。”就这样胡震来先生一直守在病人身边观察诊脉，直至下午二时，先生见脉已沉实，急嘱用大承气汤荡涤。果然，半小时后病人矢气频转，泻下硬粪近十枚，当晚患者身热渐退，神志转清，再经调治而愈。

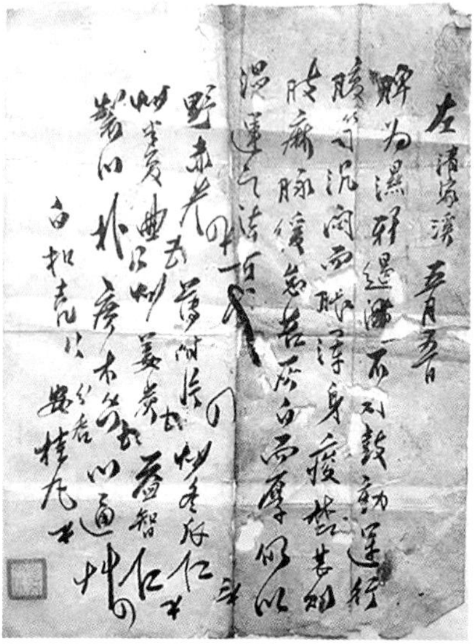

胡氏医方

1940年前后，胡震来先生赴扬溪清水塘出诊，途经高枧村口，忽然村中一人奔跑上前拦轿求治。停轿一问，原来是家住高枧的叶勉干医生的妻子患病身热不退，且不思饮食，已经半月有余，叶勉干多次用药皆无效，渐致卧床不起。正焦急万分之时，听说胡震来先生途经村口便拦轿求治。胡震来先生诊后开出药方，嘱其服药一帖，明日再来复诊，并告知叶勉干：药后病人定会出汗，汗如玉米粒大小，汗后病即转轻，但切不可再受风寒。

叶勉干听了心有疑惑，心想：药后出汗相信你震来先生有此经验，但汗如玉米粒大小恐怕有些悬乎。不想病人服下汤药后不到一个时辰，果然出汗，且汗液黏稠，积聚成一颗颗汗珠，小者如绿豆，大者如玉米粒。随后病人体热渐退，全身顿觉轻松。第二天胡震来先生前去复诊，加减药方，只服三帖，其妻就痊愈了。叶勉干惊叹不已，百闻不如一见，对胡震来先生佩服之至。

胡震来先生谙熟药理药性，对病人服药后的反应和预后判断亦是十分精确。擅

治伤寒、温病，治疗时也有独到之处。据胡子谊先生《龙川胡氏医学家真迹》载：民国十二年，桐城县陶润月患重疾求诊治，药到病除，赠其匾额首序云：“贵府世代名医，晚生到此有年，耳之已熟。今沾重疾，果蒙令郎震来先生妙手，药到病除，足征衣钵真传，后先媲美也。活命之恩，愧无以回报，今将回籍，留此以记不忘。”

胡震来先生“宅心仁厚”，在龙川时常常利用晚上时间诊病，无论再忙再累，也不管风雪雨霜，总要提着马灯挨户上门去巡视村里的病人；胡震来先生“医者仁心”，始终保留着祖辈们惠泽百姓的遗风，对四乡百姓也同样关爱有加，凡村民就诊，一般不收诊金，特别贫困者还代付药费。

1942 年冬到 1943 年春，抗日战争处在最残酷的岁月，绩溪县境内又暴发流行性脑脊髓膜炎，百姓的日子雪上加霜。胡震来先生在报纸上公示处方，呼吁民众用“防风通圣散”进行预防，而自己十二岁的幼子胡汉如却不幸染病身亡。震来先生强忍丧子之痛，仍夜以继日地抢救患者，他常常整月不能上床睡觉，只能在轿中闭目稍息，以至臀部皮肤被轿凳磨破，到病患家中不得不蹲在椅子上问诊开方。一次出诊，胡震来先生因过度劳累在轿子里睡沉，结果从行进的轿子中滚落在地，头面部受伤。因身心过度疲惫，免疫力下降，加之接触病人过多，1943 年农历四月十四，胡震来先生不幸染疫病逝，时年仅四十八岁。

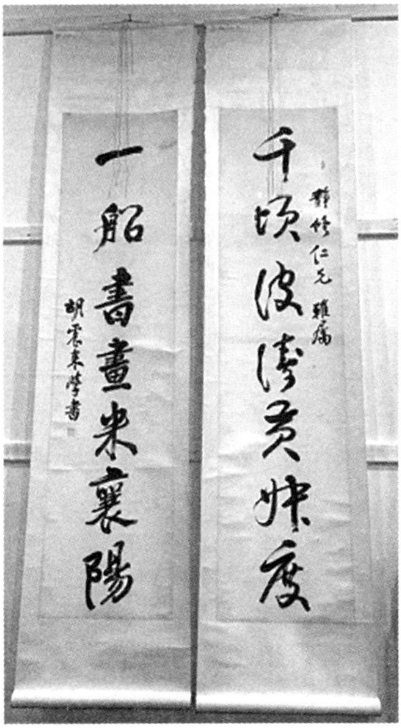

胡震来先生共育有五子四女。

其长子胡树人（又名木如）、次子胡节君（又名竹如）、四子胡煌玙（又名煌如）、五子胡何如均秉承家传医业，个个声名鹊起、学验俱丰，乃遗家父之风。

（胡为俭）

新安医学研究与临床专家项长生

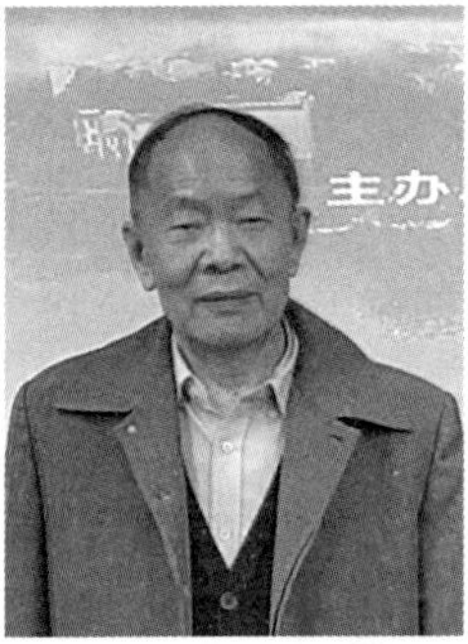
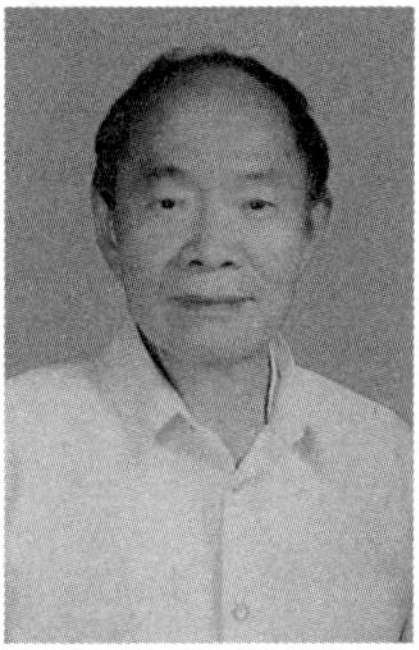

项长生出生于1942年，汉族，安徽歙县南乡桂溪人，新安医学研究与临床专家。1968年毕业于安徽中医学院（本科），初分配于歙县基层医院从事中医医疗工作，继调歙县卫生局从事医案整理工作，后调屯溪市中医院从事中医医疗工作。1983年发起并参加徽州新安医学研究所筹建。

项长生先生因自幼嗜读古籍，广撷博采，胸臆渐深，思绪亦永。时至中年，他专意立志发掘整理“新安医学”，经十数载寒暑，在医坛名家余瀛鳌先生指导下，研习了近百家新安医学文献，书阅了徽州全部府、县志乘，完成了《新安名医简志》文稿，参与以抢救新安医学文献为宗旨的《新安医学丛刊》的出版，并于1988年底完成了新安医学文献珍本孤本《许氏医书四

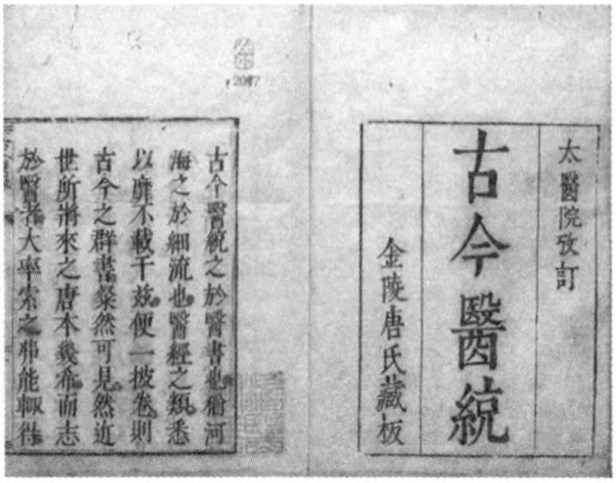

种》《方氏脉症正宗》《聊复集》《慈航集三元普济方》的校点工作，著名医学全书《古今医统大全》亦校点完毕，由安徽省科技出版社出版。

项长生先生有40多年的中医临床经验，对血液病特别是白血病的诊治有较深的临床心得体会，在辨证论治前提下，注重养阴扶正固本之法，取得较好效果。素日则以研讨疑难杂症为多。1989年，参加北京中日药膳学术交流会，并发表了《新安徐春甫先生药膳配方简介》等文章，是徽州本土早期研究药膳的学者。1986年被评为省优秀医务工作者，并获得“五一劳动奖章”。

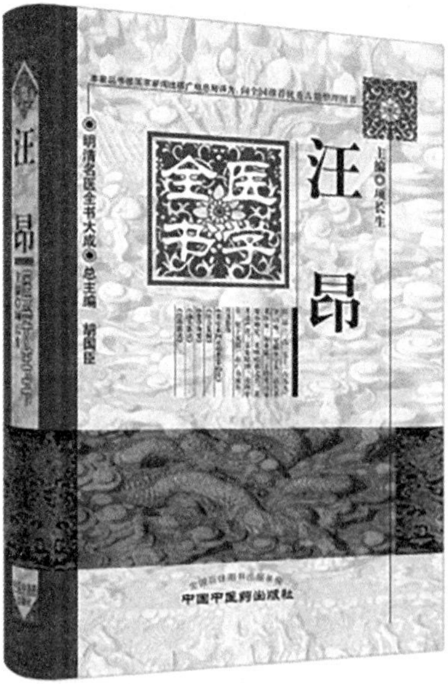

项长生先生还是中国中医学会文献分会第一至五届委员，国家级名中医，国务院古籍八五规划《新安医籍丛刊》主要编委，中国中医药出版社《明清名医全书大成·汪昂医学全书》特约主编。项长生先生除了有40多年的中医临床经验，还通晓西医。曾受江苏射水余无言嫡传余瀛鳌先生心维神授30年，是海上名家王仲奇亲传王任之、王乐陶的心仪门人，是胶东名医常九香嫡传

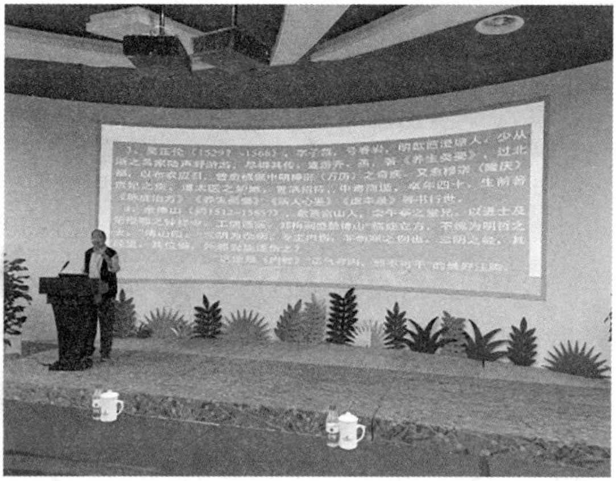

两淮名家常少九的亲传弟子，也是现代皖南新安名家程道南、吴锦洪、李济仁的同门高足，并长期受到杭城名家徐荣斋先生言传身授，对“新安医学”有深切的研究，对一些难治病研究有较深造诣，特别对血液病、肝硬化患者活化其代谢功能、肾功能不全患者降低其肌酐（CR）、尿素氮（BUN）、癌症患者“带瘤生存”等的治疗多有心得，是急性白血病并发症间恶性循环理论的倡言人，也是打破其循环链接的成功尝试者，是中医学“固本培元”治法的系统论证人。1990 年与 1996 年两度荣获华东地区优秀科技图书一等奖，也是最早受聘走进浙江大学讲坛的一位国家级名中医。

1996 年，在中国中医药学会广州防治肿瘤学术交流会上，项

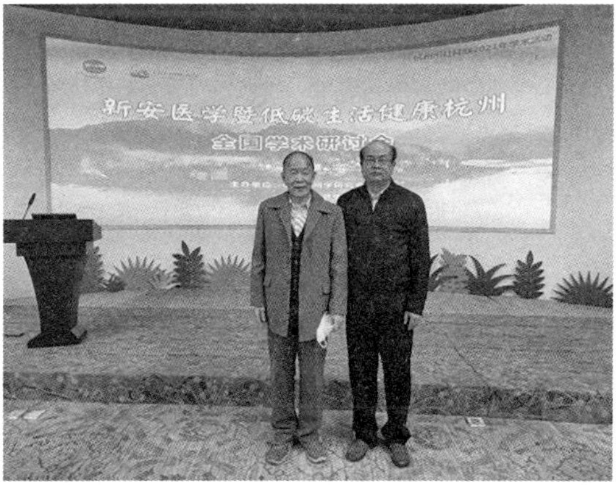

长生先生首先提出白血病治疗在感染、贫血、出血等并发症之间存在着某种恶性循环趋势的见解，并采用截断疗法自拟酸甘化阴煎等从免疫平衡与重

建，在化疗后处理方面取得可喜的成果。对于氮质血症形成、肾功能不全、尿毒症进行性恶化患者，经临床多方研究，自拟降氮汤对人体代谢物质肌酐，在从免疫角度提高肾功能与肾小球滤过率（GFR）方面取得积极的效果，在提高人体免疫力以清除血清乙肝病毒方面也取得了良好效果。截至1995年，规划并参与研究校注的国务院古籍办规划项目大型《新安医籍丛刊》已完成前15册，并发表了皖南古新安医学（即徽州，今黄山市）研究论文80余篇，在发掘、整理、研究“新安医学”工程上作出了显著的贡献。

（胡永久）

休宁西门桥儿科及汪耘之先生

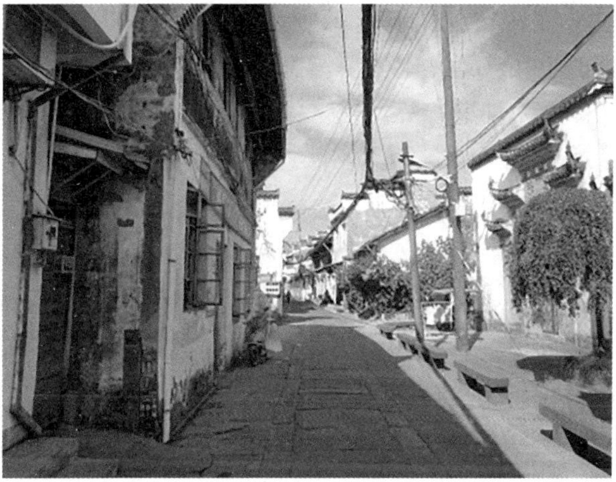

休宁西门桥儿科始于清代名医汪楚兰（约1840—1910），汪楚兰擅长儿科、喉科，传业至汪松友（1862—1938）、汪熔青、汪少舫、汪笃生及其侄儿汪步蟾先生。汪步蟾先生隐于岐黄，淡泊自甘，精研儿科，颇有心得。汪步蟾先生又传其子汪耘之先生（1910—1970）。汪耘之先生察承家学，在休城行医40余年，勤读诸家儿科专著，审证用药，务求其当，声誉渐起，求医者遍及休宁各地，黟、歙两地也有闻名来诊，成为享誉一方的“休宁西门桥儿科”。

汪耘之先生常与同道相切磋，虚心请教，业务水平又有大进。之后汪耘之先生又将其医术传其女汪芳，汪芳随父学医，备受其父谆谆教导。汪耘之先生常对她说：“中医在过去受到歧视排挤，只有在党的领导下，祖国医学才能获新生，你要珍惜今天的幸福，努力学习，继承和发扬祖国医学遗产。”

在学术上，汪耘之先生认为小儿“纯阳”之体是古时丹灶家之言，不能说是有阳无阴，《内经》曰：“独阳不生，孤阴不长。”说明阴阳是互根的，如果小儿机体没有阴的话，则独阳何以生焉？不能认为小儿“纯阳”用药偏于寒凉，要辨证施治，如小儿禀赋不足的“五迟”“五软”属于元阳亏损，治当补益元阳。如脾肾阳虚的小儿泄泻，不但要健脾，还要补肾，肾火旺，可以温养脾土，即收效神速，故汪耘之先生对脾虚及肾的小儿泄泻加附子，就是这个道理。“纯阳”不能理解为“盛阳”，可谓生机蓬勃，生长旺盛。有关“稚阴稚阳”之说，他认为是祖国医学阴阳学说在小儿科领域里的具体运用，对儿科的临床起着指导作用。他说吴鞠通的《解儿难》时，指出吴氏所说的“脏腑薄，藩篱疏，易于传变，肌肤嫩，神气怯，易于感触”，就是说小儿犹如一株茁壮生长的娇苗，又要雨露阳光，又怕暴晒雨打。小儿肾气未充，气血未足，脏腑娇嫩，脾胃薄弱，故治小儿的理法方药都要以“稚阴稚阳”为准绳，治热当令热去而不冷，治冷当令冷去而不热，治虚要照顾到祛邪，除邪要兼扶正。

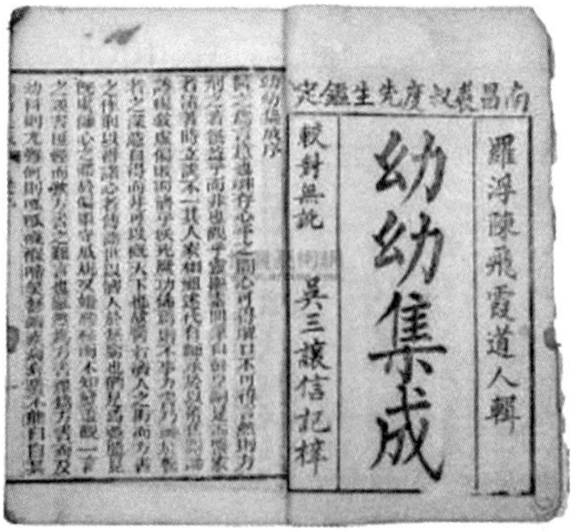

汪耘之先生治疳之法是绳之《幼幼集成》，他认为发育很好的小儿无疳，唯虚者有之，如《幼幼集成》指出：“即热者亦虚中之热，

寒者也虚中之寒，积者亦虚中之积，故治积不可骤攻，治寒不宜峻温，治热不可过凉。”常以健脾祛邪相结合，若肆用寒凉，妄加消导，易伤正气，即所谓“邪气未除正气伤，可怜嫩草不耐霜”。汪耘之先生治以健脾为主，认为脾为后天之本，生化之源，脾健胃和，水谷之精可以输布而五脏受荫，疳证何之不除？故他常用“七味白术散”佐以祛邪，愈者甚多。就是在“虫疳”治疗中，驱虫也配以四君佐之，以达到扶正祛邪。

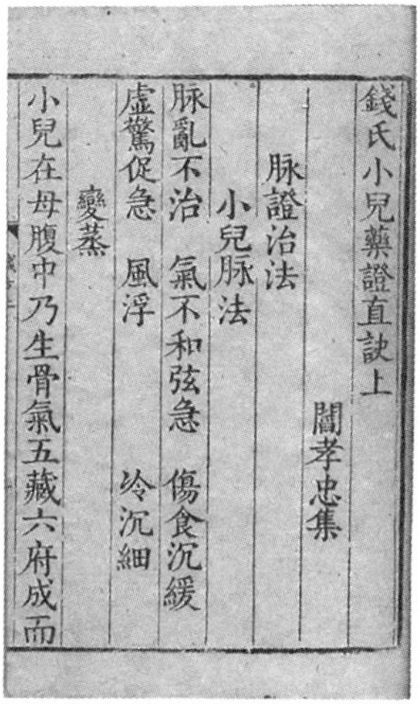
錢氏小兒藥證直訣上

閻孝忠集

脉證治法

小兒脉法

脉亂不治　氣不和弦急　傷食沉緩

虛驚促急　風浮　冷沉細

變蒸

小兒在母腹中乃生骨氣五藏六府成而

汪芳随其父学医之始，学到《小儿药证直诀》上有五难之说，看到治小儿左一个难、右一个难，几乎失掉信心，汪耘之先生却不厌其烦地给女儿讲解引导。汪耘之先生认为小儿科确难，小儿易虚易实、易寒易热，邪之传变也，急如掣电，小儿第一天外感风寒，也许第二天会肺炎喘嗽，朝为泄泻，也许暮为津亏液竭。又如外感热病，病势枭张是实证，但另一面邪毒既盈，正气而伤，可能虚实互见，这些在儿科屡见不鲜，所以小儿何至五难之说。故儿科医生治疗要详细检查，一丝不苟，及时治疗，果敢用药。

汪耘之先生通过多年的临床，也摸索了治疗小儿科疾病的一些有利条件，如小儿脏腑清灵，不动五志之火，治疗正确，可以一药而愈。汪耘之先生教导女儿汪芳，更坚定了她学习小儿科的信念。

汪耘之先生家祖传治疗小儿单方原来甚多，传至现在幸存无几，现将两则抄录如下，仅供儿科医生临床参考。

一、雄枣散：主治喉头红肿，吞咽困难，走马牙疳等。荆芥穗9克，山豆根6克，飞青黛12克，薄荷6克，川古勇6克，西硼砂3克，芽桔梗6克，人中白6克，飞辰砂4.5克，淡姜虫4.5克，生甘草3克。

以上共研细末，不见火，用雄黄精120克、大红枣一斤，红枣除核，雄精纳入烧炭存性，将上药末和匀备用，频吹患处。

二、脐风散：飞辰砂6克，全虫4.5克，白僵虫3克，双钩藤15克，轻粉0.3克，以上研末，每服一克，每天两次。

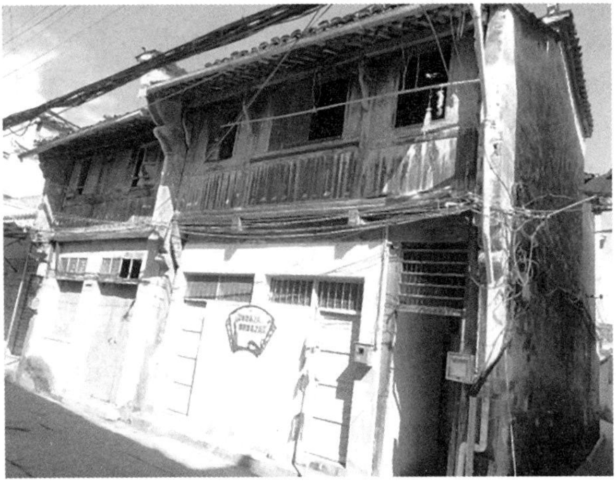

黟县旅景名医吴承忠

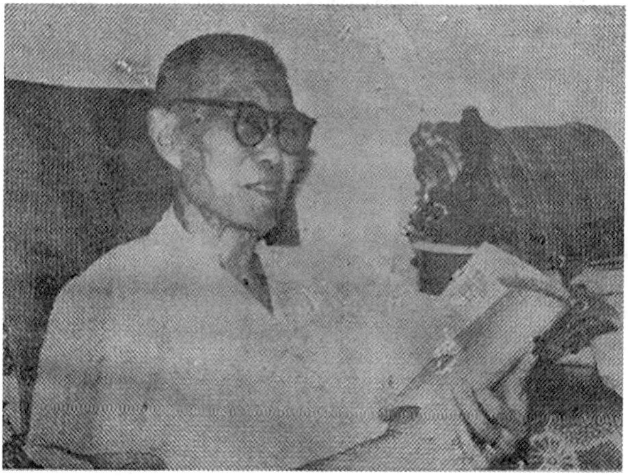

吴承忠，字篆丹，号适庐，生于1901年，安徽黟县外六都横岗村人。其祖父吴滋生经商，中年后喜阅医书、交医友。家有滋兰书屋，收藏古画古帖甚富，尤多珍本医籍，日恒为亲朋解决小病小痛，并依时令配些成药及药茶施舍，乡人称便。

其父吴学明也为本县名老中医，与孟河御医马培之门人余寿富为挚友，曾亲写医验十余册。

吴承忠小时多病，六岁时左侧髀枢环跳穴生附骨疽，经悉心治疗，至十四岁，始得完全恢复行动自由，惜左脚有跛态，不碍行动，智力更不受影响。在这几年的脚疾治疗中，开始接触医药知识，父祖亦以其能继承家学，以医道济世为愿望，于是决定培养其学医。读毕旧制高小课程后，日间开始侍诊，每晚夜课必熟读《黄帝内经》一个小时，并由二叔吴有中讲授古诗文，除盛暑外，从不间断。至十九岁，《黄帝内经》全部读完，凡明确实用及精警篇章，至今还能背诵，其时对医学以及国学已稍具根底了。

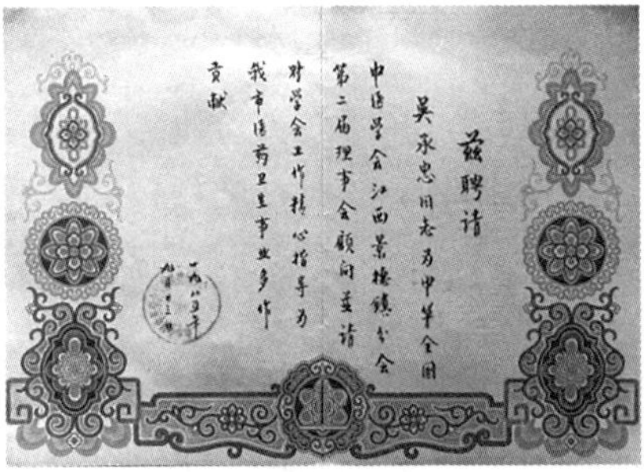
兹聘请
吴承忠同志为中华全国
中医学会江西景德镇分会
第二届理事会顾问兹请
对学会工作精心指导为
我市医药卫生事业多作
贡献

同年，吴承忠到江西景德镇拜名中医吴拱辰老先生为师，随诊录方，夜间则在本镇圣公会之英文夜校学习两小时，约两年后又回原籍。时其好友孙敬贤在上海中孚银行任职，极力劝其去上海报考全国大名医丁甘仁先生创办之上海中医专门学校，以求深造，乃于 1924 年春考入该校二年级下学期的插班生。1927 年毕业，后回原籍在家侍诊。

1928 年春，有同族人在景德镇患中风（脑溢血），聘吴承忠来镇诊治，治愈后，乡人们坚留其在景德镇开业行医，于是定居。其后从个体转入市立医院，未尝一日间断。至虚龄八十五岁，才在景德镇市第三医院办理退休。

吴承忠个体行医 30 年，专看中医内科（包括妇幼科）。1958 年参加景德镇市第一医院工作，任中医科副主任兼中医师，专管中医业务及公费医疗。因其在镇行医多年，深得群众信赖，个体开业时，每日应诊少暇晷；参加市第一医院工作后，重点在门诊（院内院外会诊亦多）。每天一上班，从未能按时下班，有时同事们下班回家吃午饭，稍事休息后再来上下午的班，而其上午门诊尚未看完，“拖班”情况经常如此。后经市等一医院领导研究，商请市委宣传部同意，在卫协会宣布，1960年起（即六十岁起），只应上半天门诊，以示照顾。1971年，景德镇市医院综合调整，将他改调在市第三医院工作，职务同前。

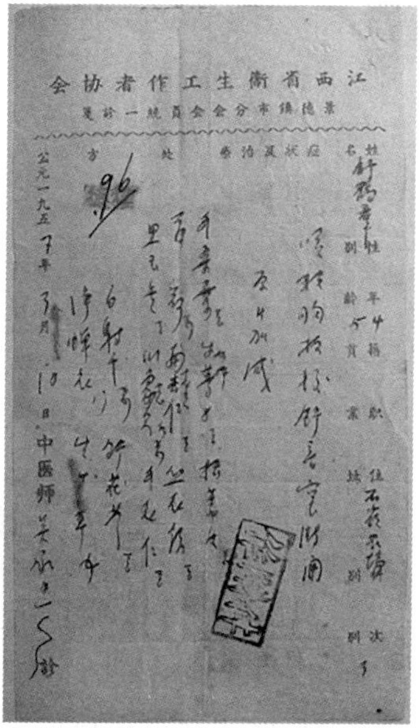
江西省衛生工作者协会
景德镇市分会会員統一診箋

其在60年的工作中，始终忠实于临床实践来反复检验书本知识而加以分析取舍，累积经验。其方法就是家传庭训的“慎思、明辨、实事、求效”八个字。中医以临床为生命，不断临床，则不断得到新材料，以看好病为最终目的。处方要有的放矢，一丝不苟。一切都是为临床服务。

幼承庭训，入上海医专后又受名师教诲，知医之为业不同寻常，受病人委以生命重托，自不应稍有怠慢。成名以后，惶恐尤甚，人无贫富智愚，病无轻重缓急，莫不一视同仁。此医德观念用以自勉，亦以勉励徒众。

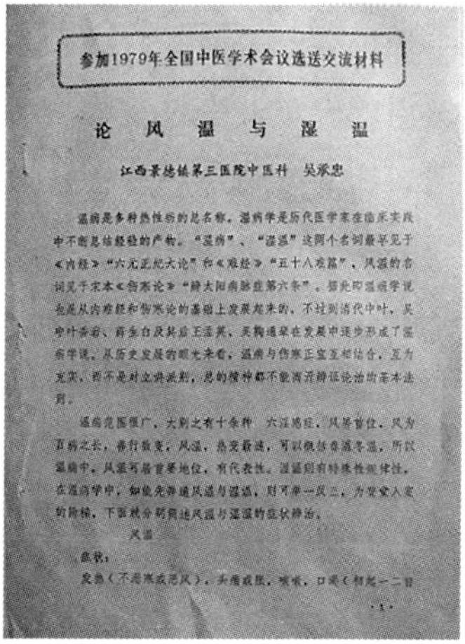
参加1979年全国中医学术会议选送交流材料

论风温与湿温

江西景德镇第三医院中医科 吴承忠

温病是多种热性病的总名称，温病学是历代医学家在临床实践中不断总结经验的产物。“温病”、“湿温”这两个名词最早见于《内经》“六元正纪大论”和《难经》“五十八难篇”，风温的名词见于宋本《伤寒论》“辨太阳病脉证第六条”。据此即温病学说也是从内难经和伤寒论的基础上发展起来的，不过到清代中叶，吴中叶香岩、薛生白及其后王孟英、吴鞠通辈在发展中逐步形成了温病学说。从历史发展的眼光来看，温病与伤寒正宜互相结合，互为充实，而不是对立供派别，总的精神都不能离开辨证论治的基本法则。

温病范围很广，大别之有十余种，六淫地位，风居首位。风为百病之长，善行数变，风温，热变最速，可以概括春温冬温，所以温病中，风温可居首要地位，有代表性。湿温则有特殊性规律性，在温病学中，如能先弄通风温与湿温，则可举一反三，为登堂入室的阶梯。下面就分析阐述风温与湿温的症状辨治。

风温

症状：

发热（不恶寒或恶风），头痛或胀，咳嗽，口渴（初起一二日

·1·

吴承忠于温病证治常有创新独到之处。湿温病有一定的典型症状，其演变过程也有一定的规律，病期大概一月。若重症，体力恢复有延至两三个月者。《温病条辨》（卷一第43条）云：“头痛恶寒，身重疼痛，舌白不渴，脉弦细而濡，面色淡黄，胸闷不饥，午后

身热，状若阴虚，病难速愈，名曰湿温。”

所云“午后身热”，有否午前身热呢？尚欠明显。湿温特点，发热虽有起伏，但总是日夜不退。结合吴承忠的经验，补充一点，即悠烧日夜不退，午后身热较甚，初起常泛干恶，或咯痰涎。至于胸闷不饥，舌腻不渴，头重肢酸，神情沉闷，在湿温症中亦几为必具症状。

对于湿温的饮食护理，依照西医看法和护理，湿温症相类于肠伤寒，只宜流汁饮食，确合病机。一般说来，湿温患者流汁食都不想吃，稍有油腻的流汁食也不很相宜。可用粳米微微炒香，煎半浓汁，滤净米渣，少量频饮，如逢夏季，或加鲜荷叶露或鲜藿香露冲入少许，颇有醒胃作用。

对于湿温的治疗，吴承忠的治法是不得用三仁汤，初期常用温胆汤加减，邪在气分时，则佐以甘露消毒丹。用温胆汤如患者出现脘腹满闷或泛恶频频，则除去甘草，因甘味壅滞之故。倘日夜呕恶不止，肺胃不和，佐苏叶 0.3 克、川连 1.2 克，投之立效（此两味用法见《温热经纬・薛生白湿热病篇》）。

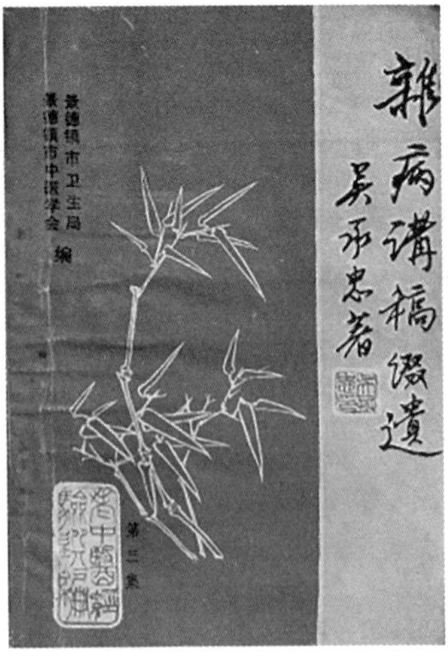

对于辨治湿温的经验总结，吴承忠承其家学，治温病最重视辨舌论证，于吴坤安察舌辨证法略有心得。在湿温的轻重演变过程中，舌苔的厚薄、消长、腻润、粗糙，大有线索可寻。因湿温的发热，是一个特定类型，比之烧积猪粪烂禾草，火炎之不畅，水浇之不熄，郁闷氤氲，烟雾缭绕。治法既不宜火劫，也不宜凉润，宜挑透之，疏利之，宜动药不宜静药。

初步治疗，吴承忠提出“芳香

化浊淡渗祛湿”的八字方法。拟用方药如广藿香、佩兰叶、黄郁金、石菖蒲、南李仁、炒枳壳、法半夏、连翘壳、飞滑石、野茯苓、白通草等，并视其兼症加减，如便泻加厚朴、陈皮，溺赤加木通、山栀，内热加黄芩；泛恶加竹茹等。由于湿温病程长，中后阶段内陷变症亦多，《温热经纬》《温病条辨》论之綦详。

倘或发斑发疹、神昏谵语，轻则至宝丹，重则紫雪丹，而紫雪丹尤为特效药，在数十年临床经验中几有非此难以挽回重症急症之感。徐灵胎说得好："热邪入经走脏，非此不可。"倘或最后阶段湿去化热，伤阴动液，此时可与风温证养阴救液同法。

（胡永胜　胡亮）

忆程道南先生医德风范

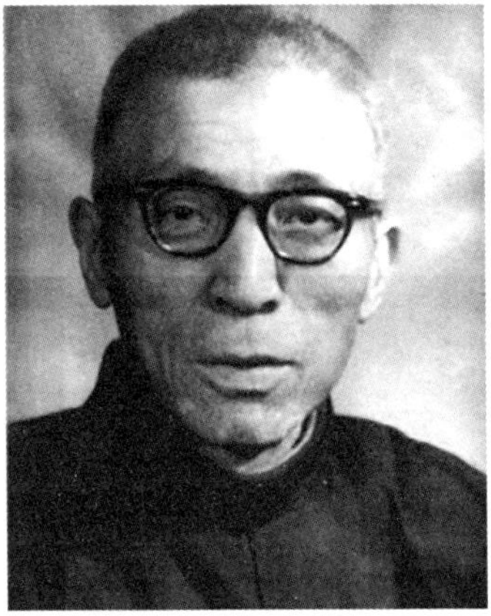

新安名医　黄山市中医院创始人程道南

新安名医程道南（1914—1994），安徽省黄山市屯溪南郊三充村人。业医60余年，精通中医内、妇、儿科，尤擅长疑难杂症的调治，学验俱丰，为现代新安医学之大家。

程道南早年随父寓居浙江平湖，七岁就读县立学堂。幼时天赋聪颖，学习刻苦用功，1926年，师从沪上名医郭柏良，孜孜七载，聆教侍诊，尽得郭师赏识，并在上海闸北红十字会诊所悬壶济世。1933年，程道南返回故里，悬壶屯溪，很快名声渐起。

1936年，程道南被推举为县国医公会理事、理事长，同时受聘兼任屯溪中国银行、邮政局特约施诊医师。1951年，程道南组织成立屯溪中医联合诊所，并积极倡言，于1959年组建成立了屯溪市中医医院（黄山市中医医院前身），被安徽省卫生厅委任为安徽省和芜湖专署血吸虫病研究委员会委员，并被特聘为徽州专署医院名誉中医，历任黄山市中医医院副院长、名誉院长。先后当选为省中医学会理事，省新安医学研究会顾问，黄山市中医学会副理事长、名誉理事长。还曾任农工民主党屯溪市委委员、黄山市委顾问、屯溪市第四届人大常委会副主任、第五届政协副主席等职。

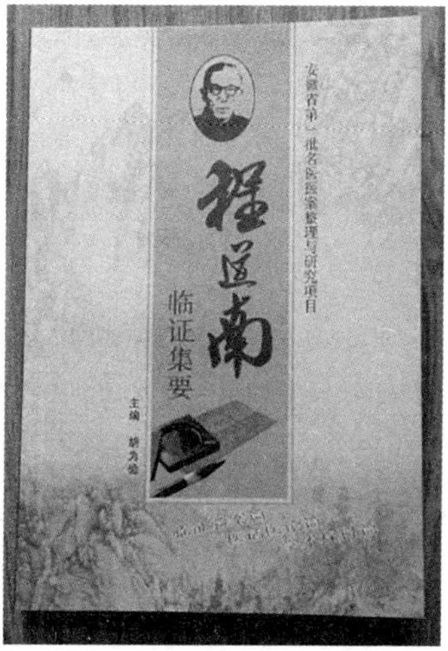

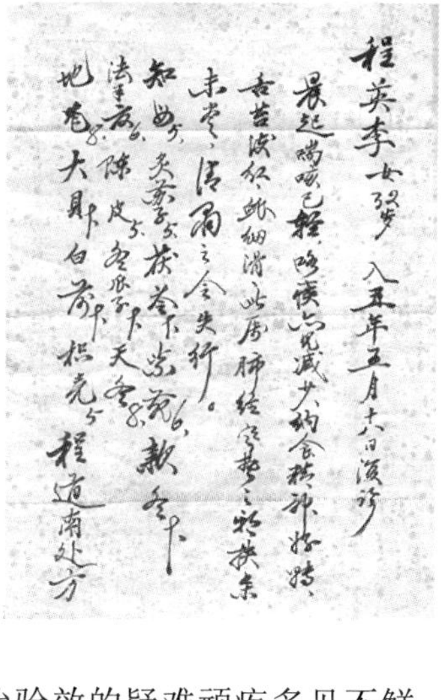

程道南毕生致力中医临床，以其深厚的岐黄功力和丰富的临床经验屡起沉疴，救人无数，驰誉市内外及毗邻的江、浙、赣等地，甚至远到武汉、济南、北京、哈尔滨，台胞、侨属等也慕名来治。经他诊治验效的疑难顽疾多见不鲜，经他诊治的病人有农工学商、干部、军人，也不乏高官名流，可他从不自恃自满，也从不挟他人以自重。程道南一生尽瘁医事、大医仁心，唯以治病为己任。他常言：“除疾愈病是医生的天职，否则就不能为医，治好几个病人不值得吹嘘炫耀，须知‘满招损，谦受益'。”这正是他虚怀若谷的高尚情怀。

当年有位南京的患者身染肝病重疾，经多家医院诊治无效，特慕名前来。经过程道南先生两个多月的精心调治，遣方施药，病情迎刃奏效，得以痊愈，足见他积学功深，可谓妙手回春。20世纪70年代末期，在一个深秋季节，解放军驻皖某部战士王某患病，生命垂危，经部队医院多方医治仍不见好转。部队首长焦急万分，派出医务处的同志赶往市中医医院，请求程道南主任医师前去给该战士会诊。不巧的是，部队来车接的当天，程道南正患感冒，身体有些不适，加之天气转凉，冷风飕飕地吹，要赶赴近百公里的路程，中医院的领导们犯难了，担心程老的身体受不住。但当程道南听说了情况并知道部队的吉普车已经在医院大门外等候时，他二话没说，带上两名助手就上了车。

天下着雨，秋风阵阵，夹带着公路两旁大树上的枯枝残叶迎面砸向吉普车，车子不时发出一阵噼里啪啦的响声。汽车行驶了几十公里，意想不到的事情发生了，一位骑自行车的人临近吉普车时突然横向穿越公路。驾驶员为了避让骑车人，方向盘打得过猛，轰的一声吉普车翻下了两米多深的洼地。由于车的猛然侧翻撞击，车上的人员全部受伤，程道南因年高体弱伤势最重，全身七处骨折，肋骨折断三根，当时处于昏迷状态。当程道南躺在部队医院的病床上微微睁开双眼时，第一句话就问："那个战士呢？"无论部队首长怎么劝他先安心养伤，他也按不住为子弟兵诊病的灼热而急切的心。于是，战士王某被一辆推车缓缓地送到了程道南的病床前。程道南细心切脉，仔细向部队医生询问病人的情况，口授助手处方。前后为王某施药20余剂，病人终转危为安。程道南先生住院40余天，共为部队的干部、战士、职工以及病人等120多人诊了脉、开了方，在部队医院传为佳话。

1981年程道南被越级晋升为主任中医师。1986年出席省科协“祝贺全省80位专家从事科技工作50年大会”，为受表彰的

80位老专家之一，被授予“半世纪耕耘科苑为四化余热生辉”的特制匾额。1991年经人事部、卫生部、国家中医药管理局遴选为全国首批继承老中医药专家学术经验带教导师，获国家名老中医殊荣。程道南一生热心培养后学，带教授徒、进修、实习者无数，且受益匪浅、咸有所成，均已成为中医战线上的技术骨干，高徒王士荣（原黄山市政协副主席、黄山市中医医院副院长）、方伟煌（原黄山市人大常委会委员、黄山市中医医院副院长）等当代新安名医，也已是闻名遐迩，传承着新安医学的古今。

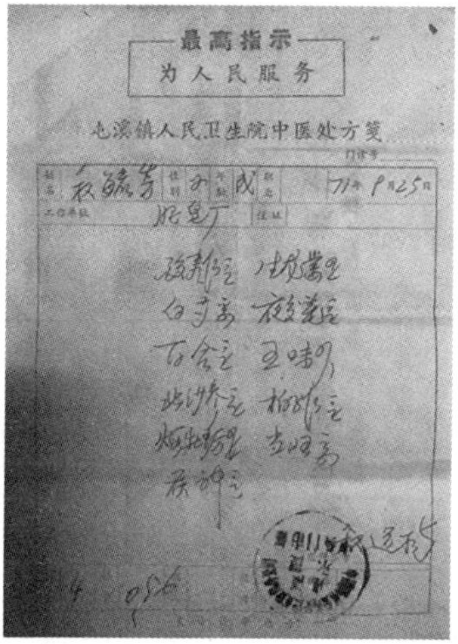
最高指示
为人民服务
屯溪镇人民卫生院中医处方笺

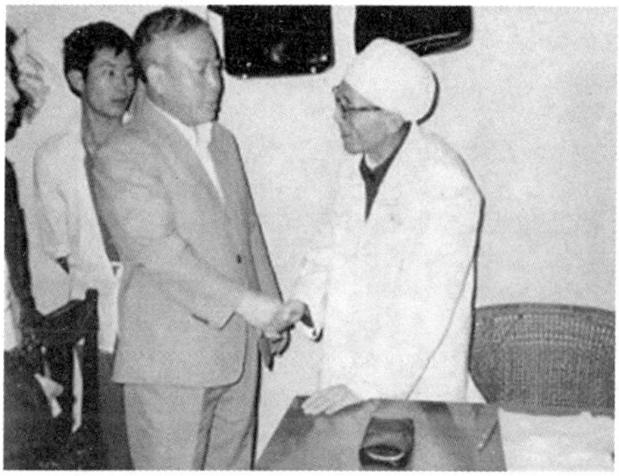
1987年，时任卫生部副部长、国家中医药管理局局长胡熙明看望程道南先生

程道南以其博大精深的医学理论、丰富的临床经验，为新安医学故里留下了一份宝贵的医学遗产，特别是他那为人诊病一丝不苟的高尚精神风范、谦和的态度、严谨的作风，不失为新安医学一代名医。

（张贵才）

中篇

医海撷芳

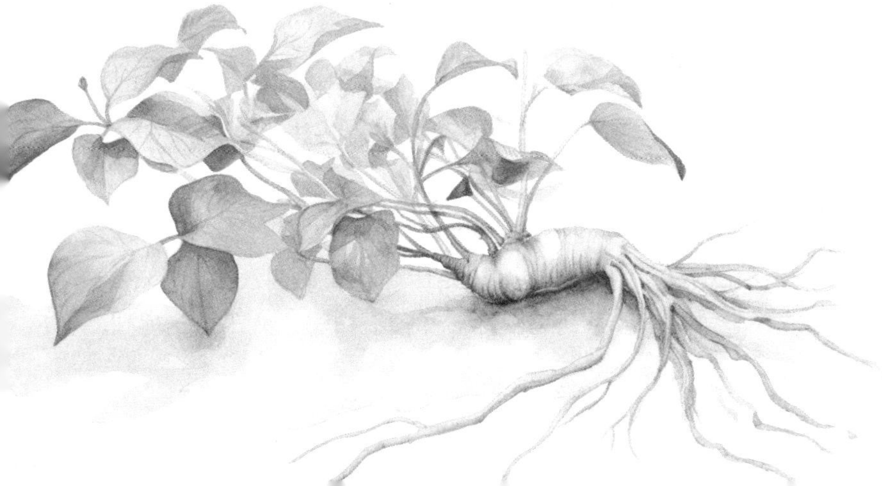

纪念汪机先生诞辰540周年

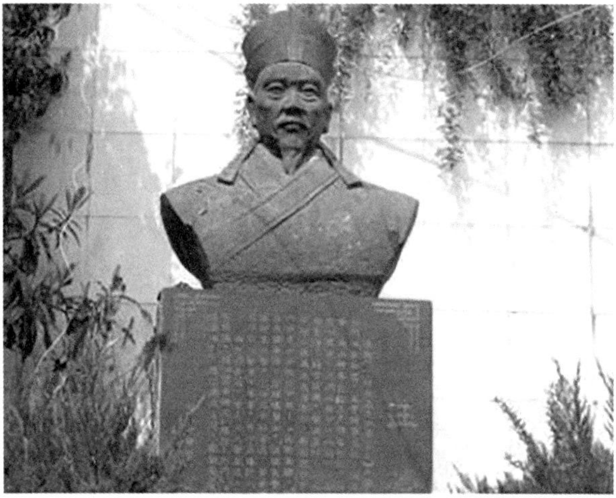

汪机先生是朴墅汪氏世祖，祁门县名医。生于 1463 年，卒于 1539 年，享年 76 岁。

根据上辈人传说和相关历史资料，在这里简要地讨论三个问题。

一是汪机的来历：他出生于祁城朴墅医生汪以望家中。汪以望就是汪机的父亲。汪机的远祖是唐越国公名叫汪华，住在绩溪，宋代时，汪华曾孙从绩溪迁居祁门石山坞，而在元代前期，汪机的祖先汪大新就从石山坞迁到朴墅了，从此朴墅汪氏第一代就从始祖汪大新开始。到了第七代汪机时期，他亲自动手修了朴墅汪氏宗谱。宗谱上记载了 27 个字辈，也就是说标明传宗接代的记号，世世代代传下去。

二是汪机先生之所以成为一位有名医学家，是因为他淳朴、谦逊、正直、勇敢和热爱人民，时刻想到人民的利益。他自幼好学，攻读“经史”“春秋”，钻研众多医生所著的理论，不断结合实践、反复研究、灵活运用、独自发挥，编写了《石山医案》《本草会编》等 13 部医学著作，其中《石山医案》是他的代表作。为什么这样说呢？人们都公认他医技高超，医德高贵。许多疑难病症一入汪机之手，即迎刃而解、妙手回春、手到病除。这里不妨举三个事例。

第一，他母亲患有十多年老胃病，虽经他父亲和其他名医长期精心治疗、会诊，终不见效，后经汪机开出药方，煎几帖中药服用后，母亲胃病痊愈了，从此他名声大振，威望很高。第二，相传有一妇女，身怀有孕。因家境贫寒，临月时，还外出采桑，不慎跌伤，归家病死。棺木路经祁城牌楼下，恰好被汪机看见，发现一滴血从棺木中流出，然后向他们问明情由，断定此非真死。于是很快开棺，以针灸法刺孕妇胸部，不久这个妇人忽能开口讲话，后生了一个男孩。第三，传说有一年病毒流行，发生瘟疫，由于那时医疗条件恶劣，百姓死亡很多，汪机面对如此灾情，心急如焚，采取急救措施，配制了治疗和预防瘟疫的汤药，用大瓦缸盛放门口免费供应。许多老幼人群喝了药汤，瘟疫势头被大大控制。不少病人都称赞他是救命恩人、好医生。

三是关于汪机的陵墓。根据《汪氏通宗世谱（坟图）》记载，他的坟址坐落在本县金字牌进坞龙坑岭脚小坞口，土名叫凤凰展翅，后背有明代鳌鱼顶石碑一块，并有古树林立。左右既有阳门石柱，又有青石罗圈，规模之大，气势宏伟。逢年清明季节，常有人到此陵墓烧纸挂钱，并烧香求愿。他的陵墓颇受百姓敬慕，因此称它为“机公墓”。

总之，汪机行医数十年，治愈病人数以万计，他的功绩被一代又一代人铭记心中。让我们祝愿祁门中医界人士将祁门中医事业发扬光大，为人类做出更加辉煌的成就而努力奋斗吧！

二〇〇三年十月十八日

（作者汪荫南为汪机后人，生前为祁门县检察院退休干部）

再话汪机

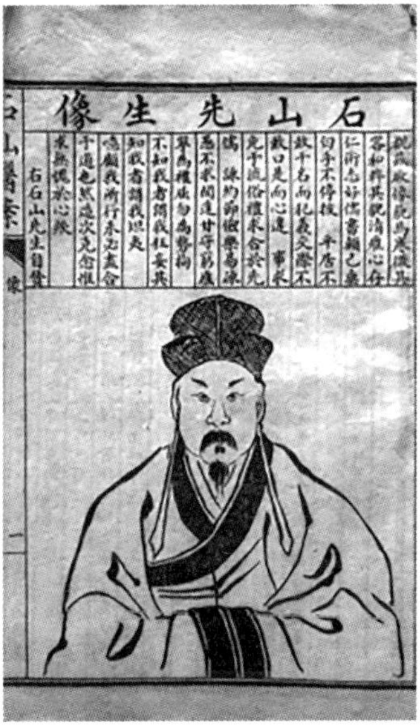

汪机，字省之，别号石山居士，安徽省祁门县城内朴墅人，明代医家。《明史·李时珍传》说：“吴县张颐、祁门汪机、杞县李可大、常熟缪希雍，皆精医术。”汪机为当时名冠全国的四位医学大师之一。

其家世代行医，祖父汪轮、父亲汪渭均为名医。汪机少时勤攻经史，后随父学医。他努力钻研诸家医学经典，取各家之长，融会贯通，医术日精，很快便青出于蓝而胜于蓝。

汪机治病主张强调辨证论治，诊断需四诊合参，力纠单以脉诊为务断人吉凶，治疗则主张博采众长，升阳随东垣、滋阴崇丹溪，反对滥用寒凉攻下，强调滋补元气。

汪机于针灸方面亦有所论述，医学著述十余部，有《医学原理》《本草会编》《续素问钞》《脉诀刊误集解》《外科理例》《痘治理辨》《针灸问对》《伤寒选录》《运气易览》《医读》《内经补注》等。其中除《本草会编》《内经补注》已佚外，均有刊本行世。

汪机一生究心医学，撰写医学著作，直至古稀之年，仍刻意钻研，握笔不辍。其中影响较大者，首推《石山医案》。此为门人陈桷“取机诸弟子所记机治疗效益，裒为一集”，全书3卷，尤其是《营卫论》一篇提出了固本培元学说，奠定了新安医学流派的理论基础。

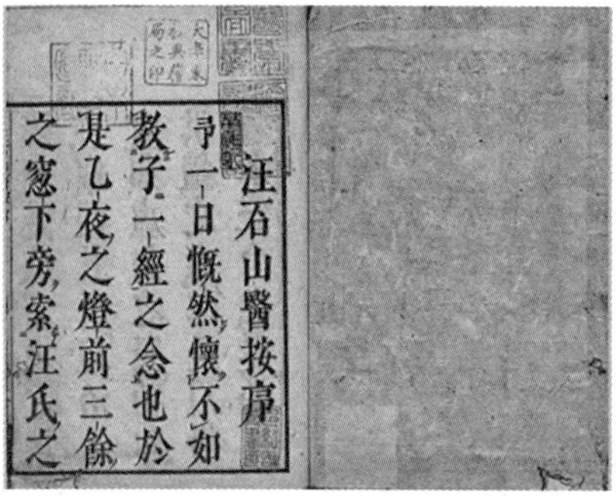

汪石山醫按序
予一日慨然懷不如
教子一經之念也於
是乙夜之燈前三餘
之寃下旁索汪氏之

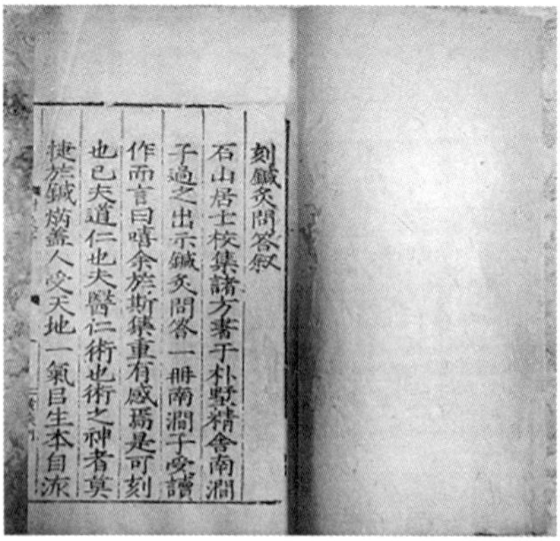

刻鍼灸問答敘
石山居士校集諸方書于朴墅精舍南澗
子過之出示鍼灸問答一冊南澗子受讀
作而言曰嘻余於斯復重有感焉是可刻
也已夫道仁也夫醫仁術也術之神者莫
捷於鍼砭蓋人受天地一氣以生本自流

汪机在学术上既受金、元各家影响，又不拘一格。其著作最显著的特点是善于汇集各家之说，在阐发中医基础理论方面有独到的见解，由此也奠定了汪机一代名医和新安医学奠基人的地位。

汪机在《针灸问对》一书中，对针灸医生中的某些保守做法和某些医生施行针术时的草率作风也作了批评。汪机诊病较为仔细，对病人高度负责，正因如此，汪机在当时医疗条件下就能观察到瘢痕对经气传导所具有的隔阻效应，所以他对用瘢痕灸来预防疾病、强身健体的方法提出了大胆的疑问，并且对头部和眼部，汪氏也反对施灸。

汪机对诸多针灸学的理论和实践问题，都能做到直言不讳地提出自己的观点和主张，反对人云亦云，具有开拓精神。这样做的本身，就是对针灸学理论的继承和发展，又给针灸学增添了新的内容和活力，对后世的影响很大。

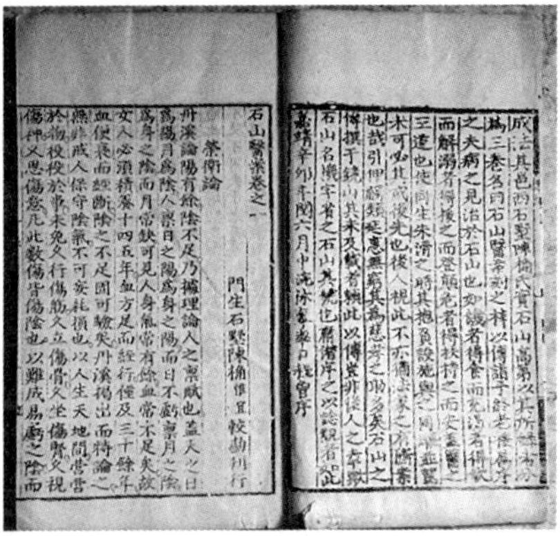
石山醫案卷之一

營衛論

門生石墅陳桷惟宜校刻刊行

汪机致力于发扬光大营卫理论，创建“固本培元”流派。他把朱丹溪和李东垣的学术思想熔于一炉，创造了“营卫论”这一中医著名理论，并根据自己40余年的临床经验，总结出一套用参、芪“补营”的方法和理论。汪机认为营卫二气皆借脾胃水谷而生，脾胃喜温而恶寒，脾胃有伤，非藉甘温之气不能补，参、芪味甘性温，为补脾胃之圣药，脾胃无伤，营卫便有所资，元气有所助，邪则不治而自除。

汪机将“补气即是补阴”的学术见解用于临床实践的辨证论治，提出了“调补气血、固本培元”的治疗理论。“营卫论”“固本培元论”体现了汪机善用参芪的用药特色，形成了后世新安医学家所遵循的“诸病顾护脾胃”的医风。汪机“固本培元”的学术思想实际上就是调摄人体生机阴阳、培护生命元本以康复疾病，这一思想和创举对中医学的发展乃至对现代医学研究都具有重要的学术价值。

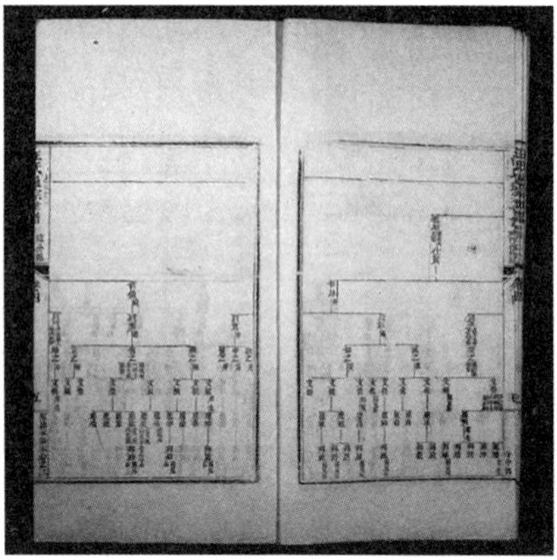

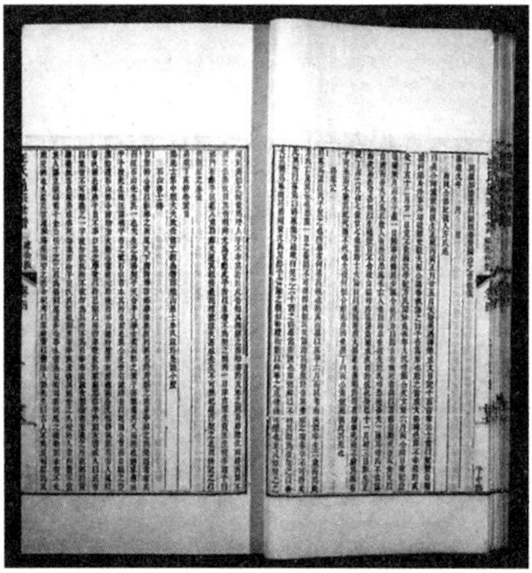

汪机先祖为越国公汪华之长子——朗州法曹汪建的后人。传至第四代汪琦迁居新安祁门石山坞。元代时，其祖又从石山坞迁居南门朴墅（今县城朴里一带），汪机乃为迁居朴墅之第七代。后人因汪机祖上曾在石山坞居住，故尊称汪机为石山居士。

汪机从小勤奋学习儒家经典，尤精《春秋》《左传》，就想通过科举光耀门庭，但多次科考失利，遂在其父的开导下豁然醒悟，将科举功名抛弃一旁，一心一意学习钻研医著医术，走悬壶济世之路。父亲通晓医术与珍藏的满架医书给汪机创设了学医的有利条件，而他幼时攻读的儒家经典知识又使他有了向医学堡垒发起猛攻的利器。在父亲的精心指点下，汪机刻苦学医，进步很快，他“肆力诸家经典”“融会于一”，医术日精。但他从不自满，对医术总是精益求精。

《石山居士传》中记载汪机的母亲患头痛呕吐病十几年，久医不愈。后经汪机诊治施药后，病竟然彻底好了。汪机的父亲晚年有三次身染重病，也是汪机一次次地治愈。治好父母的病使汪机在医界崭露头角。

汪机还十分注重医德，强调不可轻视人之生死，对重危病人“竭力治之，至忘寝食”。明嘉靖年间（1522—1566），县内瘟疫流行，死亡相继，哭声载道。汪机倾囊购药，免费施治，救人不可胜计。汪机生活俭朴、不喜奢靡，布衣蔬食，不追求名利，“至义之所当为，视弃百金如一羽”，在祁门当地老百姓中素负盛誉。

明代祁门影响较大的新安医家

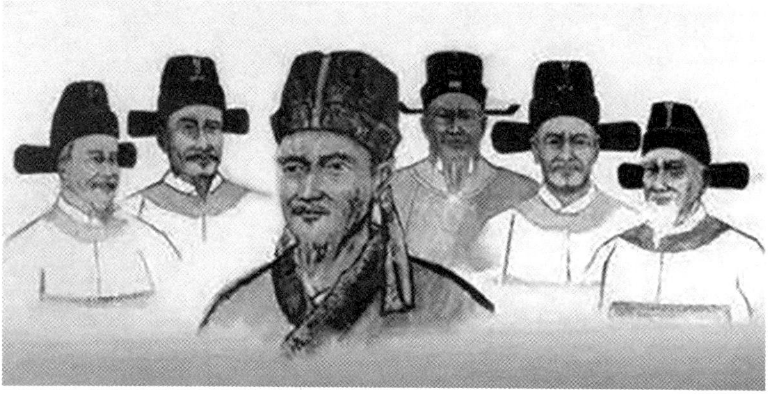

明代徽州的医学在全国影响而言，新安医学最负盛名。其名医辈出、著作宏富，乃医学鼎盛时期。明代祁门也出现了众多名医，医著卓宏，影响深远。

明代汪机（1463—1539），字省之，号石山居士。“精通医术，治病多奇中”“活人数万计”，与吴县张颐、杞县李可大、常熟缪希雍，皆名冠全国。汪氏以《内经》为理论，深研金元四大家，推崇朱丹溪学说。治医取诸家之长，临床不泥成方，强调四诊合参，尤精望诊、切脉。在阐发中医基础理论方面颇多建树，著作有《石山医案》3 卷、《医学原理》13 卷、《外科理例》7 卷、《续素问钞》9卷、《本草会编》20卷、《脉诀刊误》2卷、《痘治理辨》1卷、《针灸问对》3卷、《伤寒选录》8卷、《运气易览》3卷、《医读》7卷、《内经补注》2卷（未见传本），以及《推求师意》诸书，计13部76卷。

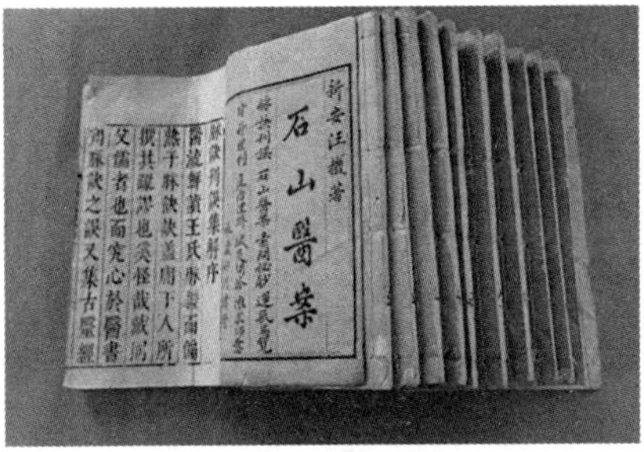

汪氏著作影响较大者首推《石山医案》，是其门人陈桷“取汪机诸弟子所记机治疗效益”辑成。其中汪机所撰《营卫论》，体现了汪氏的严谨治学态度。是书流传海外，现有日本元裕九年（1696）大阪涩川清右卫门刻本。其次是《医学原理》，该书成于《伤寒选录》之后，其中所论“六淫”“气血为病”体现了汪机的学术主张。再是《外科理例》，其“调补元气，先固根本”尽在实例论理间，《明史》有记载。另有《针灸问对》取《灵枢》《素问》《难经》《甲乙经》及诸针灸书籍著成，颇有研究价值。

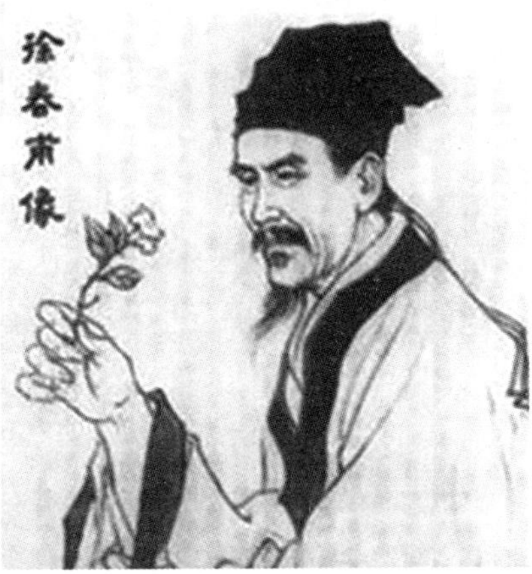

明代徽州以医学著称者，还有徐春甫（1520—1596），字汝元。师名医汪宦，于医无所不窥。曾任太医院官。倡导学术研究，明隆庆二年（1568）发起组织“一体堂宅仁医会”，为我国最早的医学会。著有《古今医统大全》100卷，嘉靖三十五年（1556）刊行，还有《医学入门捷径》6卷及《医学未然金鉴》等书。《古今医统大全》流传日本，明万历三年（1575）翻刻了金陵唐氏全套本，日历延宝六年日人玄医撰《医方问余》以及日本医家丹波元胤编著《中国医籍考》等书，不少地方均引用了徐氏的论述。

明代陈嘉谟（1486—1570），字廷采，号月明，“天性朴茂，以质行闻”，其博学多才，于诗词赋及书法方面均有造诣，尤对药物学很有研究，著有《医学指南》（未见传本）、《本草蒙筌》12卷。《本草蒙筌》乃陈氏重要史料著作，书名“蒙筌”，乃旨为童蒙而作。是书为陈氏授徒之讲稿，后经弟子提议整理成书付梓。该书共载药物742种。李时珍在《本草纲目》中评其云：“名曰蒙筌，诚称其实。”

明代名医汪宦，字子良，号心谷，弃儒学医，为人质实，不以有学自矜，精通医术。著《医学质疑》《统属诊法》《证治要略》《六气标本论》等书行世。其《医学质疑》“诚有功于轩岐，启迪

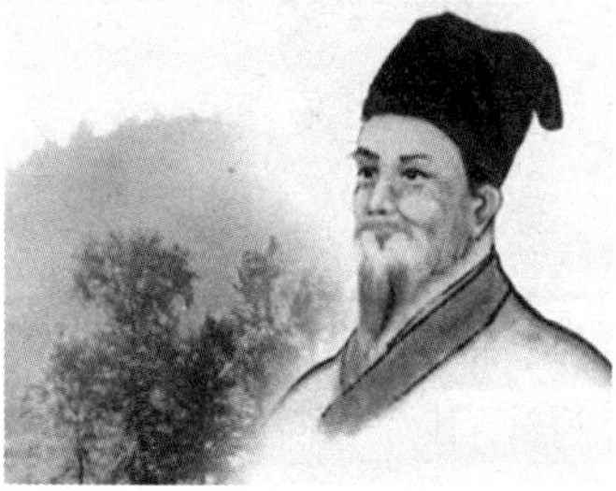

陈嘉谟

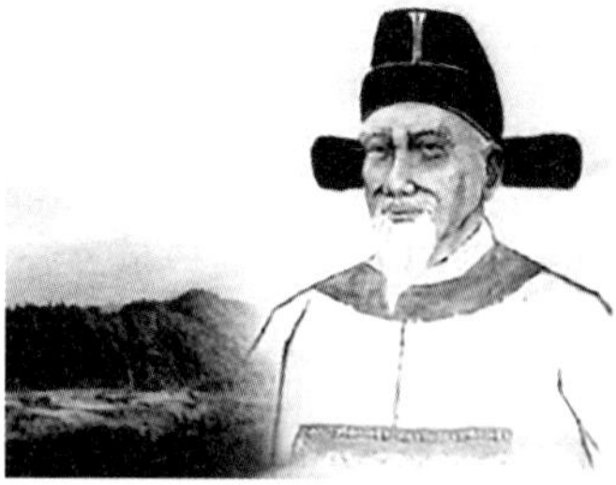

汪宦

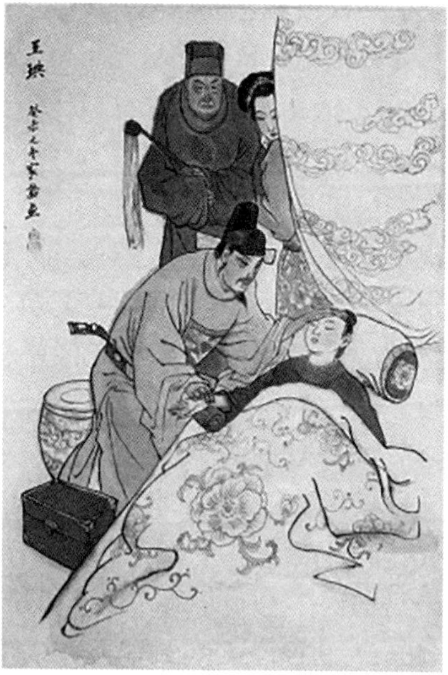

天下后世”(徐春甫语)。

史书载明嘉靖年间王琠，字邦贡，号意庵，历溪人。自幼研读《素问》诸书，得医学之奥妙，治病不泥古方，有神效。明嘉靖间游京师，治愈皇子病，授太医院官，直圣济殿事，加授登仕郎。因医好了皇太子的病，王琠便得了御医的封号和玉鼓赏赐，更得到皇帝的特命，敕建了五凤楼这座金銮殿式的建筑，为祁门历溪增加了一道风景。《古今医统大全》记载，王琠“笃志学古，肆力诗文，究《素问》诸子之书，得医之奥，治疗辄有神效，有济甚多”。著有《意庵医案》，该医案论断分明、方药精练，理法方药切中辨证论治要点，且叙事生动、文笔流畅，自成一体。

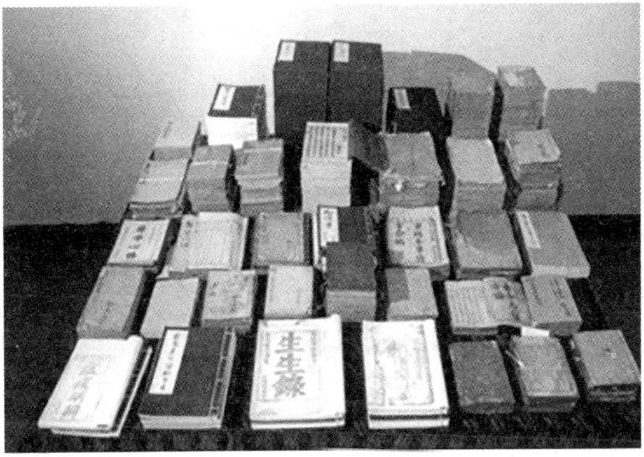

上述这些明代祁门的新安医家们“耻于深信而笃于深求”，诸家常将临证所得笔之于书。这些著作不仅对后世临证医学的发展促进很大，而且产生了一定的国际影响，值得后人称赞。

（张贵才　胡永久　收集整理）

《伤寒论后条辨》与乾隆甲子年致和堂刻本

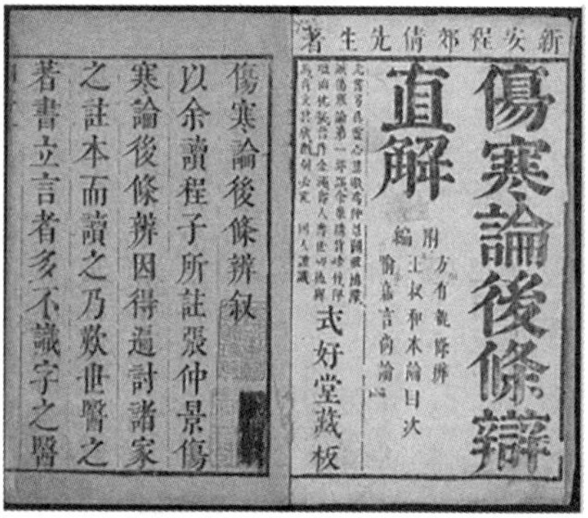
新安程郊倩先生著
傷寒論後條辨
直解
式好堂藏板
傷寒論後條辨叙
以余讀程子所註張仲景傷寒論後條辨因得遍討諸家之註本而讀之乃歎世醫之著書立言者多不識字之醫

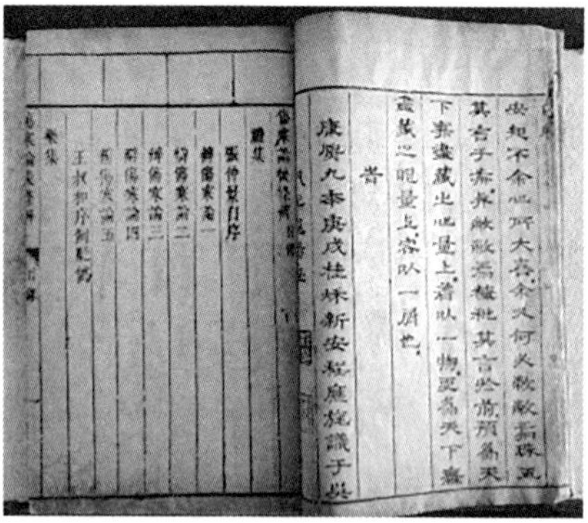

《伤寒论后条辨》，又名《伤寒论后条辨直解》，清程应旄注于康熙九年（1670）。程应旄（生卒不详），字郊倩，新安休宁（今安徽屯溪）人，清初新安医家。

《伤寒论后条辨》作者认为：研习伤寒，贵在从表里脏腑处着手眼，明辨虚实寒热，方可谓病之标本异同，而脉法为其枢纽。全书共有15卷，卷首设医论5篇，阐述伤寒论字义及宗旨；次立专篇，贬斥王叔和序列。全书折中方有执、喻嘉言编次之长，重新整理《伤寒论》条文，加以注释。所注重在推阐张仲景原旨，不妄随他人之说，并将《伤寒论》113方归为1卷，以备参阅。书后附王叔和之《伤寒论》编次、方有执之编次、喻嘉言之编次，以便比较查考。

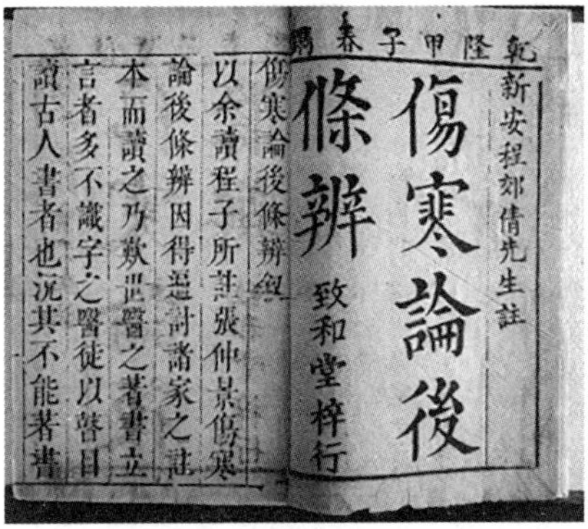
乾隆甲子春鐫

新安程郊倩先生註

傷寒論後條辨

致和堂梓行

傷寒論後條辨敘

以余讀程子所註張仲景傷寒論後條辨因得遍討諸家之註本而讀之乃歎世醫之著書立言者多不識字之醫徒以啓目讀古人書者也況其不能著書

乾隆甲子年（1744）致和堂所刻《伤寒论后条辨》最为清晰，致和堂刊本为半叶10行，行20字，白口，单黑鱼尾，四边单栏，板框有二层楼，书名页也题此本于乾隆甲子春刻。

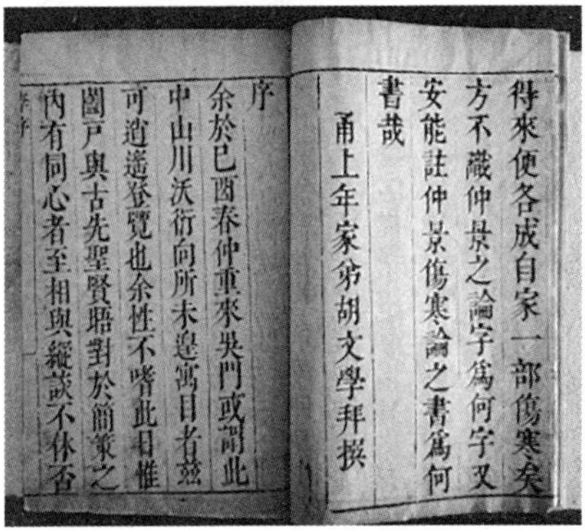
得來便各成自家一部傷寒矣方不識仲景之論字爲何字又安能註仲景傷寒論之書爲何書哉

甬上年家弟胡文學拜撰

序

余於己酉春仲重來吳門或謂此中山川沃衍向所未遑寓目者茲可逍遥登覽也余性不嗜此目惟闔戶與古先聖賢晤對於簡策之內有同心者至相與纚談不休否

卷首有胡文学序、李壮序及注者自序。全书分礼、乐、射、御、书、数诸集。礼集载张仲景《伤寒论》自序、辨伤寒论、王叔和序例贬伪；乐集载卷一辨脉法、卷二平脉法、卷三痉湿暍病篇；射集载卷四太阳篇第一、卷五太阳篇第二；御集载卷六太阳篇第三、卷七阳明篇第一、卷八阳明篇第二；书集载卷九少阳篇、卷十太阴篇、卷十一少阴篇、卷十二厥阴篇；数集载卷十三霍乱阴阳易差后劳复篇、卷十四诸可诸不可、卷十五一百一十三方，附王叔和原论编次、方有执原条辨编次、喻嘉言《尚论篇》编次，以便参检。

程氏因学宗方有执《伤寒论条辨》在先，故为本书取现名《伤寒论后条辨》。书中认为仲景伤寒之“寒”字当作“邪”字看，包含内伤、外寒二义，仲景教人以此辨伤寒与杂病，并非单辨伤寒。又以为伤寒之六经是定部署之浅深；治伤寒之法全在认病，认病则全在辨脉辨证；凡六经之有揭条，皆教人紧认病处。

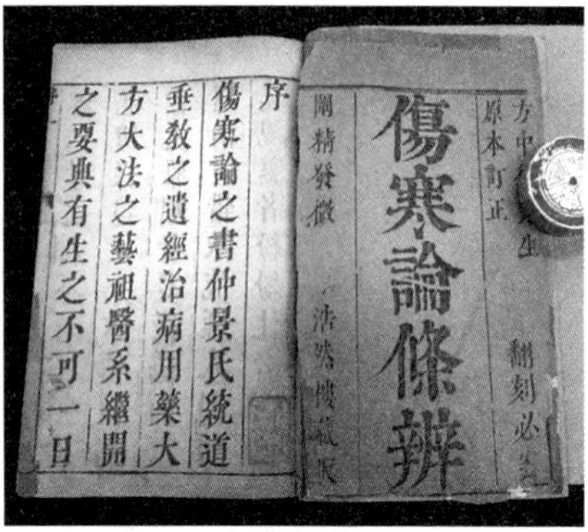

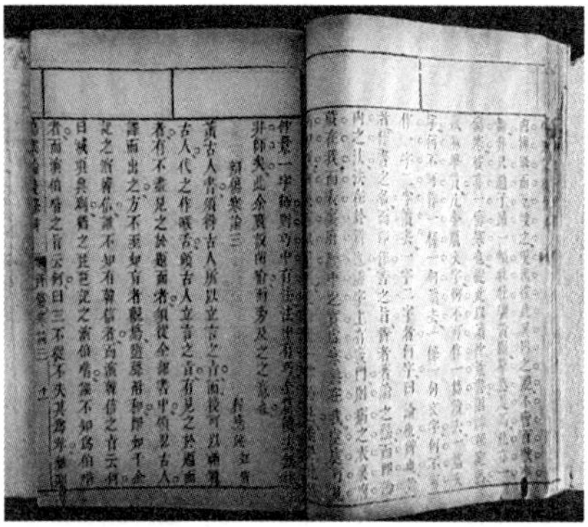

太阳病之伤寒、中风似乎感受同因，但实虚各别。桂枝汤、麻黄汤为治太阳之方，然五苓散佐桂枝和卫分之里，桃核、抵当佐麻黄以攻营分之里，有前利、后攻之异等。

其论六经证治及病机，颇多独到见解。论温病证治，认为温病即伤寒中转之病。温病初传热在经隧之间，又非伤寒入里胃家实者，其治不同于伤寒，宜辛凉治标。求之太阳，宜栀子豉汤、猪苓汤。若不汗出烦躁，大青龙汤可借用，或萎蕤汤之类。若一经汗下，芩连栀膏只增其热，须大剂六味地黄重加生地、麦冬救肾水。若见斑衄者宜四物汤倍生地、赤芍加山楂、丹皮。并指出温病之源头只是阴虚而津液少，颇多经验之谈。

明代《新刻汪先生家藏医学原理》欣赏

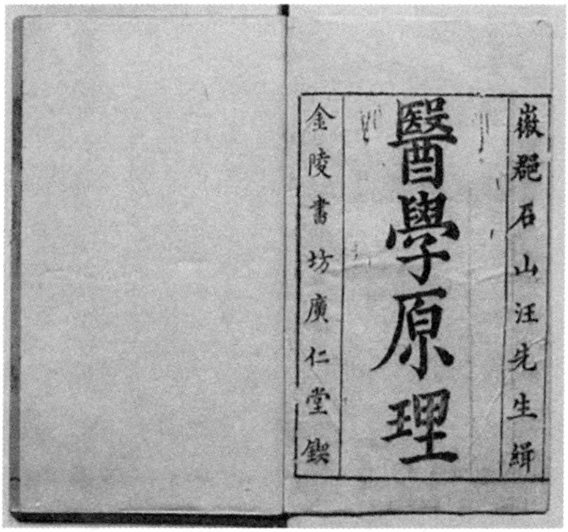

《新刻汪先生家藏医学原理》为明代医学家汪机撰，十三卷，六册，撰年不详。此本应为明金陵吴继武广仁堂刻本，现藏于日本国立公文书馆内阁文库。

汪机（1463—1539），字省之，别号石山居士。明朝医学家，新安医学的重要人物，世居安徽祁门。早年学习《春秋》，补邑庠弟子员。其后弃儒就医，著有《本草会编》《脉诀刊误》《推求师意》《伤寒选录》《外科理例》《运气易览》《痘治理辨》《石山医案》《针灸问对》等书若干卷，行于世。

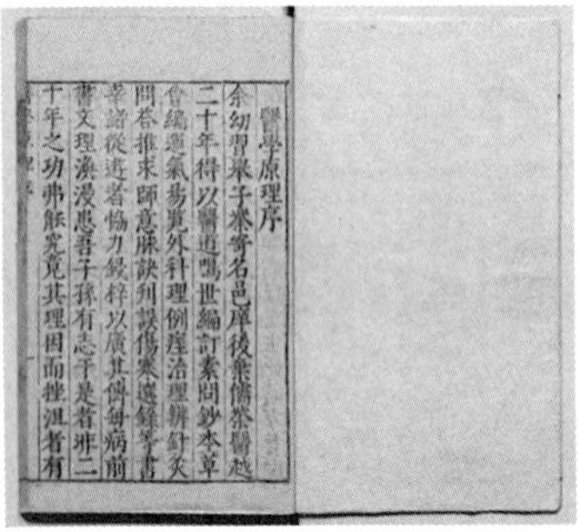
醫學原理序
余幼習舉子業嘗名邑庠後棄儒於醫越
二十年得以醫道鳴世編訂素問鈔本草
會編運氣易覽外科理例痘治理辨針灸
問答推求師意脈訣刊誤傷寒選錄等書
幸諸從遊者協力鋟梓以廣其傳每病前
書文理渙漫患吾子孫有志于是者非二
十年之功弗能究竟其理因而挫衄者有

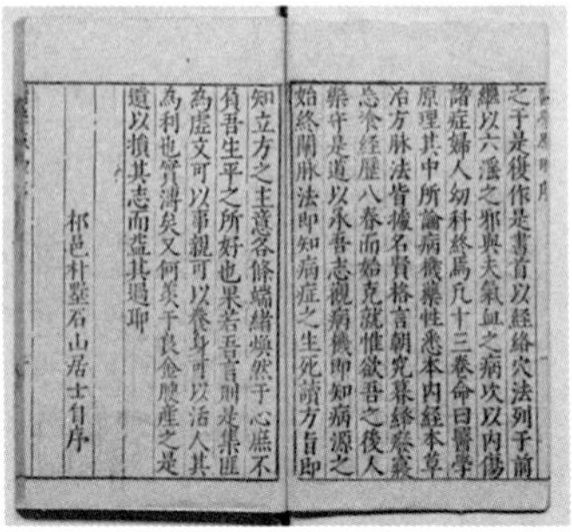
醫學原理序
之于是復作是書首以經絡穴法列于前
繼以六淫之邪與夫氣血之病次以內傷
諸症婦人幼科終焉凡十三卷命曰醫學
原理其中所論病機藥性悉本內經本草
治方脈法皆據名賢格言朝究暮繹晝窺
忘食經歷八春而始克就惟欲吾之後人
務乎是道以承吾志視病機即知病源之
始終閱脈法即知病症之生死讀方旨即
知立方之主意各條端緒渙然于心庶不
負吾生平之所好也果若吾言則是集匪
為虛文可以事親可以養身可以活人其
為利也實溥矣又何異于良金腴產之足
遺以損其志而益其過耶
祁邑朴墅石山居士自序

作者自序称："所论病机药性，悉本《内经》《本草》；治方脉法，皆据名医格言。"前二卷为十二经脉、奇经八脉图论；后十一卷为各科临床，包括六淫、气血、内伤诸病、内科杂症、瘟疫、五官、口腔、外科、妇产、小儿及痘疹等病证。本书论理严谨而渊源有自，治法规范而方药灵活，尤其推崇丹溪，故每门病证的治疗均有"丹溪活套"，选方颇广。

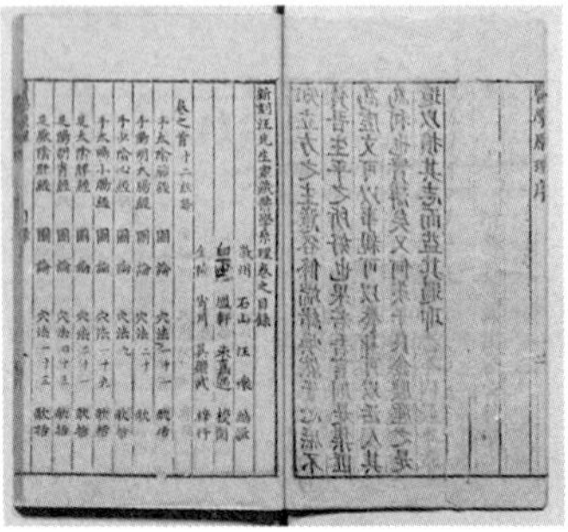
新刻汪先生家藏醫學原理卷之目錄
徽州石山汪機編輯
白下鳳軒朱嘉遇校閱
金陵肖川吳繼武梓行

版式描述：白口，无鱼尾，四周单边，上书口书"医学原理"。首为扉页，题"徽郡石山汪先生缉 / 医学原理 / 金陵书坊广仁堂锲"。次为汪机"医学原理序"。次为目录，题署为"新刻汪先生家藏医学原理卷之目录 / 徽州石山汪机编辑 / 白下凤轩朱嘉遇校阅 / 金陵肖川吴继武梓行"。次为正文。前二卷卷首仅题书名（同目录），无责任人署名。卷三以后有数卷题刊刻者为

“金陵肖崖谢孜梓行”，余皆同目录题署。

题名：新刻汪先生家藏医学原理十三卷

版本：明金陵吴继武广仁堂刻本

主要责任者：（明）汪机　编辑

出版日期：明

出版者：金陵吴继武广仁堂

版本类别：刻本

装订形式：线装

册数：六册

馆藏：（日）国立公文书馆内阁文库藏

行款：每半叶十二行，行二十三字

尺寸：版框约高 21.4 厘米，宽 15 厘米

版式描述：白口，无鱼尾，四周单边

印记：暂无

医籍分类：临证综合类

四部分类：子部 / 医家类 / 综论之属

徐春甫《古今医统大全》养生词句摘录

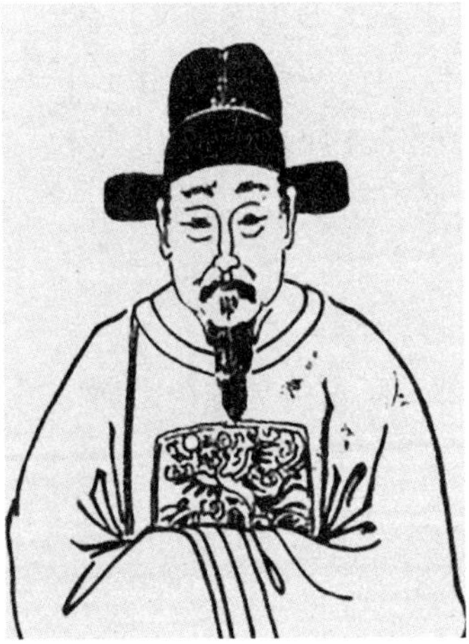

徐春甫，明代医学家，字汝元（或作汝源），号思鹤，又号东皋，安徽祁门县人。家世业儒。因多病，乃从师于名医汪宦。博览医书，通内、妇、儿科等。曾在太医院任职。明隆庆二年（1568）参与组织成立医学学术团体“一体堂宅仁医会”。他对李杲的脾胃学说很为推崇，并主张良医应当兼通针药，认为用药不可泥守古方，临证应会变通加减等，他的医论和著述对后世有一定影响。

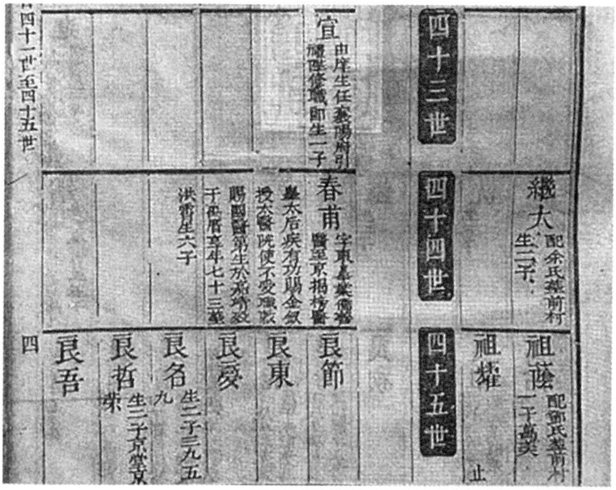

徐春甫一生治学严谨，一诊一视、一方一药，均穷其要领而后用。他一生精勤笃学，著述甚丰，有《内经要旨》《妇科心镜》《螽斯广育》等著作，其中以巨著《古今医统大全》影响最大。

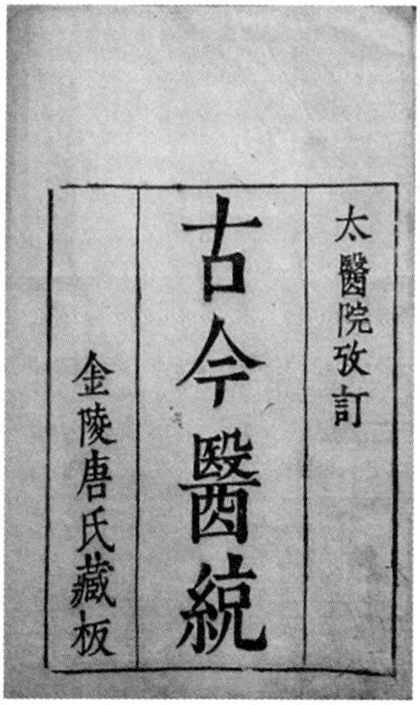

太醫院攷訂

古今醫統

金陵唐氏藏板

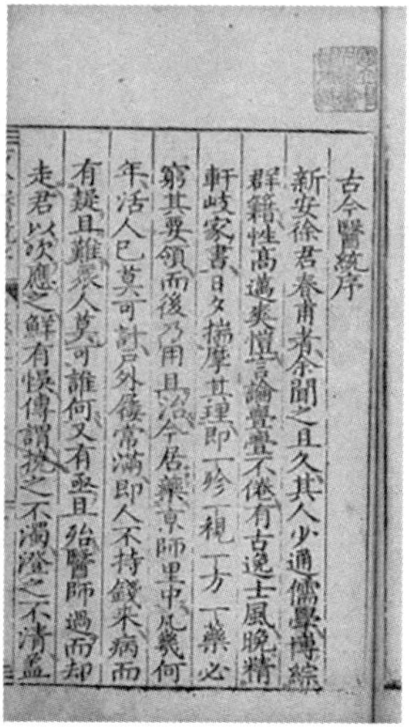

古今醫統序

新安徐君春甫者余聞之且久其人少通儒學博綜群籍性高邁爽愷言論亹亹不倦有古逸士風晚精軒岐家書日夕揣摩其理即一診一視一方一藥必窮其要領而後乃用且治今居業京師里中凡幾何年活人已莫可計戶外屨常滿即人不持錢來病而有援且難求人莫可誰何又有登且殆醫師過而卻走君以次應之鮮有倦傳謂挹之不滿澄之不清盖

徐春甫《古今医统大全》养生词句名言名句摘录如下：

1. 坐勿背日，卧勿当风。

2. 神静而心和，心和而形全；神躁则心荡，心荡则形伤。

3. 精于医者曰明医，善于医者曰良医，寿君保相曰国医，粗工昧理曰庸医，击鼓舞趋、祈攘疾病曰巫医。

4. 羸女则养血，宜及时而嫁；弱男则饰色，宜待壮而婚。

5. 病不可治有六失者，失于不审，失于不信，失于过时，失于不择医，失于不知病，失于不知药。

6. 五谷充饥体而不能益寿，百药疗疾延年而不能甘口。

7. 精盛则思室，血盛则怀胎。若孤阳绝阴，独阴无阳，欲心炽而不遂，则阴阳交争，乍寒乍热，久而为劳。

8. 久行伤筋，劳于肝；久立伤骨，损于肾。

9. 药贵合宜，法当应变。泥其常者，人参反以杀人；通其变者，乌头可以活命。

10. 盖口中津液是金浆玉醴，能终日不睡，常含而咽之，令人精气常流，面目有光。

11. 元气有限，人欲无涯。

12. 医之为道，非精不能明其理，非博不能至其约。

13. 医者不可不慈仁，不慈仁则招祸：病者不可猜鄙，猜鄙亦招祸。

14. 人知饮食所以养生，不知饮食失调，亦所以害生。

15. 愚智贵贱则别，养生惜命皆同。

16. 目无所见，耳无所闻，心无所知，汝神将守形，形乃长生。

17. 敢于有为则杀身，不敢有为则活其身也。

18. 摄生之要，莫大乎存想。

19. 人常失道，非道失人；人常去生，非生去人。

20. 医本活人，学之不精，反为夭折。

21. 夫病之所由来虽多端，而皆关于邪。

22. 天地熔金作一炉，鼎钟盂鉴总由吾。他年要识方圆器，各自而今观造模。

23. 医者必须因时处治，随地判宜。

24. 神不离身乃常健。

徽州藏书、刻书对新安医学的影响

自宋代以来，徽州理学盛行，崇文重教，徽商昌盛，以致藏书丰富，刻版印书业发达，对新安医学传承，乃至明清时期全国中医药学的发展都有较大的影响。元代休宁赵汸曾对徽州的人文环境做过十分精辟的评述：“新安自南迁后，人物之多，文学之盛，称于天下。当其时，自井邑、田野以至远山深谷，居民之处，莫不有学、有师、有书史之藏”“故四方谓东南邹鲁，其成德达才，出为世用者，代有人也”。

徽州“十户之村，不废诵读”，购书藏书蔚然成风，儒贾并重之家，藏书更富。如以府城歙县而言，早在宋代吴豫就专建延芬楼藏书万卷。

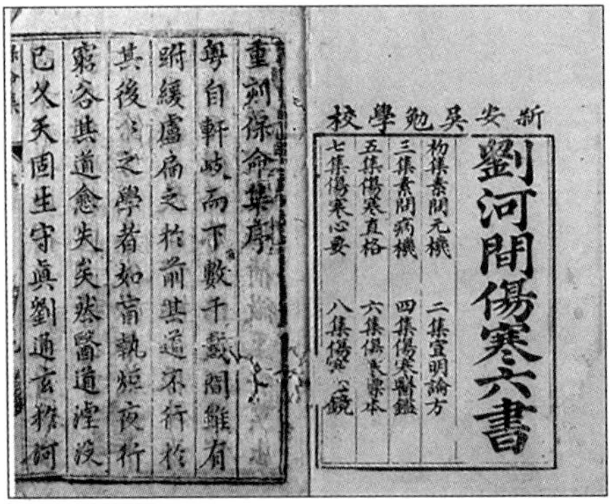
重刻保命集序
粤自軒岐而下數千載間雖有
踰緩盧扁之於前其道不行於
其後[illegible]之學者如盲執燭夜行
窮谷其道愈失矣慕醫道湮沒
已久矣固生守真劉通玄務河

新安吳勉學校
劉河間傷寒六書
初集素問元機　二集宣明論方
三集素問病機　四集傷寒醫鑑
五集傷寒直格　六集傷寒標本
七集傷寒心要　八集傷寒心鏡

《河间六书》明代吴勉学刻本

明万历年间，歙县丰南人吴勉学，世代业商，贾而好儒，博览多识，喜刻书藏书，家有师古斋书坊，“广刻医书，因而获利，乃搜古今典籍并为梓之，刻资费及十万”。他除刻古典经书外，还刻印医书，有《河间六书》

《痘疹大全八种》，校刊《古今医统正脉全书》，自编印《师古斋汇聚简便单方》等。

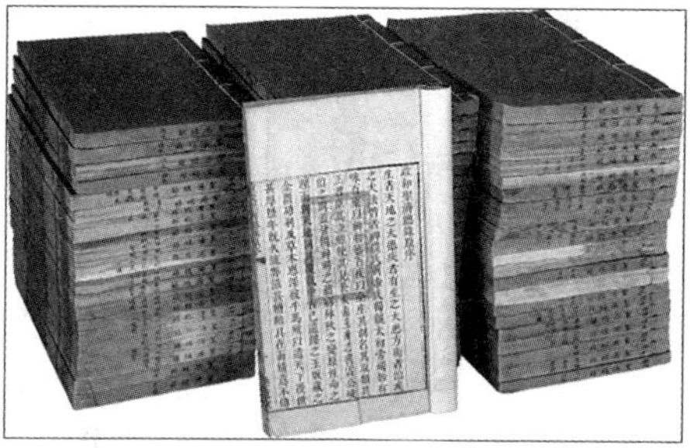

《圣济总录》乾隆五十三年刻本（1）

明嘉靖、万历时，歙县人吴琯，家设西爽堂书坊，为其藏书刻书处所。曾收集薛己与其父薛铠著述及评注之书，辑校刊刻《薛氏医案二十四种》。

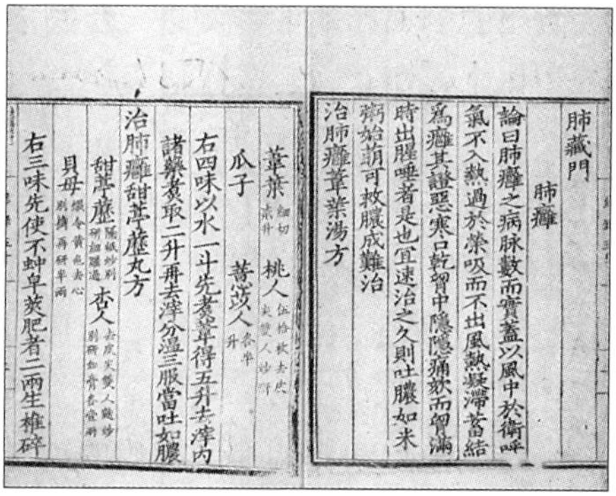
肺藏門 肺癰
論曰肺癰之病脉數而實蓋以風中於衛呼氣不入熱過於榮吸而不出風熱凝滯蓄結爲癰其證惡寒口乾胷中隱隱痛欬而胷滿時出腥唾者是也宜速治之久則吐膿如米粥始萌可救膿成難治
治肺癰葦葉湯方
葦葉 桃人
瓜子 薏苡人
右四味以水一斗先煮葦得五升去滓内諸藥煮取二升再去滓分溫三服當吐如膿
治肺癰甜葶藶丸方
甜葶藶 杏人
貝母
右三味先使不蚛皂莢肥者二兩生搥碎

《圣济总录》乾隆五十三年刻本（2）

清乾隆时，歙县潭渡人黄履暹，侨居江苏扬州，为盐商巨贾，并开设青芝堂药铺，扬州百姓患病多赖之。为讲求药品质量，延请名医叶天士、王晋三、杨天池、黄瑞云等考订药性，校雠医籍，曾于乾隆年间刊刻《圣济总录》二百卷，后又刊刻叶天士《临证指南医案》行世。

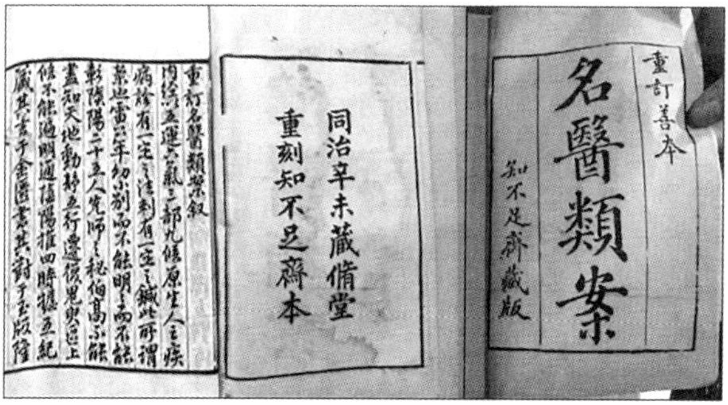
重訂名醫類案叙
同治辛未藏備堂
重刻知不足齋本
重訂善本
名醫類案
知不足齋藏版

《名医类案》知不足斋刻本

清乾隆、嘉庆年间，歙县长塘人鲍廷博徙居浙江桐乡，世营盐业、冶业，家境富饶，所聚书博而精，多为海内宋元旧椠善本，遂为闻名浙中之大藏书家，颜其斋曰“知不足斋”。乾隆三十七年（1772）诏求天下遗书，廷博命其子士恭进献家藏图书626种。曾刻刊明江瓘《名医类案》等。鲍廷博与祁门马裕、歙县汪启淑（都是徽州人），加上宁波范懋柱，为全国献书超过500种的“四大家”。

北宋，歙县开始镂刻印刷。南宋黟县人汪纲（绍定初官至户部侍郎）即被列为著名七大刻书私家之一。歙县张杲的《医说》在宋宝庆、端平年间（1234—1236）至少有两个版本。南宋至元代徽州的刻书印刷业得到进一步发展，至明代达到鼎盛。如明末清初休宁人胡正言、胡正心兄弟，以商为主，兼通医术，中年流寓金陵（今南京市），开设“十竹斋”文物图籍商店，从事刻书业。崇祯五年（1632），将其汇辑的《十竹斋刊袖珍本医书十三种》《伤寒三种》刊刻问世；崇祯十四年又刻印《订补简易备验方》等。总之，自宋代以降，历代刊刻新安医学著作甚众，恕不赘述。

特别值得一提的是，徽州的刻工非常闻名，其中最著名的是歙县虬村的黄氏刻工。虬村先居为仇姓，以姓名村曰仇村。唐末黄巢起义时黄氏迁入。明代初叶，仇、黄氏刻书业踵起，正统年间就有黄文汉等十多名家族刻工。嘉靖年间，仇氏或外迁或病逝而式微，黄氏趋盛。因黄氏在村南开了一条小溪，名为虬川，乃改村名为虬村。至万历年间，黄氏刻版即以精致的绘图、

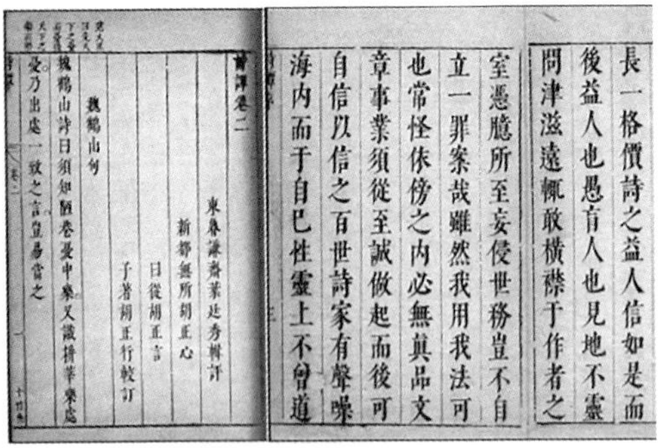
長一格價詩之益人信如是面
後益人也愚盲人也見地不盡
問津滋遠輒敢橫襟于作者之
室憑臆所至妄侵世務豈不自
立一罪案哉雖然我用我法可
也常怪依傍之內必無真品文
章事業須從至誠做起而後可
自信以信之百世詩家有聲噪
海內而于自巳性靈上不曾道

詩譚卷二
新都無所胡正心
日從胡正言
子著胡正行較訂

崇祯八年（1635）十竹斋刻本《诗谭》，胡正言、胡正心校订

高超的镌刻名噪于世。至道光年间，黄氏以版刻为世业，代代传承500余年，前后有400余名刻工存其名，其中有成就的著名刻工不下300人，全国知名者不下30人。周芜《徽派版画史论集》中，录自明正统迄清道光间黄氏刻工189人，可稽刻书241部。其人数之众，刻书数量之多，刻书区域之广，刻技之精，在我国雕版印刷史上占有特别显著的地位，向为人们所注重。各地对黄氏版刻极为赞誉，如称赞其“界画精整，山水树木，楼屋仕女，无不精绝”“铺叙点缀，描绘工致，纵横笔阵，巧夺天工”，时有谚云“刻图必求歙工，歙工首推黄氏”从而使歙县成为全国四大刻书中心之一。

虬村黄氏刻版印刷的医书有姓名可稽的很多。就明代而言，如明弘治六年（1493），刻工黄文通等12人刻印《丹溪先生心法》5卷，弘治间刻工黄文汉等刻印《小儿卫生总微论方》21卷；嘉靖十一年（1532），黄琇、黄琰、黄瑢刻印汪机《针灸问对》3卷；嘉靖二十四年（1545），刻工黄镃等17人刻印《注解伤寒论》10卷；嘉靖二十九年（1550），刻工黄镀刻印《新刊仁斋直指》10卷、《附遗方论》1卷，刻工黄铣等7人刻印汪机《汪石山医书7种》26卷；嘉靖、崇祯年间刻工黄旻、黄琰、黄瑢、黄铠刻印《石山医案》32卷；万历二十四年（1596），刻工黄鼎刻印孙一奎《赤水玄珠》30卷，同年刻工黄鏴刻印《医旨绪

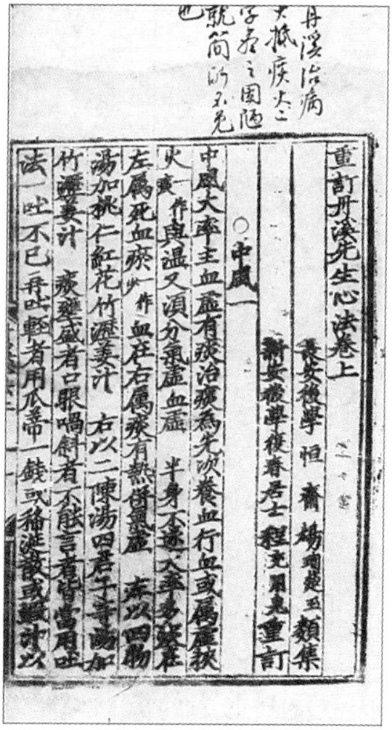
重訂丹溪先生心法卷上
長安後學恒齋楊珣選類集
新安後學復春居士程充用光重訂
○中風一
中風大率主血虛有痰治痰為先次養血行血或屬虛挾火（一作濕）與濕又須分氣虛血虛　半身不遂大率多痰在左屬死血瘀（一作少）血在右屬痰有熱并氣虛　左以四物湯加桃仁紅花竹瀝薑汁　右以二陳湯四君子等湯加竹瀝薑汁　痰壅盛者口眼喎斜者不能言者皆當用吐法一吐不已再吐輕者用瓜蒂一錢或稀涎散或蝦汁以

明弘治六年（1493）《丹溪先生心法》刻本

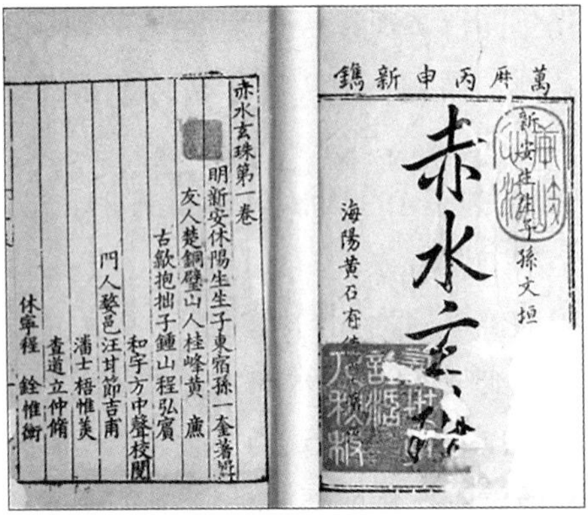

《赤水玄珠》万历二十四年（1596）刻本

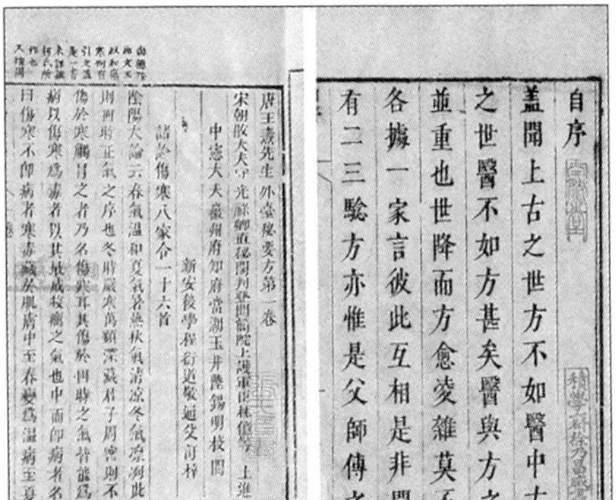

《外台秘要》崇祯十三年（1640）刻本

余》2卷，刻工黄鼎刻印《孙一奎医案》5卷；万历年间刻工黄一桂刻印张杲《医说》10卷，崇祯十三年（1640）刻工黄一心刻印程衍道重订《外台秘要》40卷等。

刘尚恒《徽州刻书与藏书》认为："虬村乃举世闻名的黄姓刻工聚居地，所谓徽刻之精在于黄，自明初至清末五百余年间绵延不断，其刻工人数之众、刻书数量之多、品类之繁、地域之广、刻技之精湛，不仅在我国印刷史上，即使在世界印刷史上也是绝无仅有的。"

很可喜的是，黄氏刻工有一位著名传人黄肇祖先生，他深受祖传剞劂技艺之熏陶，作品延续和继承了黄氏徽派版画精致典雅、版面清雅整洁、刀法精细入微的特有艺术风格，2018年被确定为安徽省省级非物质文化遗产项目——"徽派版画"代表性传承人。

《徽州刻书与藏书》有两处论及新安医学。一是第三章《明代歙县刻书》的第二节"本地私家刻书"，在阐述"明代徽州文化上的几个闪光点"时，指出第一个闪光点就是"辉煌的新安医学"，认为"由唐宋兴起的新安医学，到了明代进入辉煌时期。

有明一代新安医学名家多达158人，其中54人写下107种医学著述”（数字原文如此）。“这些著述涉及医学经典的注释、理论的发挥、诊断、方药、运气等方面，而且覆盖内、外、妇、儿、伤、喉、眼、针灸、推拿等各方面，极大地丰富了祖国医学，为中外医家所瞩目，其中有屡被日本、朝鲜等国翻刻者”。二是在第四章《清代徽州刻书》第二节“本地私家刻书”中，论述“清代徽州社会在上层建筑领域的若干特点”时，第三点为“新安医学与新安篆刻在明代高度发展的基础上又继续发展”，指出“据有人统计，有清一代二百六十多年中，徽州涌现出名医281人，其中136人撰写了239部医学著作，极大地丰富了祖国医学宝库”，“这些著述，有的被多次翻刻，甚至直至中华人民共和国成立后一再印行，有的东传日本、朝鲜，远播国外”，印证了徽州藏书刻书对新安医学影响之大，也极大丰富了祖国医学宝库。

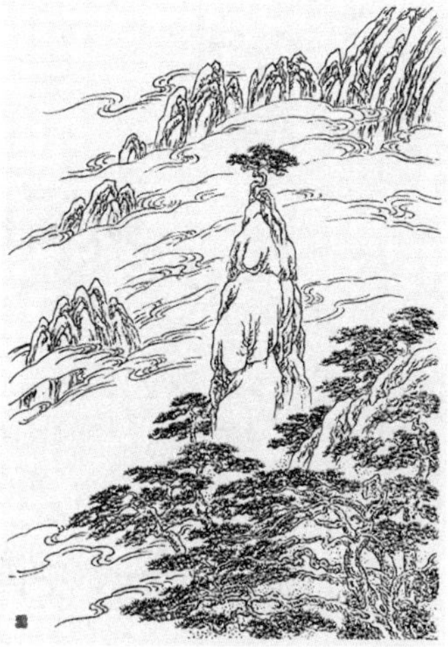

梦笔生花——作者：黄勇
（虬村黄氏版刻39世传人）

（黄孝周）

新安医学源流考

一、中国中医药学的起源

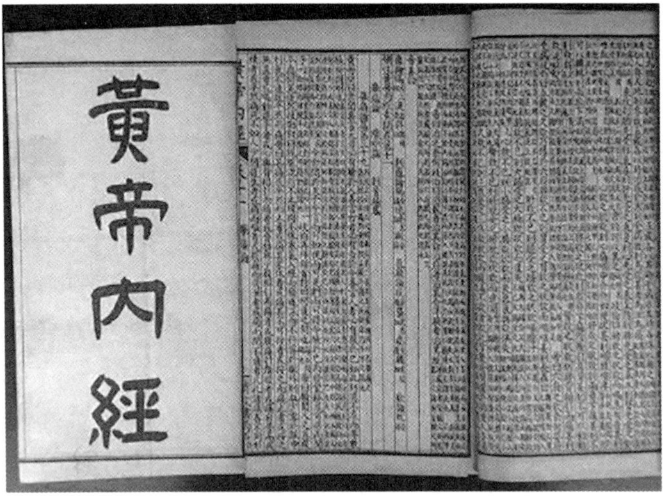

《黄帝内经》是中国古代一部医学经典，其基本理论一说是与黄帝同时代的岐伯所创立的。岐伯是中国上古时期最有声望的医学家，后世尊称其为“华夏中医始祖”。《黄帝内经》的内容涵盖了人体生理、病理、诊断、治疗和预防等方面的医学知识。

至于《黄帝内经》与《易经》和《道德经》的关系，虽然这三部作品都是中国古代的重要经典，但它们的侧重点各有不同。《易经》主要探讨的是宇宙和人生的变化规律，以及人与自然的关系；《道德经》则主要讲述的是道的哲学，强调顺应自然的道理和生活智慧；而《黄帝内经》则是专门研究人的身体和生命现象，探讨如何通过调整身心达到健康长寿的目的。尽管三者都在一定程度上涉及人与自然的关系，但在具体内容和研究方法上有明显的区别。不过，它们都体现了中国古代对宇宙、人生和健康的深刻理解和独特见解。

《黄帝内经》是中国古代医学的经典著作，被誉为中医学的基石，它对中国医学的影响深远。以下是一些具体的影响：

1. 理论体系的建立：《黄帝内经》提出了中医的基本理论体系，包括阴阳五行理论、脏腑理论、气血津液理论等，这些理论至今仍是中医临床实践的基础。

2. 诊疗原则和方法：《黄帝内经》明确了中医的诊疗原则和方法，如辨证论治、四诊合参、治未病等，这些原则和方法在现代中医临床中仍具有重要的应用价值。

3. 养生保健思想的提出：《黄帝内经》强调了预防为主的健康观念，提出了“治未病”的理念，主张通过调节饮食、情志、作息等方式进行养生保健，这一思想对现代养生之道有着深远的影响。

4. 医学教育和研究：《黄帝内经》作为中医教育的必读经典，培养了一代又一代的中医人才，其理论和实践也在不断的研究和发展中得到深化和完善。

5. 国际影响力：《黄帝内经》已被翻译成多种语言，对世界医学的发展产生了不可忽视的影响，是中国传统医学走向世界的重要桥梁。

综上所述，《黄帝内经》不仅奠定了中医理论的基础，而且在养生保健、医学教育等方面都有着深远的影响，是中国医学发展史上的一座丰碑。

二、历代名中医及其著作

中国古代有许多著名的中医药专家，他们在中医理论、医疗技术、药物学等方面都有着卓越的贡献。以下是一些知名的中医药专家：

1. 扁鹊：被称为中医医祖，他是战国时期的著名医生，以其精湛的医术和高尚的医德闻名于世。他的代表作是《扁鹊内经》和《扁鹊外经》。

2. 华佗：被称为“中医外科鼻祖”，东汉名医，以其精湛的医术和高尚的医德闻名于世。代表作是《青囊经》，虽然已经失传，但其医术影响深远。

3. 张仲景：被称为“医圣”，东汉名医，以其创立的辨证论治法则和对中医学术的深入研究而闻名。代表作是《伤寒杂病论》，这部作品在中医发展史上有着重要地位。

4. 孙思邈：被称为“药王”，唐代著名的医生和药物学家，以其丰富的医学知识和深厚的哲学素养而闻名。代表作是《千金方》和《千金翼方》。

5. 李时珍：明代著名的医生和药物学家，以其编写的《本草纲目》而闻名。这部作品不仅为中国药物学的发展作出了重大贡献，而且对世界医药学、植物学、动物学、矿物学、化学的发展也产生了深远的影响。

6. 葛洪：被称为“急症先驱”，东晋时期的著名医生和炼丹家，以其独特的医学理论和实践方法而闻名。代表作是《抱朴子》和《肘后备急方》。

这些医家的贡献不仅在于他们的医术和医德，更在于他们对中医理论和实践的深入研究和创新，使中医学得以不断发展和完善。他们的著作和理论至今仍对中医学产生着深远的影响。

金元四大家指的是中国金元时期（1115—1368）的四位著名医学家，他们分别是刘完素、张从正、李杲、朱震亨。这四位医家各自代表了不同的医学学派，都对中医理论有着重要的贡献。

刘完素：认为疾病多因火热而起，因此在治疗上多运用寒凉药物，因此被称为“寒凉派”。

张从正：主张治病应着重祛邪，认为“邪去而正安”，并发展和丰富了应用“汗、吐、下”三法的治疗方法，被世人称为“攻邪派”。

李杲：提出“人以胃气为本”，内伤脾胃、百病由生的观点，并创立了内伤学说理论，是中医“脾胃学说”的创始人，被称为“补土派”。

朱震亨：提出了著名的“阳常有余，阴常不足”的观点，并在治疗上提倡滋阴降火之法，被称为“滋阴派”。

这四位医家的学说标志着中医发展的一个新阶段，并且对后来的中医发展产生了深远的影响。他们的理论和方法在后世医家中得到了广泛的应用和发展，为中国乃至世界的医学事业作出了重大贡献。其中朱震亨的学术思想主要包括以下几个方面：

1. 养阴学派：朱震亨提出“阳常有余，阴常不足”的观点，强调养阴的重要性，这一观点对后世的医学理论产生了重大影响，被称为“滋阴派”的代表人物。

2. 相火论：朱震亨提出的“相火论”是其学派主旨性的学术观点之一，影响了后世对人体生理病理的认识。

3. 气血痰郁四伤学说：这是朱震亨的另一项核心学术思想，对后世的医学理论和实践都有一定影响。

4. 医易思想：朱震亨将易学的思维方式和方法应用于医学理论体系的构建中，如“阳有余阴不足论”运用了易学的思维方式，这一思想对后世的医易学发展有着重要的影响。

朱震亨的学术思想在后世产生了广泛的影响，尤其在中医的养生、治病等方面。例如，他在养阴、治火、治痰、解郁等方面的理论，对后世医家的实践有着积极的推动作用。此外，朱震亨的学术思想还传播到了海外，如在日本医学界也有一定的影响。

三、新安医学横空出世

新安医学是中国传统医学的一个重要组成部分，它源起于晋唐，形成于宋元，鼎盛于明清，变革于民国，历经 800 多年的历史。新安医学发源于新安江流域的古徽州地区，是中医学中一支富有影响的地域性综合性学术流派。在这个过程中，产生了 800 多位医家，形成了 800 多部医著，留下了丰富的医学遗产。

新安医学的特点在于它的地域性和综合性，它深受徽州文化的影响，具有独特的学术思想和临床风格。新安医学的学术特点包括博古通今与继承创新、学术争鸣与融通并蓄、家族相授与学术传承、以儒通医与融合道佛等。这些特点使得新安医学在中国医学史上留下了辉煌的成就。

新安医学的传承和发展经历了多个阶段，其中包括对古代医籍的整理和研究，以及对新安医学学术思想的提炼和升华。例如《新安医学学术思想精华》这本书，就详细介绍了新安医学的学术思想和临床应用。此外，《新安医籍丛刊》的编辑出版也是新安医学传承和创新发展历程中具有里程碑意义的大事件，它不仅是对新安医学古籍文献的一次全面的搜集、整理和研究，也是对新安医学学术精华的一次有效传承和发展。

新安医学的特色疗法主要包括以下几个方面：

1. 固本培元疗法：新安医学强调固本培元的重要性，认为人体健康的关键在于维护和增强自身的生命力。这种疗法通过调整脏腑功能，平衡阴阳，以达到预防和治疗疾病的目的。

2. 寒热疗法：新安医学名医李济仁提出了“寒热疗法”，这是一种针对类风湿关节炎的治疗方法。对于早期的“热痹”症状，采用清热解毒、活血通络的寒性疗法；而对于早期的“寒痹”症状，则采用补益肝肾、温阳益气的热性疗法。这种疗法体现了新安医学根据不同病理状态选择不同治疗策略的特点。

3. 特色专科疗法：新安医学有许多特色专科疗法，例如“张一帖”内科、郑氏喉科和祁门蛇伤疗法等，这些都是新安医学世家的独特疗法。

4. 草药疗法：新安医学发源地拥有丰富的药材资源，当地医生会利用这些药材配制出各种草药方剂，用于治疗各种疾病。这些草药疗法往往具有很强的地域性和针对性。

5. 针灸疗法：针灸作为中国传统医学的重要组成部分，在新安医学中也占有重要地位。通过针灸调节人体的气血流通，以达到治疗疾病的效果。

6. 食疗养生：新安医学还强调食物疗法，认为合理的饮食可以预防疾病，促进健康。通过食用特定的食物或草药，可以帮助调理身体，提高免疫力。

总的来说，新安医学是中国传统医学的重要组成部分，它以其深厚的历史底蕴、独特的地域特色和丰富的学术成果，对中国乃至世界的医学发展产生了深远的影响。新安医学医家重要著作和学术思想如下：

（一）汪机的“固本培元”理念是中医的核心要义

汪机的“固本培元”理论在临床实践中的应用主要体现在以下几个方面：

1. 培补脾肾元气

汪机的“固本培元”理论强调培补脾肾元气的重要性。在临床实践中，医生会根据患者的具体病情，采用相应的草药进行治疗。例如，李济仁教授在临床上就经常应用“培元”理论治疗痹症、痿症及肾病等，他喜用人参、黄芪、白术、附子等草药，疗效显著。

2. 调和气血阴阳

汪机的“固本培元”理论不仅仅局限于单一的气血或阴阳调理，而是一种全面的、平衡的理念。在临床实践中，医生会根据患者的具体情况，调整气血阴阳的平衡，从而达到治疗的目的。

3. 整体观念的应用

汪机的“固本培元”理论体现了中医的整体观，即人体是一个统一的整体，各部分相互关联、相互影响。在临床实践中，医生会综合考虑患者的全身状况，而不是只关注某一症状或器官，这样更有利于从根本上解决问题。

4. 创新药物应用

汪机在其医疗实践中，善于运用各种草药进行治疗，尤其是对于一些疑难杂症，他能够灵活运用各种草药的特性，进行合理的配伍。这一点对后世的中医药学发展也有一定的启示作用。

汪机的“固本培元”理论在临床实践中的应用，体现了他对中医理论的深刻理解和独特见解，也为后世的中医临床实践提供了宝贵的经验和启示。

（二）著名御医王琠的贡献

王琠是明朝时期的著名御医，他的医疗技术和临床经验在当时非常有名。王琠为中医学发展所作出的贡献可以从以下几个方面来看：

1. 医疗技术的创新与应用：王琠以其独特的医疗技术和丰富的临床经验闻名于世，他的医术在当时被认为是厉害的，能够有效地治疗各种疾病。

2. 医学著作的影响力：王琠撰写的《意庵医案》记录了他的临床医案，这对后来的中医医家有着重要的参考价值。此外，他的其他著作也对明朝乃至后世的医学领域产生了深远的影响。

3. 医学教育的贡献：王琠通过师徒传授的方式，将他的医术和临床经验传授给了徒弟们，培养了一批医学人才。

4. 传承中医药学：王琠不仅自己精通中医药学，还致力于将其传承下去。他的医案记录了其临床经验和治疗方法，对后来的中医药学者有着重要的参考价值。

（三）汪昂的《汤头歌诀》

《汤头歌诀》在中医方剂学中的具体应用主要体现在以下几个方面：

1. 方剂记忆：《汤头歌诀》以七言歌诀的形式，将中医方剂的名称、组成、用法和功效等内容进行编排，使得记忆和传播更为便捷。例如，四物汤的歌诀是："四物当家养血方，营血虚滞急煎尝。川芎当归白芍药，补血调经功效强。"这种方式有助于医学生与医师快速记忆和掌握大量的方剂信息。

2. 临床应用：《汤头歌诀》中的歌诀通常包含了方剂的适用范围和特殊症状的处理，这对临床医生在诊断和治疗过程中选择合适的方剂提供了便利。例如，六味地黄丸的歌诀是，"六味地黄丸肾虚，腰膝酸软头晕眩。熟地山药山茱萸，泽泻丹皮茯苓补。"

3. 教学工具：《汤头歌诀》因其内容的简明扼要和形式的生动有趣，被广泛用作中医教育的教材。例如，1961 年人民卫生出版社出版的《汤头歌诀白话解》就是一个较为详明的注释本，这体现了其在中医教育中的重要地位。

4. 文化传承：《汤头歌诀》作为中医文化的载体，对中医知识的传承和发展起到了重要作用。它不仅是一种记忆工具，更是一种文化符号，体现了中医学的独特魅力和文化底蕴。

综上所述，《汤头歌诀》在中医方剂学中的应用主要包括作为记忆工具、临床应用的指南、教学材料以及文化传承的媒介。这些应用体现了《汤头歌诀》在中医领域的重要价值和影响力。

汪昂的医学著作在当时能够广泛传播的原因主要有以下几个

方面：

1. 著作内容的实用性和易懂性：汪昂的著作如《证治汇补》和《本草备要》等，以其内容的实用性和易懂性受到了广大医家的欢迎。这些著作分类明确、论述集中，且引用经典的同时，也结合了实际应用，使得医家们易于理解和运用，从而促进了著作的传播。

2. 汪昂本人的学术背景和社会影响力：汪昂作为儒医，拥有深厚的文化底蕴和儒学知识，这使得他对古医学文献有着充分的理解力，并能写出深入浅出的作品。此外，他还利用自己的儒学声望遍访名师、结交名医，这种交流与学习无疑有助于他的医学事业，进一步推动了其著作的传播。

3. 有效的传播途径：汪昂的著作通过一些在外做官的儒士友人作序，或者通过他们流传到外地，这大大加快了其医著的传播速度。同时，新安医家有着良好的医德医风，汪昂便是一位博学济世、口碑良好的儒医，这也使得他的著作得到了良好的传播。

4. 参与出版活动：汪昂在明末清初时还参与了出版活动，他在商业出版中独运匠心，并获得成功。他本人曾开有一家刻坊，名曰“延禧堂”，并在另一家刻坊“还读斋”进行过出版活动。这种出版经历为其医著的流传提供了良好的条件。

综上所述，汪昂的医学著作之所以能够在当时广泛传播，是因为其著作的内容质量、作者的个人能力和影响力、有效的传播途径以及参与出版活动等多方面的因素共同作用的结果。

（四）徐春甫的《古今医统大全》

徐春甫的《古今医统大全》是我国古代体系最完备的一本具有里程碑意义的医学经典著作。书中涉及一些关于医生职责和医学道德的观点。徐春甫特别重视医者的道德修养和对病人的仁爱之心。他认为医者应该将救治病人放在首位，而不是以售卖医术获利为目的。徐春甫还提到，医者不应利用患者的病情来骗取财物，而应该真诚地为患者的健康考虑。

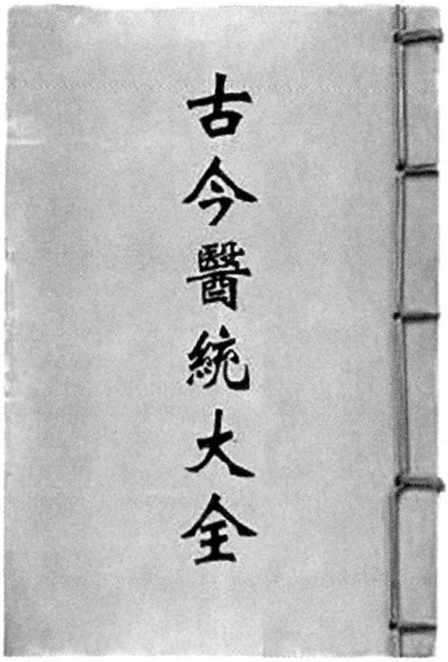

在《古今医统大全》中，徐春甫明确提出了“医以活人为心，故曰医仁术”的观点。这体现了他的医学伦理思想，即医学是一门以人为本的仁爱之术。他还警告医者不要轻视所开的药方，要善择良医，并且要有敬畏之心，因为医术关乎人的生死。

徐春甫的这些观点在当时的社会背景下，对提升医者的职业道德标准、规范医疗行为具有重要的意义。他的这些思想和观点至今仍然被认为是医学职业道德的重要组成部分，对今天的医学生和医务人员来说，依然有着积极的指导作用。

徐春甫的《古今医统大全》被列为当代中医药高校师生必读古代经典医著的原因主要有以下几个方面：

首先，《古今医统大全》是一部具有很高学术价值的医学著作。这部书是徐春甫结合自己丰富的临床经验和深厚的医学理论知识编写，在对古代医书进行保护和传承的同时，也尝试对中医理论进行整体研究和构建。

其次，《古今医统大全》涵盖了广泛而深入的医学知识。这本书不仅包含古代医学的基本理论，还收录了大量具体的病理药方，为初涉临床者和青年中医学生提供了深入研究的线索。

再次，徐春甫在书中提出了许多独特的医学观点和治疗方法。例如，他认为医学应该是仁术，医生应该像对待自己的疾病一样对待患者的疾病，这种“医患一体”的理念在当时是非常先进的。此外，他还强调学问始于诚意，认为读书要有“纯一不二”的精神，这一点对学习中医的学生来说有着重要的启示作用。

最后，《古今医统大全》在中国医学史上占有重要地位。这本书被认为是对明代以前中医学主要成就的概括，被列为我国十大医学全书之首。因此，学习和理解这部书，对理解和掌握中医学的基本理论与实践具有重要意义。

由于《古今医统大全》的学术价值、广泛的知识覆盖、独特的医学观点以及在中医学史上的重要地位，使得它成为当代中医药高校师生必读的古代经典医著之一。

（五）吴谦的《医宗金鉴》

吴谦编纂的《医宗金鉴》是一部大型综合性的医学丛书，全书共 15 篇，90 卷，内容涵盖了内、外、妇、儿、眼、针灸、正骨等多个学科的辨证治疗，并且包含了大量的方剂。这部医书被誉为医学入门的佳作，适合各科医师临证参阅。

《医宗金鉴》在中国医学史上具有极高的地位，它是我国第一部官修医学全书，也是第一部官修医学教材。它的出版受到了医界的一致好评，并被定为医学界的教科文本，所有从医人士都必须熟读。《医宗金鉴》的编纂者多为御医，具备儒学与医学双重深厚修养，为儒医之上乘。

《医宗金鉴》在中医发展史上，特别是在中医学教育、中医学理论、中医临床辨证论治等领域，都有很高的学术地位与影响力。它不仅在当时广为流行，而且历经数百年，目前仍为中医临证、教学的常用参考书籍，并在部分地区依然作为中医师考试教材。这表明它在中医学的发展以及中医教育的发展上都具有十分重要的意义。

（六）郑梅涧及其作品《重楼玉玥》

郑梅涧是清朝时期的一位医学家，他出生于安徽歙县的郑村，是“南园喉科”的创始人。他的父亲郑于丰精通喉科，郑梅涧继承了父亲的技艺，并在实践中积累了丰富的临床经验。他在乾隆年间结合自己的临床经验和儿子的整理补充，撰写了《重楼玉玥》这部医书。

《重楼玉玥》是一部喉科著作，最初是由郑梅涧约撰于乾隆年间，后来其子郑承瀚加以补充，初刊于道光十八年（1838)。这本书分为上下两卷，上卷主要讨论了咽喉病的总论，包括36种喉病的名称、症状、治疗方法和方药。其中，对于白喉的治疗和“养阴清肺汤”的研究具有很高的科学价值。下卷则专门讨论了喉科的针灸疗法。

此外，《重楼玉玥》中的“养阴清肺汤”被广泛应用于现代的中药制剂中，例如养阴清肺糖浆是一种纯中药糖浆制剂，主要用于治疗肺热伤阴偏肺阴虚的上呼吸道感染、急性支气管炎、肺炎等疾病。

郑梅涧的《重楼玉玥》在中国医学史上有着重要的地位，它不仅提供了丰富的喉科知识，还推动了中医喉科的发展。

（七）《新安医籍丛刊》及《新安医学学术思想精华》

1.《新安医籍丛刊》是中华人民共和国成立以后出版规模最大的中医学专著。它的出版被视为新安医学传承和创新发展历程中的一个里程碑事件。这一项目的出版是由安徽科学技术出版社完成的，它选取了安徽博物院所藏且未整理的具有重要学术和临床应用价值的新安孤本珍本医籍进行整理和出版。这些医籍涵盖了中医综合类、温病类、方书类、外伤科类、妇科类、儿科类、喉科类以及医案类等多种类型，不仅展现了这些医籍的原貌，还对它们的缺版和错讹之处进行了考订和校注订正。

这一项目的出版对新安医学珍贵古籍文献的保护与利用、弘扬新安医学学术、传承发展中医药事业具有重要的现实意义。它不仅是对新安医学古籍文献的一次全面的搜集、整理和研究，也是对新安医学学术精华的一次有效的传承和发展。这对新安医学乃至整个中医药学的发展都有着深远的影响。

2.《新安医学学术思想精华》是一本关于新安医学学术思想的专著，由王键主编，于2009年出版。这本书分为上、中、下三篇，上篇为绪论，主要介绍了新安医学的形成历史、学术思想的基础和特点；中篇详细阐述了新安医学的十大学术思想，并对这些思想进行了深入的分析和评价；下篇则着重介绍了新安医家在理论、诊断、临床、方药等方面的学术观点。

书中对新安医家学术思想的讨论都是基于原著，尽可能系统地摘录其精华内容，并非简单抄录，而是进行多角度地发掘和凝练，以体现其精华价值所在。此外，书中还包含了新安医家古今文献的著录，使得读者可以更深入地了解新安医学的学术背景和核心内容。

王键，1956年出生于安徽歙县新安王氏医学世家，曾为安徽中医学院院长、教授、博士生导师、新安医学研究中心主任，安徽省首批跨世纪学科与技术带头人，新安医学研究省级创新团队带头人。他长期从事新安医学的继承整理与临床应用研究，参编了《新安医籍丛刊》《新安医籍考》，主编了《新安医学精华丛书》《新安医家名著丛书》，发表了一系列新安医学研究的学术论文。

总的来说，《新安医学学术思想精华》是一部深入研究和探讨新安医学学术思想的重要著作，对理解和掌握新安医学有着重要的价值和意义。

四、新安医学的发展现状

新安医学是中国传统医学的重要组成部分，起源于安徽省黄山市，以其独特的理论体系和治疗方法闻名于世。近年来，新安医学在传承和发展方面取得了一定的进展。

（一）新安医学的发展现状

根据最新的信息，新安医学的发展现状可以从以下几个方面进行概述：

1. 科研项目和人才培养：新安医学与中医药现代化研究所正在组织申报2024年的“揭榜挂帅”建设项目，该项目旨在围绕中医的整体观、系统论和辨证施治思维，系统挖掘整理中医药理论体系、思想方法、重要典籍、实践经验、丰富传承，加强科技攻关整体设计。

2. 地方政策支持：黄山市人民政府办公厅印发了《黄山市促进新安医学振兴发展行动计划（2022—2024年）》，该计划以“以文养医、以医带药、以药促产、以产惠民”为指导思想，全产业链推进新安医学振兴和生命健康产业发展。计划到2024年，全市基本建成网络健全、功能完善、特色明显、治理高效、覆盖全民全生命周期的新安医学服务体系。

3. 基础设施建设：安徽省人民政府提出要进一步深化医药卫生体制改革，推动卫生健康事业高质量发展，其中包括加快国家中医药传承创新中心和新安医学研究院的建设，以促进中医药的传承创新发展。

4. 文化传承：新安医学的古籍文献精华正在被抢救和开发，同时，运用人工智能、大数据、网络药理学等技术，开展新安医家特色理论、临床经验、经典名方及特色诊疗技术的深度挖掘，推动新安医学学术思想的活态传承。

综上所述，新安医学在科研、政策支持、基础设施建设和文化传承等方面都有所发展和进步。然而，面对现代社会的挑战，新安医学仍然需要不断创新和发展，以更好地服务于人民的健康需求。

新安医学作为一种传统的医学体系，在传承和发展过程中面临着多种挑战。以下是一些主要的挑战：

1. 经济基础的变化：随着社会经济的变迁，新安医学赖以生存的经济基础可能发生动摇，这对新安医学的持续发展构成威胁。

2. 科技结构的弱点：徽州的科技研究沿袭“重实用、轻理论”的模式，缺乏完整的理论体系，这使得后人难以在前人的基础上继续前进。

3. 新文化运动的冲击：新文化运动中对中医的质疑和否定对新安医学的发展产生了负面影响。

4. 药材市场的变化：药材商奉行的利润至上可能导致药材质量的下降，从而影响新安医学的治疗效果。

5. 传承教育的缺失：中医传承教育的缺失导致对新一代中医人才的培养不足，这对新安医学的传承和发展是一个严峻的挑战。

6. 中医院的本色丧失：一些中医院过于依赖西医技术，失去了中医的特色和优势，这与新安医学的理念相背离。

7. 现代医学评价体系的制约：中药审评审批机制运用现代医学评价手段，极大制约了中医世家秘方验方的临床使用。

8. 家族秘方的保密性：新安医学世家注重家族秘方、验方的保密性，导致学术思想和临床实践传承存在局限，掣肘新安医学的创新发展。

为了应对这些挑战，有必要采取一系列措施，如加强中医传承教育，建设有特色的中医院，以及充分利用现代信息技术保护和发展新安医学等。同时，还需要政策支持和公众认知度的提升，以确保新安医学能够在现代社会中得到更好的传承和发展。

（二）传承新安医学代表性人物

1. 李济仁家族

李济仁、张舜华和张其成在新安医学传承和发展方面作出了显著的贡献。李济仁和张舜华是新安医学“张一帖”的第十四代传人，他们不仅在新安医学的继承与传播方面成就斐然，而且在创新和发展方面也有着重要的影响。

李济仁被誉为“国医大师”，他在新安医学的研究和实践中有着深厚的造诣，创造了许多治疗内科、妇科病的效方验方，提出了“痹痿统一论”等学说，并在临床实践中加以体悟。2009年，“张一贴内科”成为新安医学第一个入选国家级非物质文化遗产名录的项目，李济仁、张舜华伉俪皆成为国家级“非遗”传承人。

张舜华作为李济仁的妻子，也是“张一帖”的第十四代传人，她与丈夫一起，共同承担起了新安医学的传承与发展重任。

张其成为李济仁和张舜华的长子，他是北京大学哲学博士，我国第一位《黄帝内经》博士后，全国政协委员，北京中医药大学国学院首任院长，国家中医药文化学科带头人、教授、博士生导师。

此外，李济仁家族还出资建设了新安国医博物馆，这是我国第一个以新安医学为特色的博物馆，旨在展示和研究新安医学的历史和文化，进一步推动新安医学的发展。

总的来说，李济仁、张舜华和张其成家族通过他们的医术、教育和研究工作，对新安医学文化的保护和推广，对新安医学的传承和发展作出了巨大的贡献。

2. 项长生

项长生在新安医学文献研究和传承方面的贡献主要体现在以下几个方面：

（1）新安医学文献研究：项长生参与了新安医学文献的研究工作，他在1985年发表了题为《新安医家对中医学的贡献及其在中国医学史上的地位》的文章，这篇文章对新安医学的研究有着重要的推动作用。

（2）新安医学书籍编辑：项长生参与了《新安医籍丛刊》的编委会工作，该丛刊收录了新安著名医家的各类名著100余种，共计1000余万字。这套丛刊的出版对新安医学的研究和传承具有重要意义。此外，项长生还主编了《汪石山医学全书》，这是对新安医学文献研究的重要贡献。

（3）新安医学传承和发展研究：项长生参与了新安医学传承与发展研究课题，这是我国首次将中医地方特色学术流派研究列入国家科技支撑计划的项目，标志着在新安医学传承创新研究方面取得了重要进展。

综上所述，项长生在新安医学文献研究和传承方面的贡献主要表现在参与新安医学文献的研究工作，参与编辑和主编新安医学书籍，以及参与新安医学传承与发展研究等方面。他的这些贡献对新安医学的研究和传承具有重要意义。

3. 张贵才

张贵才是新安医学研究所的前所长，他在新安医学的传承研究和创新发展方面作出了显著的贡献。

（1）新安医学传承研究：张贵才对新安医学的传承发展进行了全面的梳理，包括新安医学流派的成就和对中医药发展的贡献。他强调了文化在传承中的重要性，认为徽州独特的文化氛围促进了新安医学的久远传承。

（2）新安医学创新发展：张贵才参与了新安医学创新发展的关键问题的研究，为新安医学事业的发展提供了支持。他还积极参与对外交流合作，促进了新安医学在国内外的传播。

（3）新安医学的教育和宣传：通过整合省内外资源，张贵才在人才培养、学术研究、成果转化、文化传播等方面发挥了重要作用。他还致力于集聚新安医学研究的专家学者力量，为新安医学的传承创新和发展壮大作出了积极贡献。

张贵才不仅深入研究了新安医学的理论并积极实践，还在新安医学的传承和发展方面作出了积极的努力，对新安医学乃至整个中医药领域都有着重要的影响。

（三）中国中医药学创新发展的未来展望

2022年，黄山市人民政府出台《黄山市促进新安医学振兴发展行动计划（2022—2024年）》，在城西新建黄山市中医院和新安医学研究中心合署办公，走研究医疗一体化发展道路。该计划旨在通过“以文养医、以医带药、以药促产、以产惠民”的指导思想，全产业链推进新安医学振兴和生命健康产业发展。

该计划的主要目标是到2024年，全市基本建成网络健全、功能完善、特色明显、治理高效、覆盖全民全生命周期的新安医学服务体系。为实现这一目标，黄山市将采取一系列措施，包括但不限于“四个以”：

以文养医：加大新安医学的保护和挖掘，积极开展非物质文化遗产申报，传承新安医学的精华。如新安医学古籍文献的校注出版，以及收集和发布新安医学民间验方名录等。

以医带药：实施“四名”(名医、名科、名院、名药）工程，加强市县中医院建设，推进国家中医特色重点医院、中国中医科学院名医堂、省中医区域医疗中心的建设，以及建设中医适宜技术推广基地等。

以药促产：申报院内制剂，将中药院内制剂纳入省医保目录，以此推动新安医学产业的发展。

以产惠民：通过上述措施，推动新安医学服务的普及和发展，最终惠及民众，提高人民的健康水平和生活质量。

此外，黄山市还将利用现代科学与信息技术加强新安医学的传承规律研究，注重人才队伍建设和临床名家的培养，以更好地满足新时代人民群众对健康服务的需求。

总的来说，《黄山市促进新安医学振兴发展行动计划（2022—2024年）》是一个全面的、系统的、富有远见的计划，它不仅对新安医学的传承和发展有着重要的推动作用，也对黄山市乃至整个安徽省的生命健康产业发展有着积极的促进效果。

（朱涌）

祁门御医饮食与养生

古人认为药与食物同起于一个根源。《黄帝内经》记载“酸、甜、苦、辛、咸”五味调和之摄取，使人保持身体健康；明朝《本草纲目》则记载了所有食物的药效。

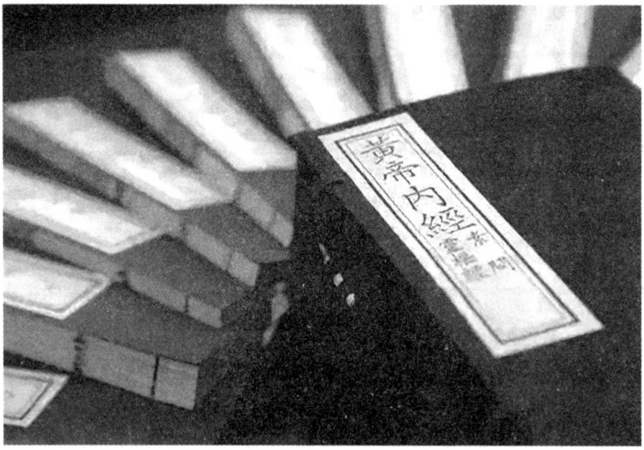

明初丹溪学说盛行，认为人体生理情况下“阳有余而阴不足”，祁门人汪机在此基础上创立了“固本培元”学说。

明代祁门名医汪机是培元派的创始人。徐春甫受其老师汪宦的影响，承袭着祖师汪机的渊源，在“培元”方面更是一脉相承。

徐春甫在《医学未然金鉴·评议三十六方》中的第一方“大

健脾养胃丸”中评曰：“人之有生，以脾胃为主，脾胃健盛，恒无病。苟有六气七情，少可侵籍，则亦不药而自愈矣。脾胃虚者，谷气少资，元气寖弱，稍有微劳，则不能胜而病矣。至六气七情，少有所伤，则病甚而危矣。医不察其虚，顿加攻击之药，鲜有不伤正命而殆生也。余因首集大健脾丸为医家之主药，人生之根本，不可须臾离也。余寓京师，惟藉此方以著名，海内咸知，罔不求赎，缘治未病养生之要药也。”不仅如此，徐春甫在该丸药的广告词中还写道：“诸人服此丸，脾胃大壮，饮食多进，元气畅充，五脏六腑、四肢百骸皆得所养，诸病不生，百邪不入，寿考长龄，此其基本。”

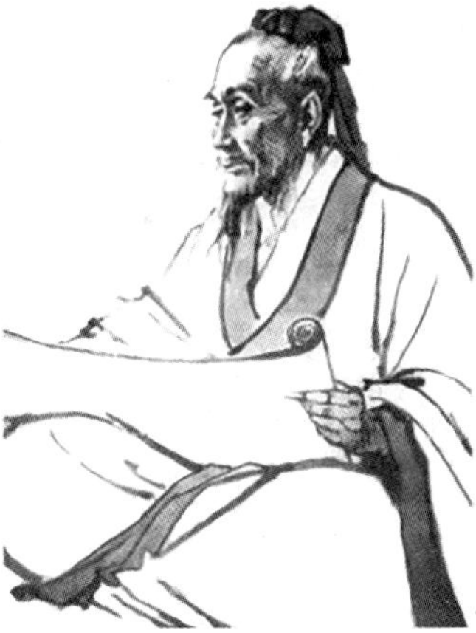

徐春甫以胃气为元气，追引张仲景“顾盼脾胃元气之秘”，认为疾病“不足者十常八九”，百病皆由脾胃衰而生，补中益气汤等方“为王道之本，而实为医家之宗主”，张元素之枳术丸“枳术二味亦平剂耳……须得补中益气之剂，方能奏绩”，并提出了“人之有生，以脾胃为主”“治病不察脾胃之虚实，不足以为太医”等观点，确立了“调理脾胃以安和五脏”的治疗思路，临证诊治多立足于“脾胃元气”，善以白术、茯苓、人参、黄芪等药用治。

徐春甫寓居京师之家宅亦称“保元堂”，显见其推重保元之功。以自制健脾保元的“王道之方”起家，其保元堂起家之成药秘方《评秘济世三十六方》，和脾胃、补脾肾、从脾肾论治之剂多达18方，专治脾胃者8方，尤其自创自制大健脾养胃丸，重用、倍用白术，治病“随试辄效”，引以为豪，强调胃气虚则

“主气不能行药力”，未病培元、已病保元、愈后复元应“多服大健脾丸”，自荐其为“医家之主药，人生之根本”“治未病养生之要药”。作为汪机的再传弟子，徐春甫固后天之本、培“脾胃元气”之治用，较之先师可谓有过之而无不及。

其《古今医统大全·痼冷门》继余傅山之后，又重申“附子以行参芪之功”，强调痼冷者“惟贵乎温补，不可太刚，养气血之剂佐以姜桂，甚加附子，为愈”。

徐春甫也不否认《难经》先天元气之义，所编《老老余编》《养生余录》均认为，保养元气关键在于保养肾精，其要旨在于培护元气，诸如“人生元气之所禀”“大凡住生，先调元气”之类的言谈随处可见，所列 186 首药膳食疗方、脾肾方 119 首，投人参、白术、黄芪者无计。

祁门御医徐春甫作为汪机再传弟子，继承了培元的思想，提出“善养生者，保守真元，外邪客气，不得而干之”“树衰培土，阳衰阴补。含育元气，慎莫失度”。其编写的养生书籍《老老余编》反映了新安医家的养生主张。

新安医学独特的养生理念在药膳文化中主要体现在四方面，即健脾保元、四时调摄、食治先于药治和恬淡味薄。每种理念并非单独成法，往往会在药膳食疗方中相互融合，丰富了药膳文化。

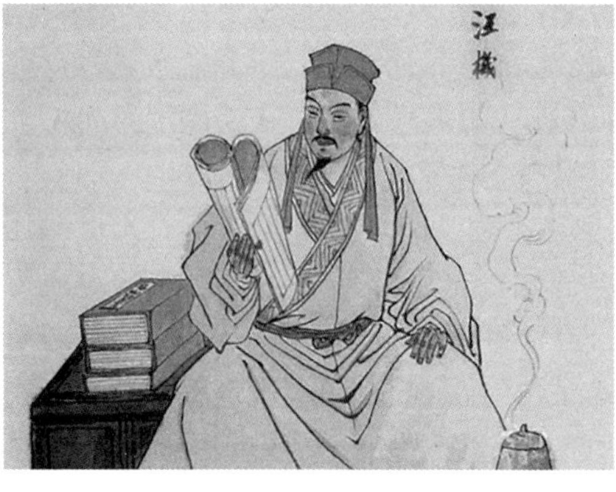

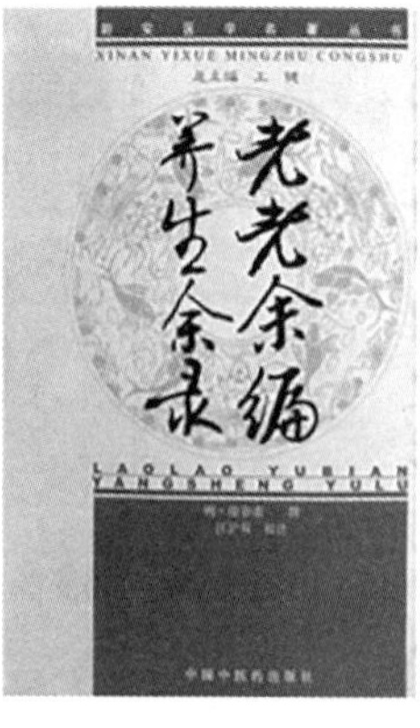

新安医家常用健脾培元的黄芪、人参等，对改善人体心脑功能、调节血管稳定、保肝肾、抗肿瘤、提高免疫力有一定作用，临床上可用于心衰、肝硬化、肺心病等多系统疾病的辅助治疗。

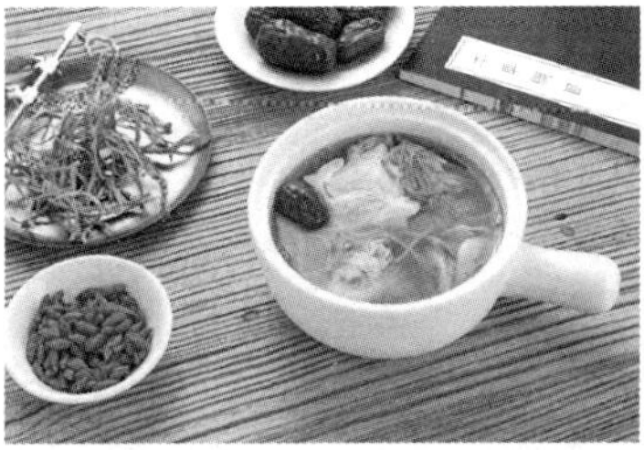

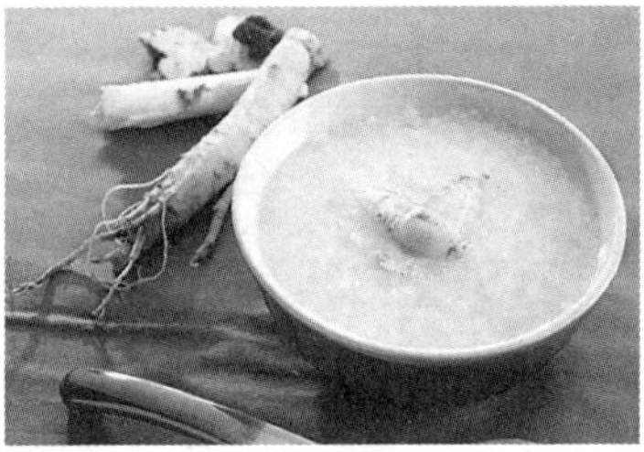

如果说，把中医药比喻为打开中华文明宝库钥匙，那么徽菜与新安医学的有机结合，则更加让人体会到徽文化中的诗意与远方。

肇始于宋、鼎盛于明清而流传至今的新安医学，是中国传统医学的重要组成部分。名医名著、名派名说、名药名方，博大精深、灿烂夺目，具有鲜明的新安特色。中国八大菜系之一的徽菜的形成与发展，竟还是受了新

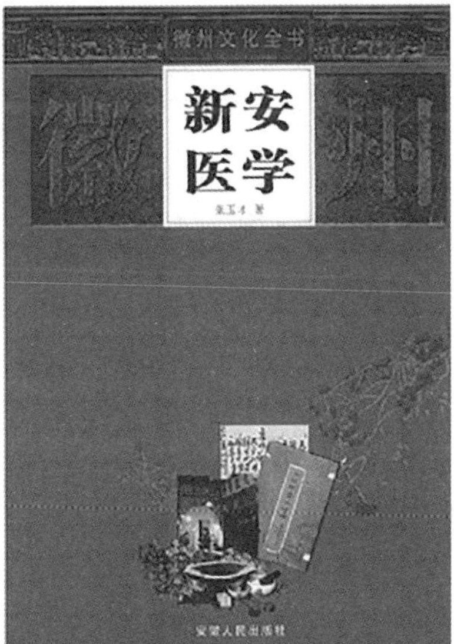

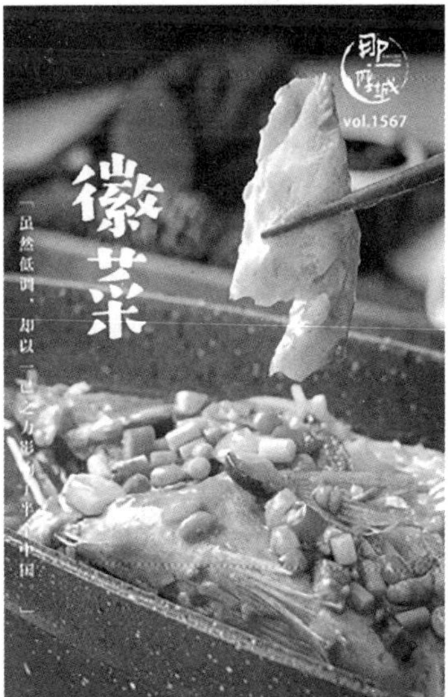

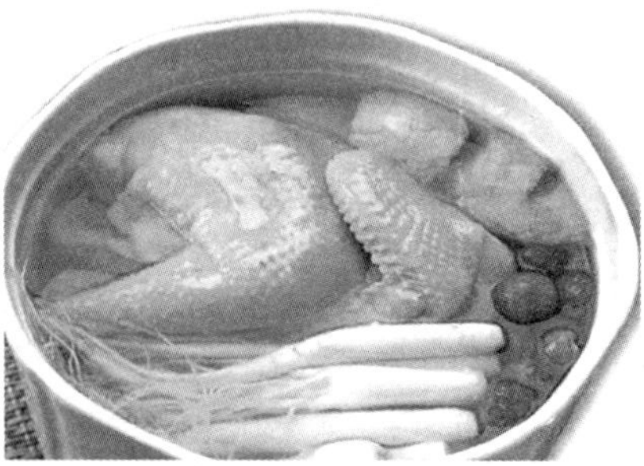

黄山炖鸽

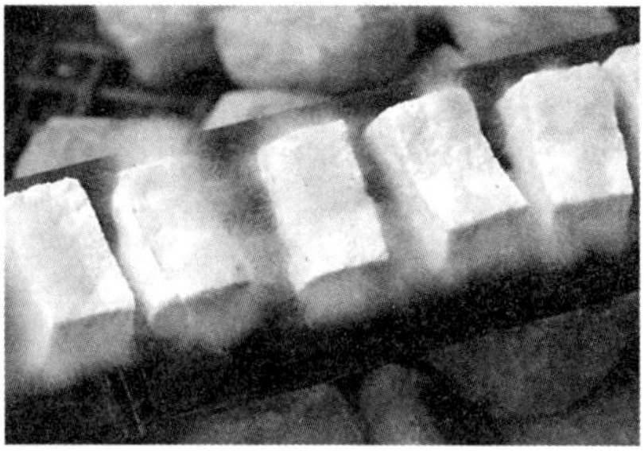

徽州毛豆腐

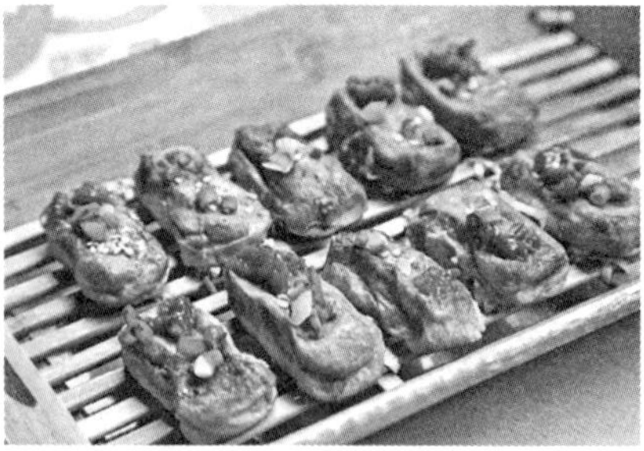

安医学的影响。神奇的是，很多徽菜师傅都是新安医学文化的传承人。

徽菜讲求食疗，新安医学注重养生。健身强体食疗的药膳早就被纳入徽菜，如枸杞子炖乌骨鸡、黄山炖鸽、银杏果炖猪肚、蒜香鱼腥草、艾叶粿、香椿粿等。

他们不是通过药材，而是通过对原材料本身的烹制、加工，或主辅料的合理搭配，充分利用菜肴本身的营养价值和药用价值，达到“以食补身、以食养身、以食助疗”的目的。例如徽州的毛豆腐就堪称一绝。根据生物学和营养学研究，大豆和豆制品中含维生素B12、维生素C和对人体有益的乳酸菌等有益菌群。徽州人将大豆通过加工制作和发酵，不但长出了可爱的“鼠毛”，变成了毛豆腐，使其增加了维生素B12、酵素、维生素C和能帮助人体消化食物的乳酸菌、双歧杆菌等各种益生菌和酶。

千年时光仿佛一场漫长的蛰伏，为的只是在某一个时间爆发出最绚烂的华章，尤为新安药膳的发扬。

御医岛药膳养生
药膳、食疗由来已久

3000 多年前，商代的伊尹将本草与食物结合起来，从此拉开中国食疗的序幕。将中草药纳入饮食，形成药膳，日积月累可调养体质，防病强身。

唐代“药王”孙思邈所著的《千金要方》，是我国医学史上的经典巨著，其中《食疗篇》便是我国医学史上最早的食疗专篇了。

明代徐春甫的《古今医统大全》中便记载了有关食疗的理论。及至明后期，李时珍的《本草纲目》更是收录了大量的阿拉伯香料用于食疗的方法。由此可见，食疗这一方法延续已久。

（一）御医与食疗

北京有一家老字号美食店，叫作“月盛斋”的马家老铺，是北京城四大名斋之一，以制作独具风味的肉制品而著称，在国内享有盛名。而这肉制品的制作秘方相传是来自明代御医徐春甫之手。

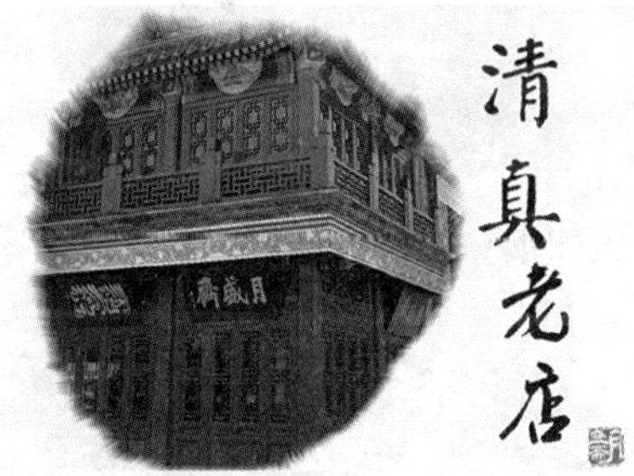

月盛斋马家老铺前辈人马元春多年来受胃病困扰，被当时定居京城的徐春甫治好，二人遂结为好友。马元春有个习惯，那便是自家制作牛羊肉食品，不外售，专为自家使用以及馈赠好友。作为马元春好友的徐春甫自然也收到过他的牛肉，而在徐春甫看来，牛肉本身就是一味药材，可以补养脾胃，因此有了改进

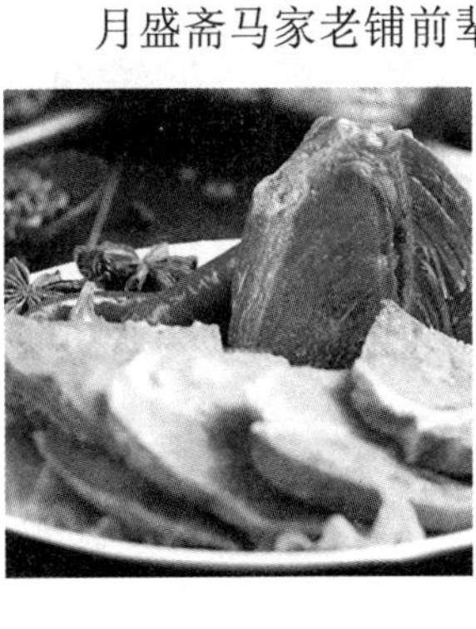

配方的想法。之后，马元春制作牛肉的配方经徐春甫不断调配改进，酱牛肉越做越香，深受众人喜爱，逐步成为一种养生美食，而对食用这酱牛肉防治脾胃病的马元春而言，当真算得上是“食疗”了。

（二）食疗，不能抛弃

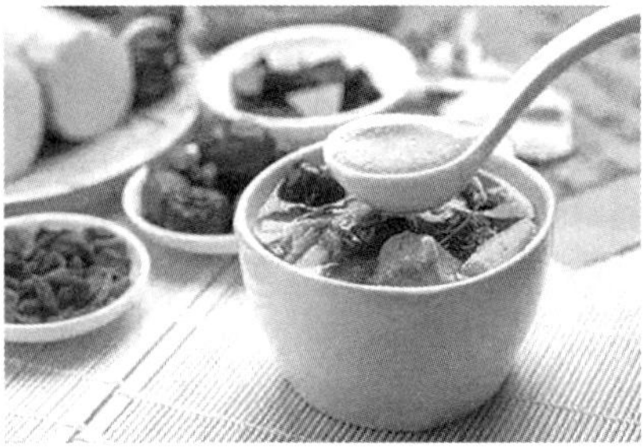

近代医家张锡纯在《医学衷中参西录》中曾指出：食物“病人服之，不但疗病，并可充饥”。由此可见，部分食物不但能充饥，更是养生的药材，而将这些食材纳入日常饮食之中，不但能满足口腹之欲，更能起到强身健体之效。

食疗作为中医药学的一个分支，理应受到重视。“是药三分毒”这种偏颇的观点是该抛弃了，食疗与药膳应该进入我们的生活了。

携来好友同游，在黄山来一场与美食的邂逅，或闲品药膳，

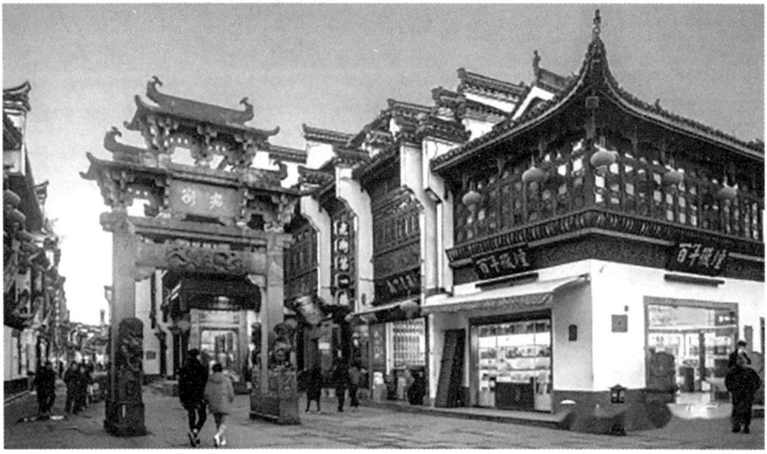

或探店太白鱼头，或寻觅包袱饺子。饭后漫步在徽州古城、祁门东街里，徘徊于明清小巷，看历史厚重，听水声潺潺，只道是：身心滋养自不知，更识人间有真味。

（胡永久　胡希龙）

新安名医许芝泉学术思想

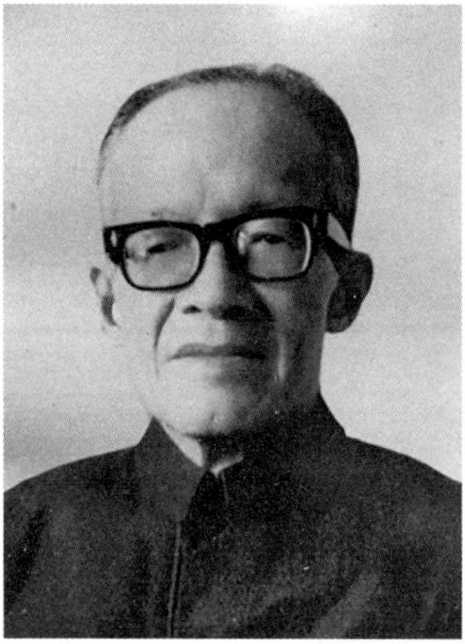

新安医学源远流长、历史悠久，特别自明清以来，名家辈出，著书立说，百花争艳，对中医学发展起了重要的推动作用。其学术流派主要有培元派、轻灵派、启蒙派、考古派和创新派。

许芝泉先生的学术思想与新安医学一脉相承，为新安医学培元派和轻灵派的代表，学术上也不乏创新，在此略举数端，可见一斑。临床辨证，首重阴阳定性和脏腑定位。临证非常重视顾护脾胃，其治脾虚，每效法东垣，益以甘温。分别温补肾阳与滋养肾阴，多年应用于临床，疗效令人满意。

一、察色按脉，先辨阴阳脏腑

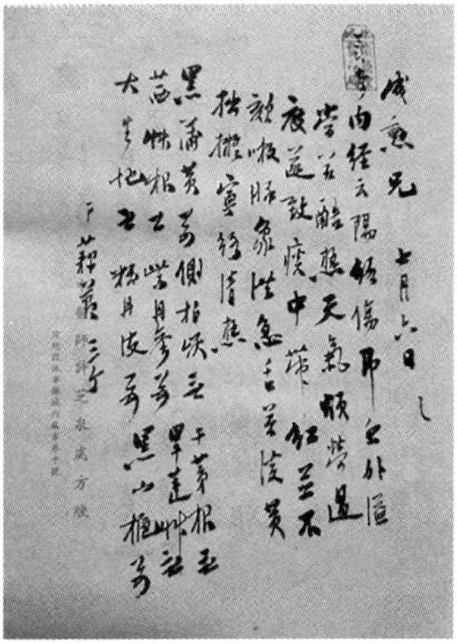

许芝泉先生认为，疾病的发生无不缘于阴阳失调，脏腑功能紊乱。临床辨证，首重阴阳定性和脏腑定位。用药除遵循“阳证用阴药，阴证用阳药”的总原则之外，尚须明辨为病的脏腑而各异之治。尝谓“人体卫外之阳为表阳；健运中州之阳为中阳；内寄肾脏之阳为真阳”“人之精血津液皆属阴，真阴源于肾，阴血源于肝脾，津液源于肺胃”，并谓“精血者肝肾之阴也，非滋腻无以填补；津液者肺胃之阴也，非柔润不能复其亏耗”。

二、博览医籍，不拘一家之言

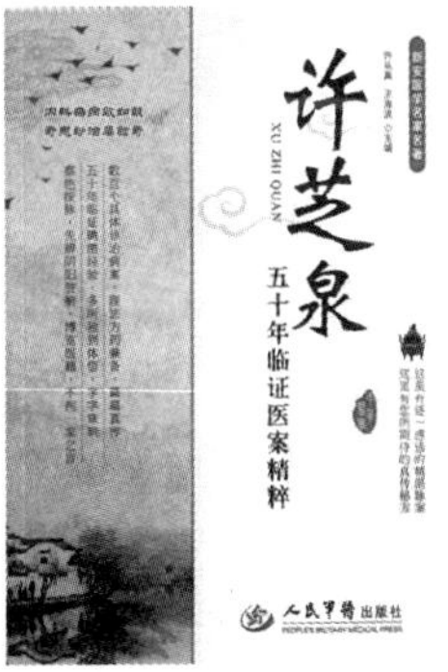

许芝泉先生治医，除对经典著作勤于攻读外，并能博采诸家，取其所长，对李东垣、朱丹溪、叶天士等医家的学说均有深刻的研讨。临证非常重视顾护脾胃，其治脾虚，每效法东垣，益以甘温。而对于胃阴不足者，则师法叶桂，药用甘凉濡润。对其他脏腑之疾，亦常以调理脾胃入手。

许芝泉先生对丹溪“阳常有余，阴常不足”学说甚为推崇，认为“实火易清，虚火难平，阳易亢而阴难养”，故杂病每多阴虚之证，又以肝肾阴虚居多，因而以滋补肝肾为大法，尤以滋肾为要。

临床对益肾养肝、滋水涵木、滋肾泻火等法则的运用最为得心应手。

三、治疗温病，时刻顾护津液

许芝泉先生遵循前贤治温病当时刻顾护津液的垂训，认为津液的存伤决定着邪热的进退，因而必须把“存津液”贯穿于治疗温病的始终。如风温初起在表，不汗则邪无出路，过汗则津伤，先生每取轻清流动辛凉宣散之剂，以求溱溱微汗而解。对于温热重证，先生辄用鲜生地、鲜石斛、鲜芦根等以清热救津；对湿温病出现疹透而不畅之证，每责之于邪热盛而津液伤，恒用大剂量益胃养阴生津之剂，稍佐凉透，俾津液复而热退邪祛。此外，在诸多温热病的治疗中，对“急下存阴”和“增水行舟”两法的运用也常能恰到好处。

四、内伤杂病，注重脾肾

许芝泉先生治疗内伤杂病非常注重脾肾，因脾肾为先后天之

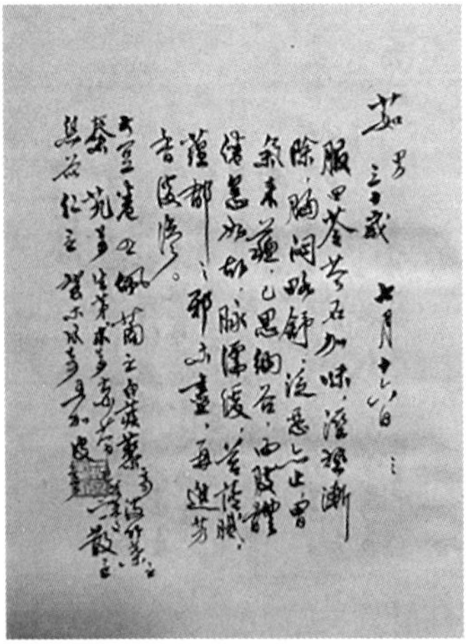

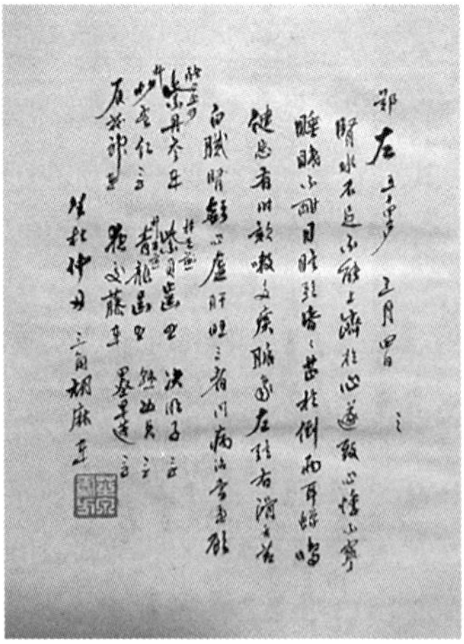

本也。尝谓：肾犹树木之根，枝叶虽枯，根蒂未坏，即有根本，图治则易。脾胃互为表里，胃为水谷之海，人赖胃气以生，虽病情危笃，只要胃气仍存，则可冀其康复，正所谓“有胃气则生，无胃气则死”。

补脾：脾为后天之本，气血生化之源。先生临证，对脾虚轻证用沙参、莲肉、山药、扁豆、芡实、南枣等轻补；对脾虚重证则用人参、党参、黄芪、白术等重补。如遇虚不受补者，可先轻补或先调理脾胃，俟其脾胃稍健，再行进补。

补肾：补肾应根据其偏于肾阴虚或肾阳虚而进行调治。先生参考张景岳“善补阳者，必于阴中求阳，则阳得阴助而生化无穷；善补阴者，必于阳中求阴，则阴得阳升而泉源不竭”之理论，师其法而不泥其方，自拟温补肾阳汤，药用鹿角胶（片）、淫羊藿、肉苁蓉、巴戟天、菟丝子、沙苑子、紫河车、杜仲、桑寄生、续断、枸杞子、熟地黄等。滋养肾阴汤，药用生地黄、白芍、女贞子、墨旱莲、桑椹、何首乌、黄精、山茱萸、山药、菟丝子、龟甲、淫羊藿等。分别温补肾阳与滋养肾阴，多年应用于临床，疗效满意。

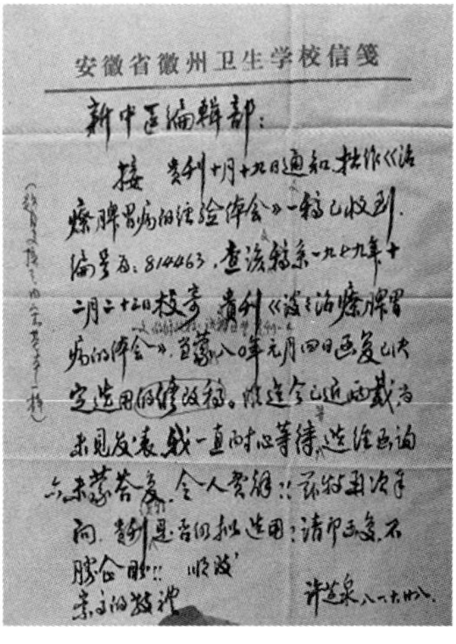
安徽省徽州卫生学校信笺

新中医编辑部：

接 贵刊十月十九日通知，拙作《治疗脾胃病的经验体会》一稿已收到，编号为：814463。

许芝泉

总之，许芝泉先生临床特色可概括为五个方面：①重视辨证论治；②善用经方，亦用时方；③诊必求细，立法必严，处方必精；④精于脾胃肝胆；⑤重视脾肾调理。此亦为许芝泉先生学术思想之精髓，而这些特色可以在医案和方药中充分体现出来。

（许从真）

黟县三都李氏内科

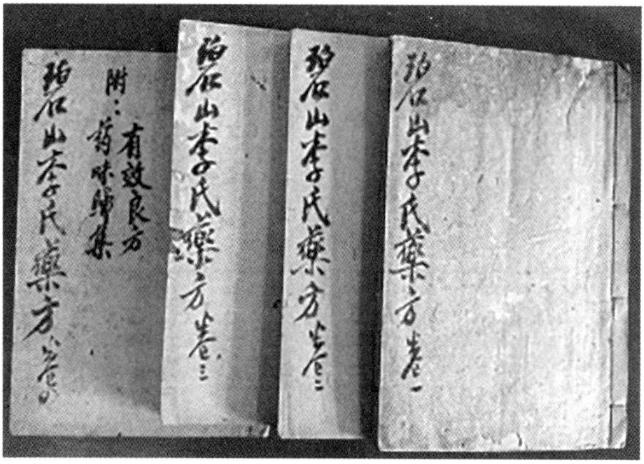

黟县三都李氏内科为新安名医世家，精于内科，因李氏祖居三都碧山村而得名。碧山李氏行医始于清初，始祖为李文意，其行医济世，施药不受值。文意传子李寿昌，寿昌传子能谦、能敬。第四代传人中名声较著者有能谦之次子永洄、三子永铎。第五代传人李培芳，永洄之子，幼得“医之精义尽在书”家训，入乡庠后习医，李氏内科传至培芳时，内科疗效已独具风格，正式被称为“碧山派”，培芳本人也被世人称为“三都先生”。

李能谦（？—1877），号启赞，字光瑞，幼随祖、父学医，攻读古典医籍，继承父业，弱冠发名，学验俱丰，且有自己独到见解。时值太平天国军兴，张文毅、曾国藩相继带兵入徽，能谦因治愈张文毅风痰头痛而得六品官衔。又曾因治愈曾国藩“时疫”等症，颇受曾氏赞赏。李氏临证，若老吏断狱，悬壶一生，屡起沉疴，素为乡间敬重。长于治温病及疮疡。尤其对于春温，认为其根源在于“先留内伤而后外感”，强调冬要藏精，冬不藏精，正气必虚，寒邪偶中，久而不发，春阳一动，内受之寒，久而化热，从春之阳气一鼓而出，发为春温。关于春温的治疗他主张分期而治。其医药学思想开明通达、灵活机变，不拘泥于古人，曾言“养血之品多生痰，疏风之药损阳气。治病必识病，丹溪成法，未可泥也”，其治疗手段多样，口服汤剂、丸剂，催吐法，外敷药，蒸灸法等，每获奇效。其孙李培芳将其医案整理成册，歙县大儒汪宗沂为之撰序作传，有《启赞医案》行世。其弟能敬，亦精医，远近求治者接踵。

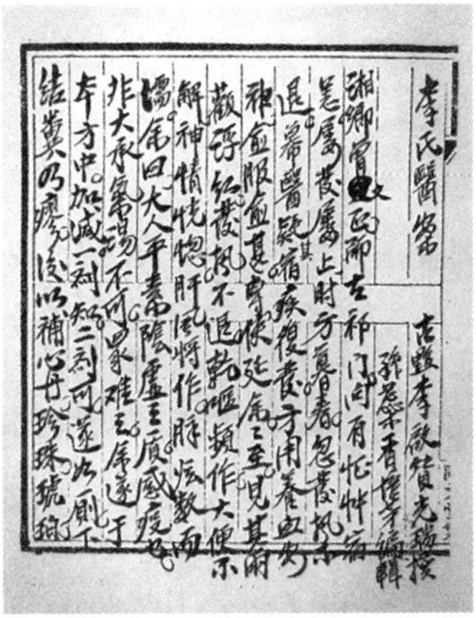

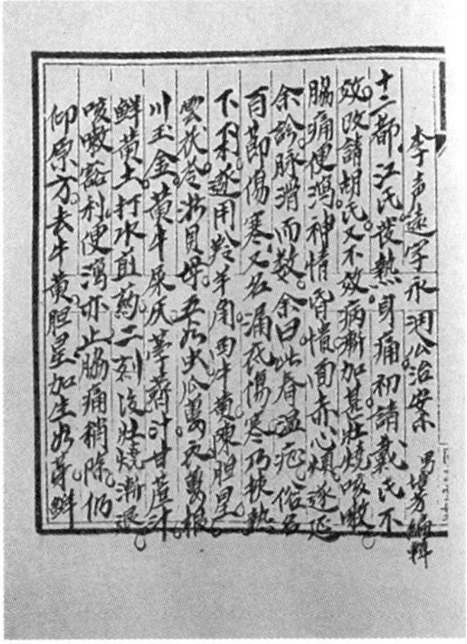

李声远，李能谦之次子，又名永洄，字声远。自幼得父辈亲炙，兢兢以克成先业，平生以昌明医学为己任，医术精湛，多有建树，名噪一时。所活及千人，善治夹阴伤寒、烂喉痧、春温、水肿、疳积、癫狂等症，及他医久治未愈之疑难杂症，训培芳云：“医之精义尽在书，不远书理而欲成名医，未之有也。”

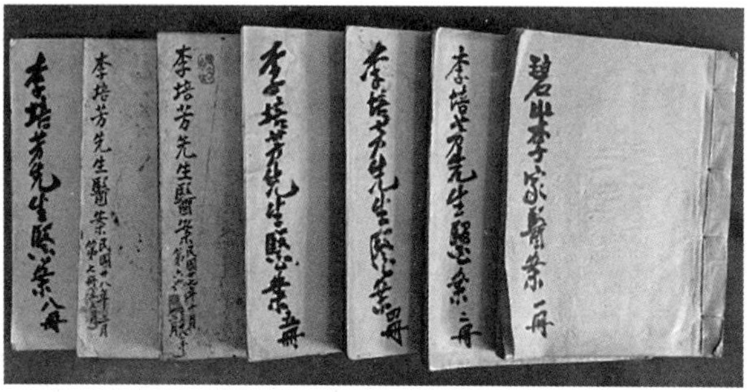

李培芳（1888—1945），李能谦之孙，民国时期曾任黟县诊所所长和“黟县国医公会”主席，幼得“医之精义尽在书”之家训，发奋力学，入乡庠后习医，文医相通，精妇、内、小儿诸科，于温病之诊治颇有心得，为民国时期名医。他乐善好施，对贫穷病人不但拒收诊金，而且还垫钱送药，深受乡里称道。其曾救六都程鸣鸾老人于垂危，获“庐扁再也”金匾。其认为“治病有初、中、末三治。凡病初起之时，须以祛邪为急，邪去然后理之，理之之后又从而补之，补之得当，邪去正复而病不安者，未之有也”。

（王凤龙　胡永久）

黟县舒氏中医

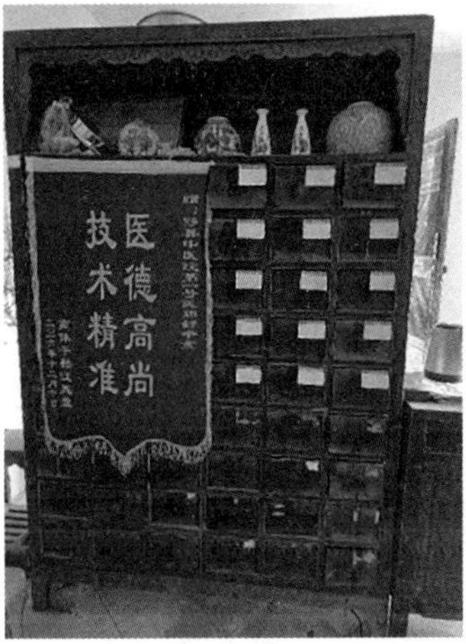

黟县舒家人行医的历史非常悠久。据舒旦元医生介绍，其大祖舒氏立早公，就承袭家业悬壶济世；到舒瑞庭时，始创了“舒氏烫伤灵”等验方，疗效甚佳且价廉，因而医名鹊起；其父舒谷生同邑内名医戴在廷一起侍诊，先后在黟县和祁门县医院任骨干中医；中华人民共和国成立后继续在黟县屏山家中开设润生堂门诊，现仍有“国医舒谷生医寓”之招牌匾额。

舒谷生退休后仍研古籍、攻验方，并免费为当地百姓诊病，留有《物我同春》医案两册，完好的清朝古药柜、药龛，“舒氏

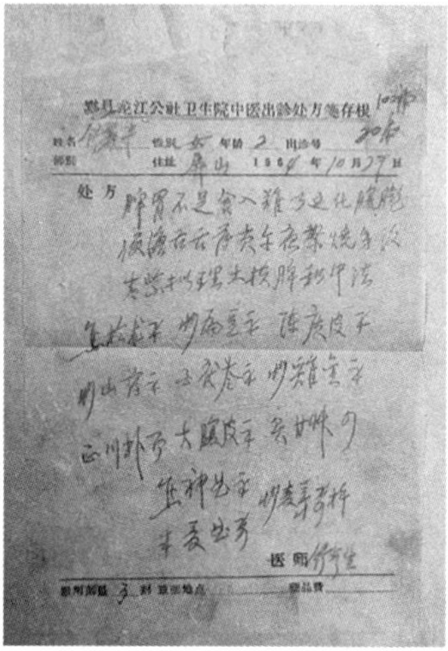

润生堂”匾额，还有《本草纲目》《景岳全书》、孤本《万密斋》等古籍藏书。舒旦元自小随父学医，耳濡目染，同样嗜好钻研中医。1988年黟县开始筹建县中医院时，舒旦元被调任为主治中医师，他撰写的《颅脑外伤头痛治验》在全国现代基层医学论文评奖中获优秀奖。如今八十多岁的舒旦元老人仍在黟县县城的家中为左邻右舍问诊开方。

舒旦元之子舒辛亥又随其父学习并临证多年，也积累了一定的临床经验，尤其擅长烧烫伤的中医诊疗。

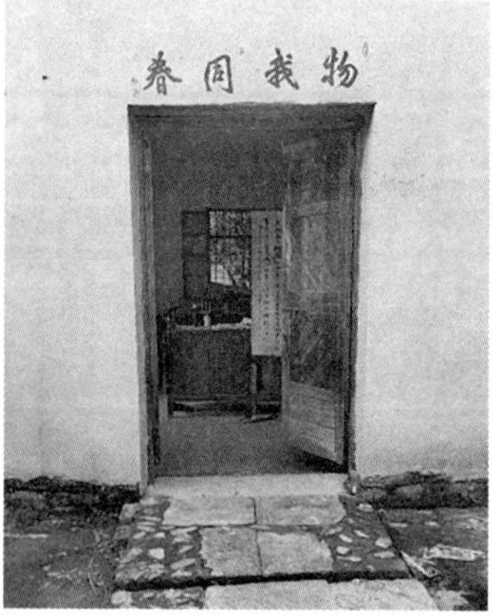

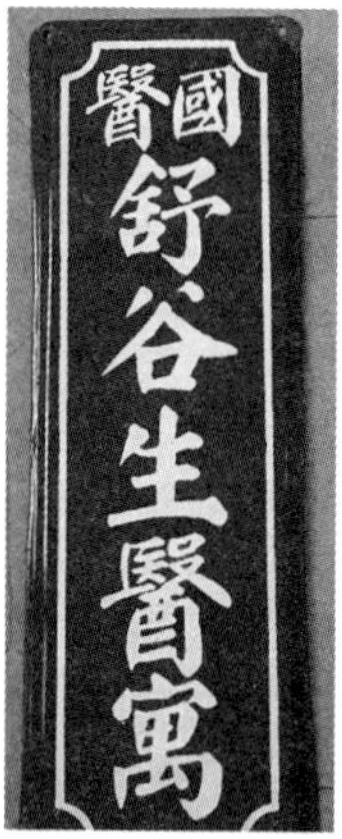

舒氏几代中医人，风雨至今，有过兴盛也有过低落，但一直视中医为国之瑰宝、家之祖业，始终坚持继承探索和奉献，但还是面临着许多困难。除了地道中药药材的严重匮乏之外，深感中医后继乏人。同时，卫生管理部门习惯用西医的规范化、程序化要求中医，给中医的生存和发展带来不利影响，政府在政策和资金方面也缺少支持，致使中医面临发展后继乏力的窘局。

（胡永久　舒辛亥）

新安寿康方氏医家守正传承　创新发展

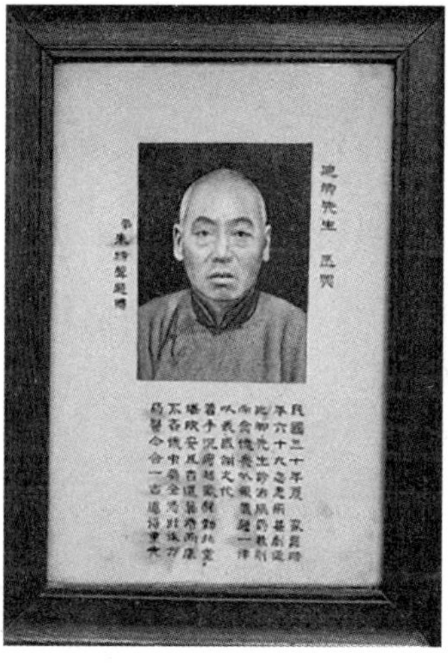

一、“寿康”之源

新安寿康方氏医学起源于19世纪末，中医世家传承四代百余年，临床上内、外、妇、儿、针推、骨伤均有心得，在传承中努力创新，代有名医；专心服务乡梓，同时积极关注地方社会经济发展，是新安医学世家传承的经典。方氏医学世家为赤桥派枧源支系之后裔，其第44世代孙方霖魁（字迪卿），就是“新安寿康”品牌的创始人，因其以仁心仁术济世，被世人尊称为“寿康先生”。

二、传承之路

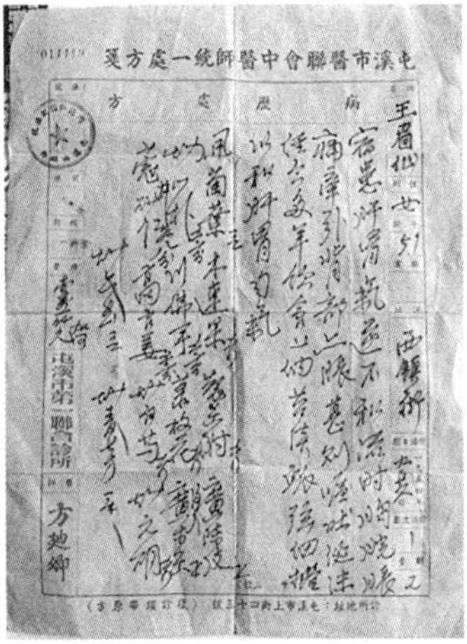
屯溪市醫聯會中醫師統一處方箋

方霖魁擅长中医外科，内外兼施治顽疾。自拟“一剂忍冬汤”治疗急性乳腺炎，自创“盘底药线引流术”治疗重度蜂窝组织炎。用药“准、重、稳”，在理论实践上奠定了“新安寿康方氏通法”的基础。方霖魁之子方炜煌擅长脉诊，以“通”论三焦，强调“气机通畅”在疾病发生、发展及治疗中的重要作用，将“调补脾胃为要、固护胃气为先”作为治病、调养身体的先导。

方炜煌，主任中医师，1940年7月生。历任黄山市中医院副院长，黄山市一届人大常委会委员，安徽省新安医学研究会常务理事，安徽省中西医结合研究会“活血化瘀”专业委员会常务理事，黄山市中医学会常务理事。

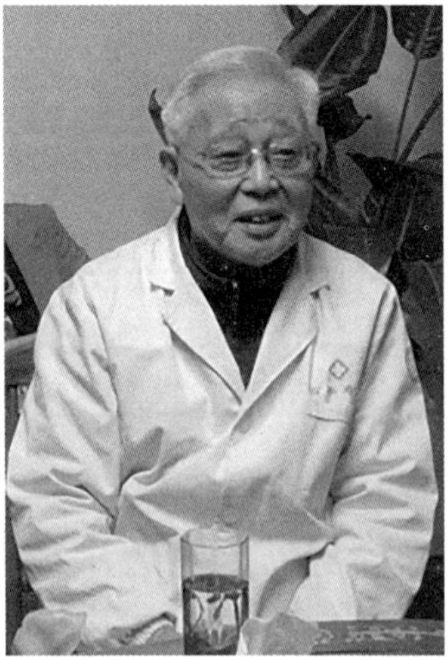

方炜煌从事中医工作50余年，对中医内、外、妇、儿各科均有研究，尤其擅长脾胃病，对肝胆、心肺、肾病及各种疑难杂症的治疗，积累了丰富的临床经验；对妇科月经不调、崩漏、带下、不孕、胎产

诸症以及外科疔疮、无名肿毒、乳痈、乳房肿块、皮肤痘疹疮疡等症的治疗，均取得满意疗效。

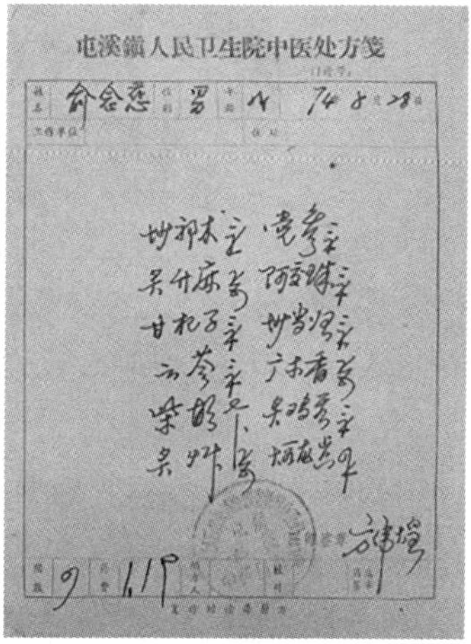
屯溪镇人民卫生院中医处方笺

方炜煌在黄山市三区四县享有崇高的声誉，深受广大患者推崇，主要业绩被收录在《当代中国名人辞典》《休宁县人物志》等志书中。方炜煌坚持发扬光大中医传承精神，不断创新，精研中医膏方疗法，实行一人一方，因人施治，广泛运用于人体虚弱、内分泌功能紊乱及亚健康人群的治疗，均取得教好疗效。另外，其对治疗癌症亦有一定的心得。

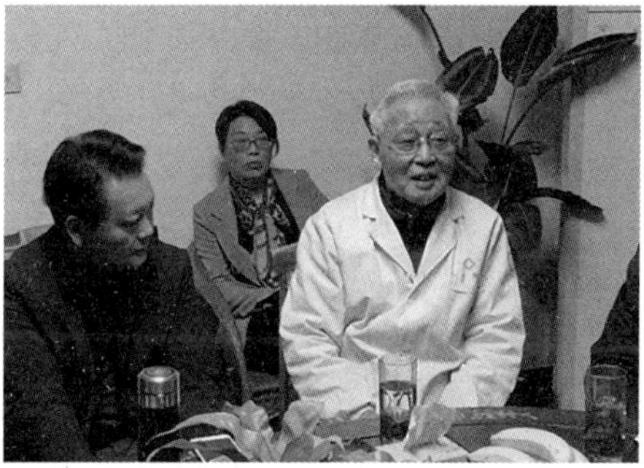

方炜煌之子方敏精于针灸推拿，并创立“三焦辨证，通督施治”的诊疗体系，自创脊柱动态平衡法、三焦辨证脏腑调理手法、桑枝棒拍法、通督回春丹等针药并用的综合治疗方法，合称“寿康通督畅焦术”。

方炜煌之女方霞提出“辨证＋辨体质”的“双辨”思路、“心身互养”“精气神同步调理”等观点，及“治病调理、养生保健、延年益寿”三部曲措施。

新安寿康方氏医家不断发扬“医术求精，德厚扶生”的家风家训，秉持“重经典，参各家，勤临证，求疗效”的严谨治学态度，以“解患者之病痛，助世人之寿康”为己任，用纯正中医思

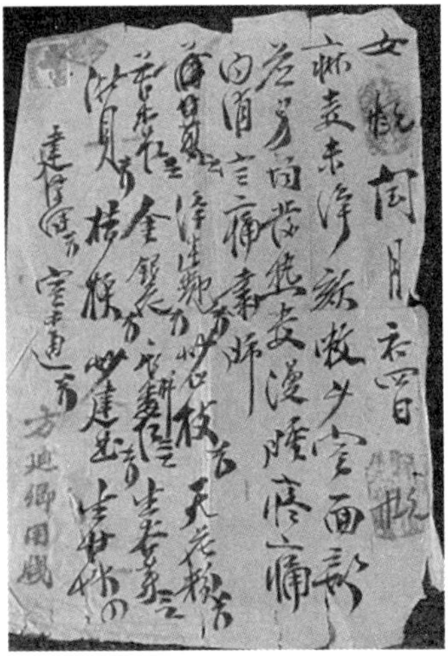

维，纯粹中医疗法服务患者。总结近百年实践经验，新安寿康方氏医家提出以“通”为健、以“通”为寿的学术主张，建立了以“通为常”的健康观，以“不通则病”的发病观，以“通其不通”的辨证治疗观，形成了“新安寿康方氏通法”学术体系，强调“气血通，贵在气通；经络通，重在督脉通；脏腑通，重在三焦通；全身通，重在脾胃通”。

三、仁医家风

近百年来，新安寿康方氏医家传承淳朴、仁爱家风，将“恒持方家恒守正，半积阴德半养生”作为行医守职的座右铭，坚守“医乃仁术”之根本，积极开展社会公益活动和中医药健康科普知识宣传，用实际行动践行“大医精诚”古训。新安寿康方氏曾多次受到病人及家属登报鸣谢和感恩回馈。

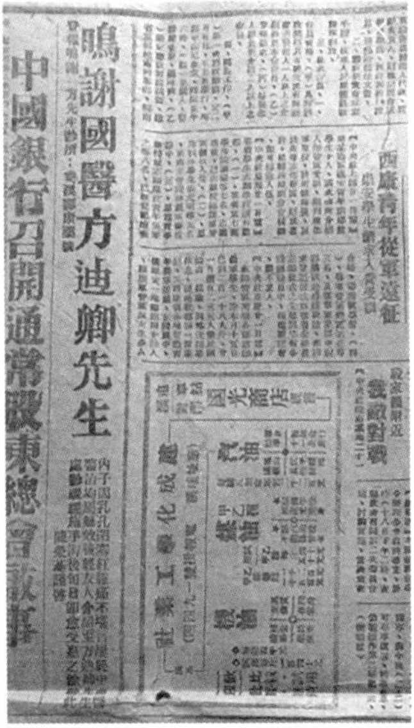

鳴謝國醫方迪卿先生

中國銀行召開通常股東總會

新安医学流派——蜀口曹氏外科

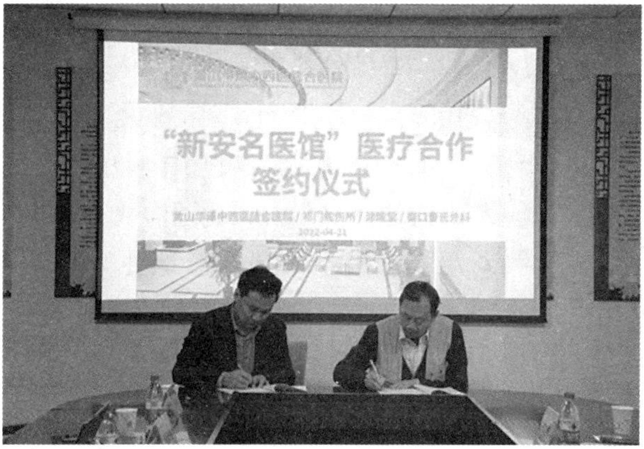

清末年间歙县六大医家之一蜀口曹氏外科，因曹氏祖居今徽州区潜口镇蜀口村，是以得名。祖传六代，历经百余年，经长期的临床实践，积累了丰富的临床经验，独具特色，为病家所赞，并具有良好的医疗道德，在当地享有较高的声誉。

一、曹氏外科的起源和发展

曹氏外科始祖曹启梧，字鸣岐，晚年自号益著，生卒年份不详。约于清代咸丰年间从浙江嘉兴名医程玉田为师，学习疡科，出师后回乡里蜀口行医，医道日进。据民国版《歙县志》记载："尽得其术，并有发挥，遇重病他医不能治者，应手辄效。"声名远播歙县、休宁、绩溪、淳安等地，且医德高尚，遇贫者赠诊施药，在当时传为佳话。

第二代传承人，曹鸣岐长子曹丞延，字益新（1866—1935），次子曹丞隆，字兰阶（1868—1908），继承家业，从父学医。因业务繁忙，医术颇有长进，尤其是1901年治愈了休宁翰林吴庭芬之背疽重病以后，吴亲送"妙手回春"匾额，沿途敲锣打鼓，影响甚大，从而名声大振。休宁、屯溪、旌德、绩溪、婺源及淳安等地上门求医者众多。1908年兰阶因病早逝。

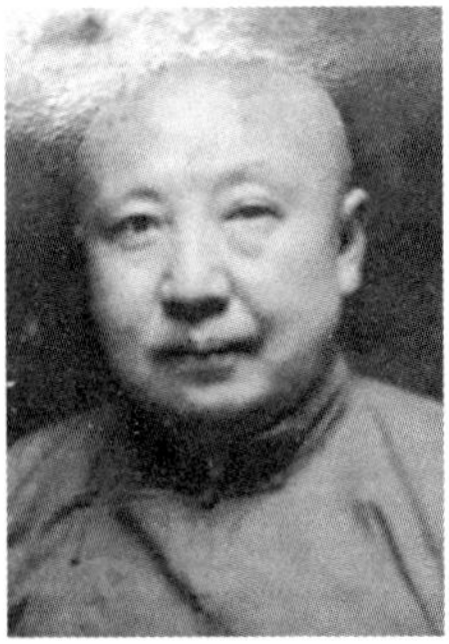
曹叙峻（1894—1956），字崇竹，曹氏外科第三代传承人

曹氏外科第三代传承人曹叙峻（1894—1956），字崇竹，益新之长子。曹叙彝（1906—1969），字典成，益新之次子，兄弟二人均从父学医，为"曹氏外科"第三代传承人。由于故居蜀口地处偏僻，交通甚是不便，为方便求诊者，也为躲避强盗打劫，1932年，益新率长子崇竹、长孙嘉耆迁往富堨继续行医，与歙县名医王仲奇隔墙而住。富堨地广人多，交通方便，业务更是繁忙，为了保证中药饮片质量，解决病人配方取药难题，益新父子出资，创办了富堨"太和堂"中药房，并出干股聘请富堨当地年轻能干、熟悉中药的友人毕子勉管理经营药房的业务。由于药房诚信经营、管理有方，四里八乡的病人都愿意来太和堂抓药，药房的生意非常红火，一直延续到中华人民共和国成立。之后，崇竹先生响应党和政府的号召，积极参加公私合营运动，将自己持有的太和堂股份全部捐献给当地政府，支援社会主义建设和抗美援朝，也有力地促进了歙县西北乡中医药事业的发展。

次子典成继续留在蜀口行医，维持祖业。典成先生不但精通外科医术，对中医内科亦有很深的造诣，四邻八乡的病人络绎不绝。因中年患喉结核而哑音，故民间又称其为“哑巴先生”。中华人民共和国成立后典成先生参加潜口联合诊所。因为失音，典成先生还婉拒了原安徽省卫生厅副厅长王任之邀请他去省中医学院工作的机会。术传至其子卓仂，已无后继者。

蜀口外科第四代传承人曹嘉耆，十五岁即随祖父益新、父亲崇竹习祖传之中医外科，十九岁独立应诊，1948 年迁居歙县城内大北街行医。

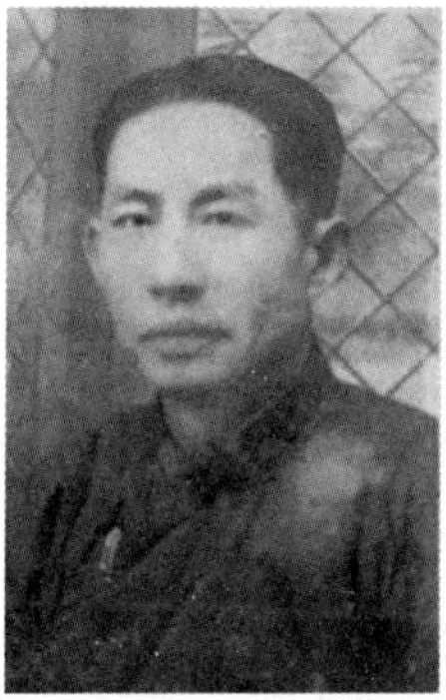

曹荫彭（1918—1972），字嘉耆，曹氏外科第四代传承人

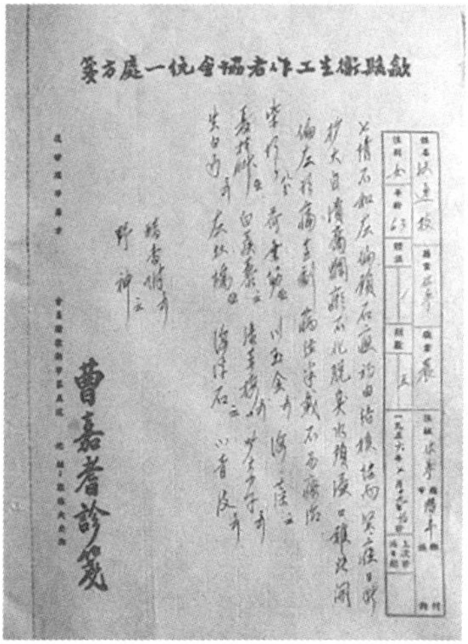

因其勤奋好学、博采众长，并受现代医学之影响，使曹氏外科又有了新的发展。1949 年后，嘉耆先生积极响应党和政府的号召，走合作化道路；1956 年组织成立联合诊所，并担任县卫生协会常务委员。同年加入中国农工民主党，被推选为县政协委员和县第一至六届人大代表。后因积劳成疾，于 1972 年不幸逝世。

嘉耆先生一生忙于临床应诊，无暇立论著作，但留下数十年之医案，诚为可贵。嘉耆先生整理的部分秘方验方载于 20 世纪 50 年代安徽省卫生厅主编的《验方汇编》一书中。

嘉耆先生长子曹恩泽，1966 年毕业于安徽医学院（现安徽医科大学），1974—1975 年参加安徽省“西学中班”学习，1979 年

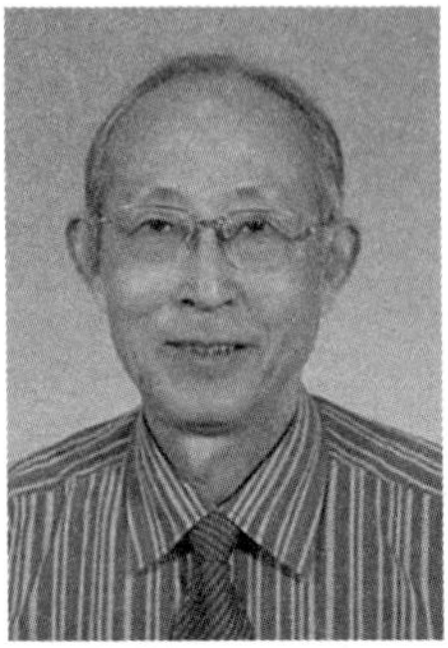

曹恩泽，曹氏外科第五代传承人

参加安徽省中医药人员统一考试，成绩优秀被调至安徽中医学院附属医院中医内科工作，先后任医师、主治医师、副主任医师、主任医师、教授、硕士研究生导师，2022年2月被国家中医药管理局授予“全国名中医”的称号。

曹恩泽曾任安徽省中医学院中医内科教研室副主任、第一附属医院肾内科主任，现为国家中医药管理局重点专科——肾内科学术带头人，第三批国家中医药老专家学术继承人导师，安徽省卫生厅首批临床特色专业——中医肾病专业及省中医管理局重点专科负责人。系省中医药学会理事、省中医肾病专业委员会主任委员，又系《安徽中医临床杂志》《安徽中医学院学报》编委等，享受省政府津贴。先后在医学杂志刊物发表专业论文30余篇，多次获省教学成果奖、科研成果奖及优秀论文奖等。曾任政协安徽省第七、八届委员会委员，九三学社安徽省第六、七届委员会委员。

曹恩泽临床擅长治疗肾脏疾病，如中医药辨治慢性肾炎、早期糖尿病、以血尿为主要表现的IgA肾病、早中期慢性肾功能衰竭以及中医药配合糖皮质激素分阶段辨治肾病综合征等。以健脾利水化瘀法为主结合辨证治疗慢性肾炎，因慢性肾炎病情较长，多拟以健脾利水法为主而拟用肾康冲剂治之，同时结合病情变化而予辨证加减，临床疗效较为满意，亦为动物实验所证实。以益气养阴、化浊通络法

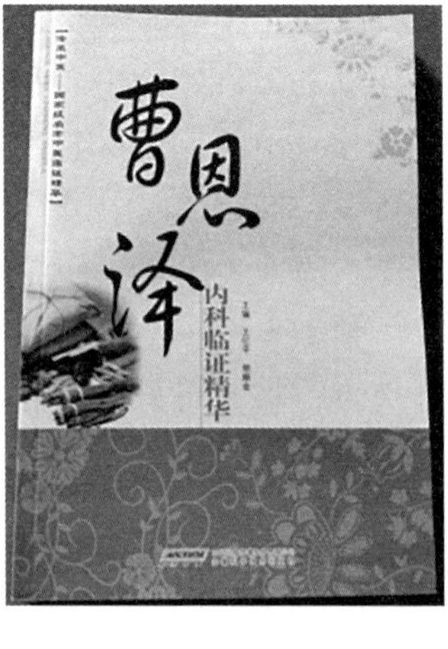

为主辨治早期糖尿病肾病，采用糖肾康方，结合辨证加减治之。以益气通络、清热凉血法为主辨治以血尿为主的 IgA 肾病，采用肾康止血方治之，并随症加减用之。对于早中期慢性肾功能衰竭，根据“急则治标，缓则治本”的原则，治以解毒通络法，拟用解毒泻浊方保留灌肠以治慢性肾功能衰竭之标证，尤其适用于早中期者，并配合辨证施治治之，常用解毒泻浊Ⅰ、Ⅱ灌肠方及口服处方。对于肾病综合征，常根据糖皮质激素应用的不同阶段而采用中医药辨证之治疗，显著避免了其单独应用的不足。一般而言，在激素大剂量阶段，以清热解毒为主，辅以益肾利湿法；在激素减量阶段，拟以清热利湿、益气养阴法；在激素维持阶段，采用补益脾肾法；在激素停止阶段，采用阴阳调和法，临床随症加减，取得了不错的疗效。

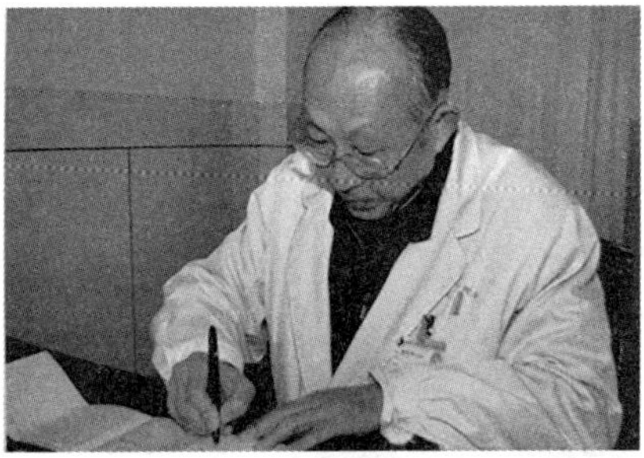

曹恩泽在门诊诊治病人

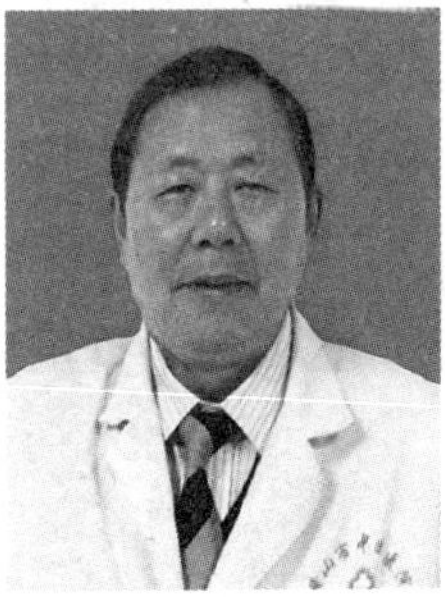

曹恩溥，曹氏外科第五代传承人

曹恩溥，为曹氏外科第五代传承人，十七岁随父嘉耆先生学医，1979 年参加安徽省中医药人员统考，成绩合格，被安徽省中医药管理局录用为中医外科医师。1987 年被聘为中医外科主治医师，1995 年被破格晋升为中医外科副主任医师，2008 年被列为安徽首批省级非物质文化遗产新安医学项目代表性传承人。先后在歙县王村医院和歙县中医医院工作。1997 年因工作需要调至中国农工民主党黄山市委会工作，并在前进医院应诊治病。已从事中医外科工作 37 年，有丰富的临床经验和扎实的理论基础。

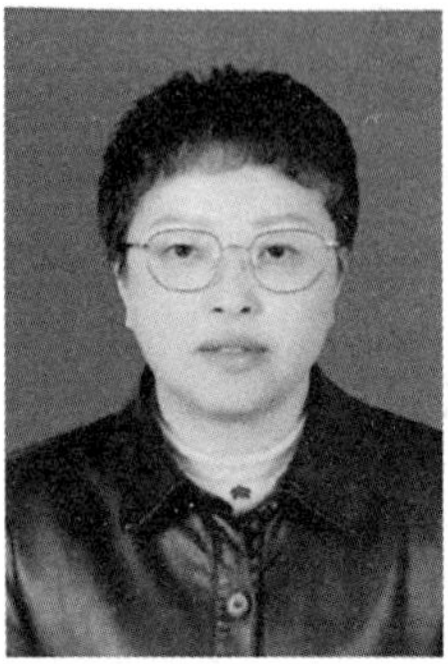

章英，曹氏外科第六代传承人

擅长治疗对口发背、痈疽脓肿、无名肿毒、痛风流火、溃疡、乳房疾病及湿疹、皮肤真菌病、银屑病、带状疱疹、白癜风等顽固性皮肤病，曾在省级以上医学刊物发表文章20余篇。先后任黄山市第一、二届人大代表，市政协三届委员，市四届人大代表、常委，后任农工民主党黄山市委秘书长。

第六代传承人章英，为安徽省中医药管理局第一届初级学徒班学徒，1990年毕业于宣城卫校，然后跟随舅父（曹恩溥）学习中医外科医术，1993年出师，现在歙县中医医院工作。

二、主要学术观点及临床经验

（一）谙熟医理，精于证治

中医外科疾患虽以局部病变为主，但究其病因，多从内发，无论是辨证求因还是理法方药，都离不开中医的整体观念。故曹氏外科历代都认为：外疡与内症异流而同源，并不是单纯的一方一药的治疗，亦非一个膏药、一撮药粉所能奏效。若不通读《黄帝内经》《伤寒论》等经典著作，不谙熟医理、不明脉理，则不可为疡医。主张习外科者，应重视对基础理论的学习和研究，必须学习中医经典，并强调理论联系实际，理论为临床服务，在临床中验证。曹氏祖上常

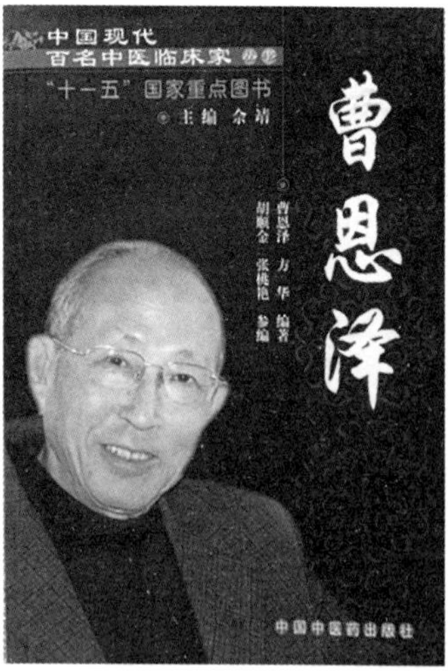

曰："谙熟医理脉学，得内外之术，每遇内外重病者，心中坦然，一经调治则得心应手。"故曹氏外科百余年来有所发展，有所创新，并逐渐形成其独到特点，是与重视基础理论的学习、坚持内外同治的做法分不开的。

曹氏治病，注重辨证论治。如多发性脓肿好发于夏秋季节，是临床上常见的一种外科疾病，症见四肢或躯干部发生一处或多处肌肉漫肿疼痛。他医多用清热解毒、凉血消肿，如五味消毒饮或内疏黄连汤等苦寒药治疗，疗效往往较差。曹氏则认为：此症乃暑湿流注，为先受暑湿之邪，继则寒凉外束，气血凝滞，壅阻于营卫经络肌肉之间而发肿于外也。临床表现必有高热不退、胸闷不舒、不欲纳谷、苔白腻、脉滑数等暑湿内停之内症，实为内外同病。治疗此病首当清暑化湿，通络消肿，佐以和营解毒，暑湿化而寒凝散则热自退，经络通而气血和则肿痛自消。切忌投入大剂苦寒清凉解毒之品，否则寒邪伏内，气血凝滞，更难痊愈。

一般多认为外科痈疽疮疡为肌肤浅表之疾，虽是疼痛而无妨性命。曹氏则认为不然，同是区区小疮，处理不妥或失治，亦能成"走黄"之灾。更何况脑疽、发背、疔疮、五肿等凶险之症，稍有不慎，同样有伤命之虞，但若辨证正确、治理得当、用药合理，则能化险为夷，关键是对疾病的病因病机和发展过程需有一个足够的认识，方能知常达变也。就脑疽而言，曹氏认为，在临床上有虚实之分。实证多以风温湿火之毒壅凝积聚于皮肉之中而发，易溃易敛易治，多以和营解毒清热利湿为法，一般以仙方活命饮合五味消毒饮即可。如在发病过程中，或因正不胜邪，或因碰撞挤压，或因恣食辛辣发物而出现疮形平塌、根盘漫散、疮色紫暗、溃烂少脓等火毒内陷之症，则属阳中有阴，实中夹虚也，治应扶正托毒，酌加透脓托毒之品。虚证属阴，多由情志内伤、郁火内发，或房劳伤精、肾亏火炽，或恣食膏粱厚味、脾胃湿热内生等，治当补托为宜，多以托里消毒散加生地、丹皮、丹参等。但在其病情变化过程中又往往会出现壮热、口干、便秘、尿毒等阴中有阳、虚火相兼的症候，且此类病人每多兼有消渴病史，故在治疗时应慎用温阳峻补之剂，当酌加清热滋阴生津之品，以达到补偏救弊、调理阴阳之目的。由此可见曹氏外科辨证立法别具匠心之一斑。

（二）发扬特色，力求创新

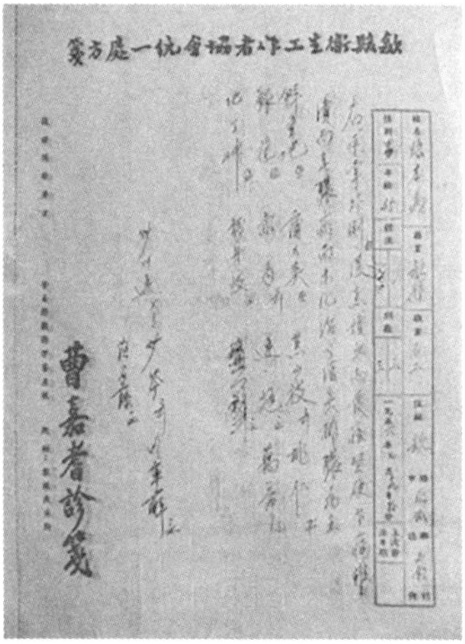
歙縣衛生工作者協會統一處方箋

曹嘉耆診箋

博采众方，融贯众家而为己用，意在创新，亦为曹氏外科的特色之一。

曹氏很推崇清代外科大家高秉钧的高论：“凡治痈疽，初觉则宣热拔毒，既觉则排脓定痛。初脓毒成而未破，一毫热药不敢投，先须透散。若已破溃，脏腑既亏，饮食少进，一毫冷药吃不得，须用和营扶脾。”曹氏祖上常曰：此乃外科理法方面之准则。但又认为亦有痈疽初肿而阴寒内结，气血皆虚者。若属阴寒内盛，脉络凝滞非温阳通络之剂难以疏通，而阳热盛炽，毒邪未清，虽溃亦难以宣解，则宜清热解毒之品。故对于痈疽疮疡，曹氏主张寒温得当，反对纯用苦寒之剂。曹氏先祖曾治一附骨疽，时令大暑，患者右腿内侧肿痛半月，经多方医治无效。证见局部肿痛漫散，坚硬如石，肌肤虽灼而肿块色紫似隔宿之猪肝，形体消瘦、精神不振，纳少、便溏，舌苔灰黑而滑腻，脉来沉迟。追问病史，发病前曾外出负重，热甚，归后即用冷水淋浴，又卧阴凉迎风之处，遂发此病。再观先服之剂均属一派寒凉之品，先祖斟酌再三，认为其素体虚弱，卫气不固，感受暑热之邪，复为阴寒内侵、肌卫寒束、腠理闭塞、脉道阻滞所致。当以温散通阳，宣通脉络为要。

若过服寒凉，岂不更迫寒邪伏内、气血凝滞，焉能消散耳？今虽值酷暑，亦非麻黄不能开其腠理而祛邪，非姜桂不能解其寒凝而通络，非熟地难以活血而行瘀也。故以阳和汤加藿香、佩兰、丹参、红花、穿山甲等，五剂后肿痛消其半，稍事加减续服六剂而瘥。

对于方剂的运用，曹氏外科亦是如此，崇先贤而不泥古。如对于乳痈的治疗，诸医多以“括蒌牛蒡汤”作为主方。而曹氏认为：乳痈的病机为乳汁郁阻、乳络闭塞和肝气胃火瘀滞所致。故治疗当以通、清两法为主，但“括蒌牛蒡汤”清凉太过而发散宣络之力不足，况产妇过服寒凉也属不当。故自拟“鹿角地丁汤”作为治疗乳痈的主方。方中以煨鹿角、穿山甲温通消散，宣络下乳；两地丁、银花清热散结，以清肺胃壅火，寒温并用，相得益彰；再加以调和营卫气血之品，共奏宣络下乳、散结消肿之功，临床运用，每每获效。

（三）注重外治，研配效方

曹氏外科的又一特点是擅长运用外用药物。曹氏认为：外科治病，应重视外治法，因外治法简便易行，药性直达病所，收效甚快。如在痈疽初起阶段，正确地运用外敷药，对于一些经久不愈的溃疡疮口及皮肤病更是疗效显著。曹氏外用经方，现简介如下：

1. 痈疽疮病多由外感六淫邪毒，或外伤积瘀，或情志内伤，饮食不节，或房事损伤，痰瘀内滞等因素所致。其病机则由于局部的气血凝滞，壅阻于肌肤、经络、筋骨之间。但曹氏在配制此类外用方剂，大多不细辨病因而是选用具有活血止痛、温络散寒、化瘀软坚、散瘀消肿作用的药物。在剂型方面多以箍围药和膏药为主，并常在同一方面中温通散结药与清热散结药合用。如在治疗以风寒温痰侵袭脉络、损伤筋骨而致阳气失和、气血凝滞的阴疽肿块，用葱蜜调敷的“南星阴消散”中，既有温热发散、逐寒化痰之品，又有清热解毒、化痰散结之物。而在治疗风热火毒相结、气血不通所致红肿硬块的“阳消乾坤散”中，虽以清热散结之品为主，但亦用了温热化痰之品，可见其主张的“寒热并用”这一独具特色的观点也体现在外用配方中。

2. 对于慢性溃疡、臁疮、瘘管等疮口的外治疗法，曹氏主张：疮口内的腐败组织、瘘管内的异物息肉及骨疽形成的死骨必须清除，否则不利于新组织的生长，影响溃口的愈合，尝曰“腐瘀不除，则新肌不生也”。曹氏研制的以“朱砂生肌散”为基础方的拔脓生肌外用方剂，就是遵照祛瘀生新这一原则所拟定的，用以治疗溃疡效果颇佳。

3. 曹氏常以绵纸搓成细线，蘸药插入久不收敛的溃口、瘘管窦道及手术的疮口，独具特色，较好地起到提脓祛腐、拔毒引流的作用。药线的粗细、长短可根据疮口的具体情况而定，对于瘘管、窦道主张药线开始一定要钉到底，否则脓管不易腐蚀。但经过一段时间后疮口的脓性分泌物减少，则应逐步缩短药线的长度，以免药性腐蚀新肌而影响疮口的愈合。常用药物有三王散、三仙丹。前者多用于结核性疮口及顽固的瘘管等，其腐蚀作用较大，提脓拔毒力强，血管丰富的部位及黏膜、眼睛旁忌用；后者则多用于脓肿切开的疮口，有提脓引流之功，脓净后即停，疮口改掺朱砂生肌散。

4. 皮肤病往往缠绵延发，难以就瘥，尤其是顽固性疥癣往往内服十数剂乃至数十剂中药而疗效不佳。但曹氏认为若能合理、正确地运用药物外治，能缩短疮癣痊愈的时间，起到事半功倍之效果。其在临床中研制了“玉肤散”治疗皮肤病，具有清热、收敛、利湿、润肤、止痒之效。以麻油调敷患处，疗效颇佳。

5. 曹氏外科十分讲究外用药物的选择，非道地药材不用，并严格要求按照药物的配制规范，该水飞的要水飞，该另研过筛的则不得马虎一点。强调：外用药切切要细，必须研至无声，方可使用，一律过 140 目筛。否则用于肿疡药性不易渗透而影响发散吸收，用于溃疡则使疮口疼痛而影响愈合收口。

三、强调医德修养，主张赤诚待人

曹氏外科认为：光有高明的医术而无良好的医疗道德则不为大医也。故曹氏历代均把继承良好的医德医风同继承祖传的外科医术看成一样重要，主张对病人要怀有慈爱怜悯之心，力求医术要精，对病人的心地要诚；诊病时对病人应和蔼可亲、认真负责，切忌草率从事而贻误病情；从不妄取病人的钱财，从不计较病人的酬金，对贫苦者常周以药资。主张同道之间要精诚团结，反对相互诽谤，在医界要有“君子”之风。

中医外科是我国临床医学的重要组成部分。曹氏外科有其独具特色的医学观点和临床经验，并有历经几代遗传下来的祖传秘方，这一切都十分宝贵。笔者和后继者尚需进一步整理发掘，使之发扬光大，造福于民。

（曹恩溥）

仁心守杏林　妙手誉新安
——忠堂肺科

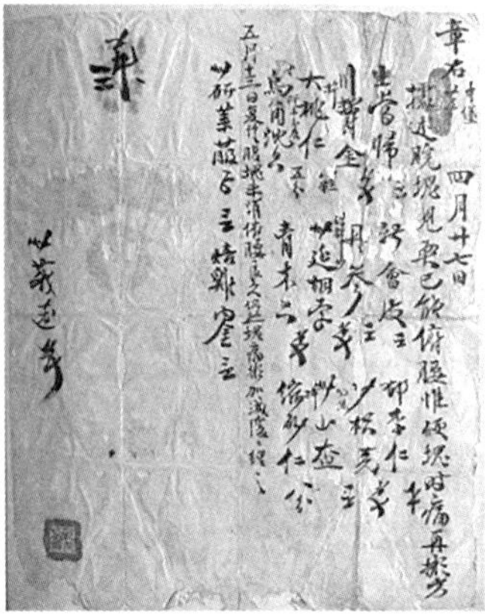

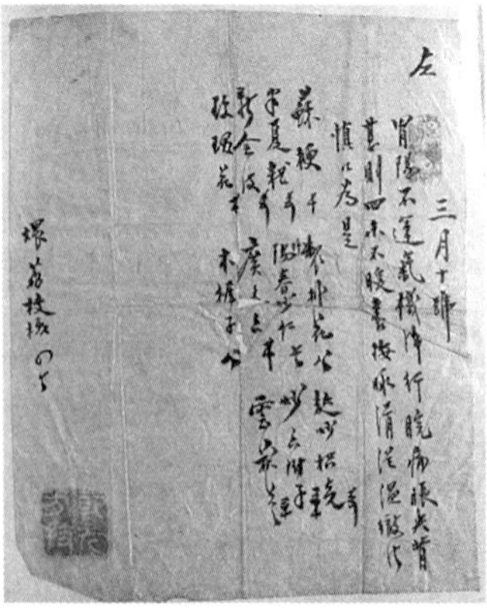

古人云“不为良相，便为良医”，这是人生理想的至高追求。在徽州区岩寺镇忠堂村便有这样一家人，他们悬壶济世、医德双馨、代代相传，谱写出一曲曲杏林赞歌，回荡在群山沟壑间。

早在清光绪年间，忠堂人方乾九拜苏北名医苏成斋为师，二十四岁即返乡应诊，擅治内科杂病，尤精调治肺痨咯血，一生授徒 37 人。其子方建光、其侄方咏涛先后跟随习医，皆颇有建树。三人长期在忠堂行医，医术精湛，人们对方氏家族仁术济世十分肯定与笃信，同称方乾九、方建光、方咏涛为“忠堂先生”。“忠堂方氏肺科”日渐成为徽州有名的中医世家。

方乾九父子及其传人长期在忠堂村行医，名旺声扬。方圆数百里的百姓一遇疑难重病，便用竹床竹椅将病人抬至忠堂村，他们家的白果厅往往挤满了病人。久而久之，当地遂形成一口头语——“抬忠堂”，足见人们对“忠堂先生”仁术济世的推崇。忠堂先生对于穷苦病人从不收受诊费，还垫资赠药，直到1961年方乾九先生病卒为止。

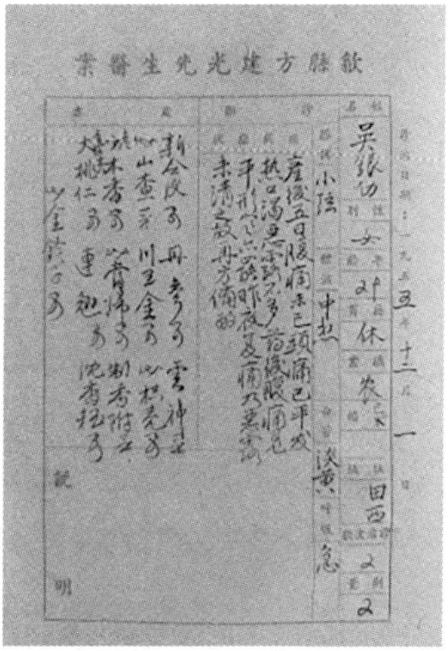

其长子方建光先生（1900—1968），十四岁随父学医，师满考入杭州省立医专，擅内科，尤精治肺疾、臌胀。中华人民共和国成立后，方建光先生曾任安徽省立医院中医科主任、安徽中医学院教师等职。晚年研究中医治疗慢性肾炎、晚期血吸虫病，多有创见。

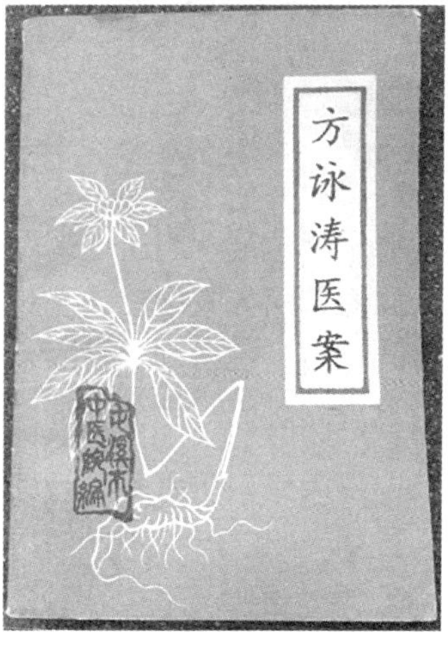

侄儿方咏涛（1903—1979），字起沂。他二十岁时从二叔方乾九先生学医，深得其真传。民国二十一年（1932）开始住屯溪行医。擅内、妇、儿科，名闻徽州及开化、淳安、婺源等县。中华人民共和国成立后曾任徽州地区中医学会理事长等职。方咏涛先生天资聪颖又精于研修，终成为一代名医。

抗日战争期间，在日寇飞机不断对屯溪狂轰滥炸的日子里，方咏涛先生的医寓没一天停诊，经他救治的难民无数，诊费全免并得其生活资助的患者众多。

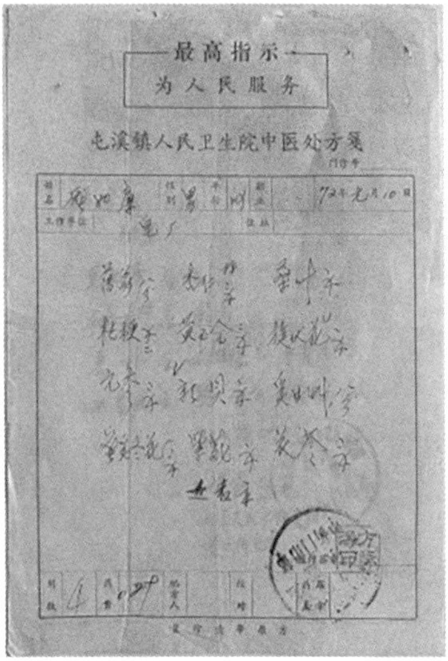
最高指示
为人民服务
屯溪镇人民卫生院中医处方笺

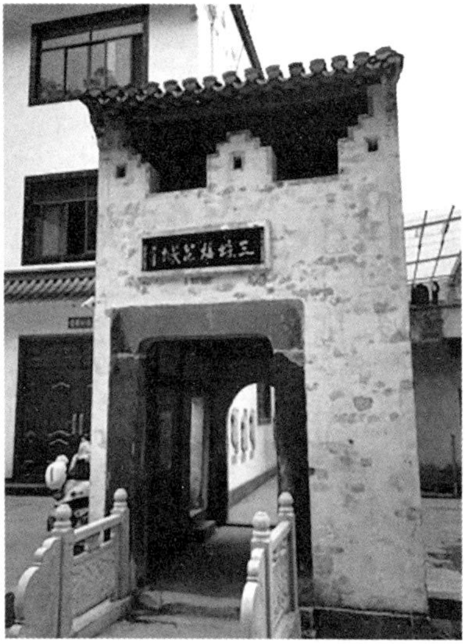

当年在忠堂村“绣衣坊”旁流淌着一条“方氏水渠”，清澈透亮。据说，方家世代在忠堂行医，声名远播，附近地区的民众如遇疑难杂症，均用担架抬往方宅诊治，方氏族人宅心仁厚，从不向穷苦病人收取诊疗费用。求医者为了感谢方家，经常悄悄地送些青鱼、鲤鱼到方家门口水渠内，久而久之，水渠里的鱼越来越多，一时间也传为美谈。为了便利邻乡百姓寻医问诊，减少奔波，方氏族人在歙县也开设了药房，深得百姓赞誉。

如今方氏后人仍致力于中医学临床与研究，为患者排忧解难：代代相传的不仅是精湛的医术医技，还有那大医精诚的医德医风。

（胡雯青　胡永久）

新安医学为什么强调“药食同源”

新安医学强调“药食同源”的原因主要有以下几点：

首先，新安医学认为食物和药物之间没有绝对的分界线，许多食物本身就具有一定的药用价值，可以用于预防和治疗疾病。例如，新安医学中的药膳方多含有“药食同源”之品，如橘皮、枸杞、山药、莲子、人参、黄芪、茯苓、枣、杏仁、肉豆蔻、肉苁蓉、菊花、淡竹叶、紫苏、麻仁、酸枣仁等，这些药食与禽肉、蔬菜、米面、果实等结合，经过烹调处理后，既有扶正袪邪之功，又可大大弥补汤散制剂口感欠佳的缺点。

其次，新安医学倡导的是一种整体的健康观念，强调通过调整饮食和生活习惯来达到预防疾病和保持身体健康的目的。在新安医学中，食疗被视为一种重要的治疗手段，当人们生病时，首选的方法通常是食疗，只有在食疗无效的情况下才会考虑用药治疗。

最后，新安医学强调“药食同源”，也是出于对人体健康的全面考虑。新安医学认为，人体健康不仅仅是没有疾病，还包括身体和精神的良好状态。因此，除了治疗疾病，新安医学还注重通过合理的饮食和生活方式来提升人体的整体健康水平。

总的来说，新安医学之所以强调“药食同源”，是因为食物和药物都是维持人体健康的重要因素，而且可以通过调整饮食和生活习惯来达到预防和治疗疾病的目的。

另外，药食同源与固本培元的医理确实存在密切的联系。药食同源是指许多食物本身就具有药用价值，可以通过搭配不同的食物来达到治疗疾病的效果。而固本培元则是中医理论中的一个重要概念，指的是通过滋养身体的根本来增强身体的抵抗力，从而达到健康的目的。

在中医理论中，人体的健康状态取决于五脏六腑的平衡，而药食同源的食物或药物可以借助其性味功效来固本培元或治疗疾病。一些药食同源的食物，如燕窝、枸杞、红枣等，被广泛用于固本培元，滋养身体。

此外，药食同源的理念也被广泛应用于健康管理中。一些助眠药食同源的配制酒，如含有蝮蛇、莲子心、酸枣仁、生地、百合、麦冬、夜交藤、高粱酒的配方，可以通过养血安神、解郁、镇静、促进睡眠等方式，达到固本培元的效果。

总的来说，药食同源与固本培元的医理都是基于中医的整体观念，通过调和身体的平衡，达到健康的目的。

（朱涌）

歙县最早的中医刊物《歙县医药杂志》

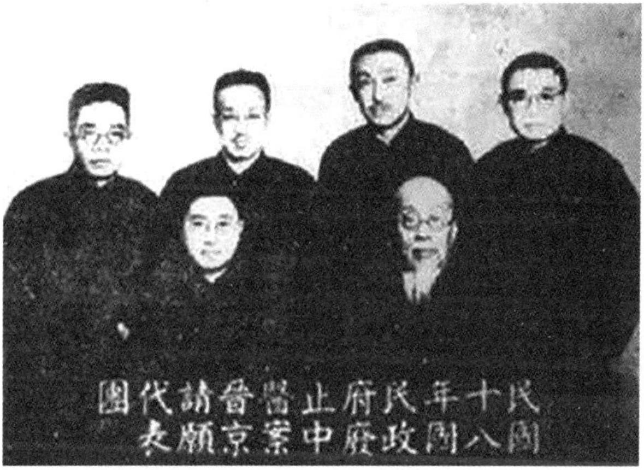
民國十八年國民政府廢止中醫案晉京請願代表團

1929 年 2 月，国民党中央卫生委员会通过余云岫关于废止“旧医”(中医）的提案，激起全国中医药界的抗议。随即，上海成立全国医药总会，于同年 3 月 17 日召开有 17 省、市医药团体参加的代表大会。歙县中医药界纷纷响应，委派毕霞轩前往上海参加会议。会后，参加“请愿团”前往南京，向国民党政府请愿抗议。而歙县在浙江湖州行医的名医王弋真受吴兴中医界的委派，与当地名医许佩斋等代表，三次赴上海、南京参加会议和请愿。

毕霞轩返县后，歙县中医药界始感有成立医药团体的必要，

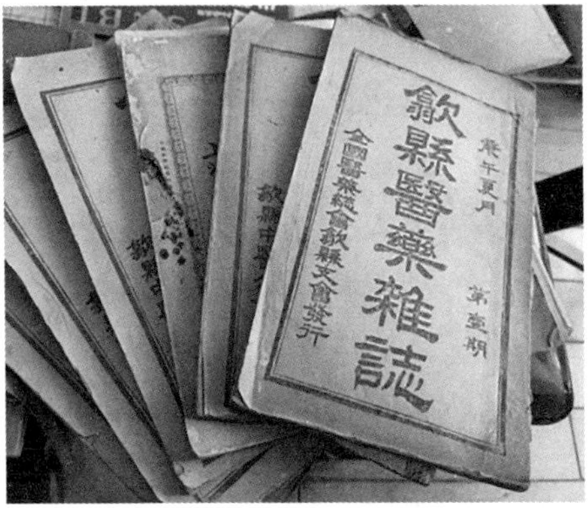

经过一年的筹备，1930年正式成立歙县历史上第一个中医药团体——全国医药总会歙县分会。共有会员60多人（包括中药店），选出执行委员会15人，主席黄育庭，副主席胡天宗、江友梅。委员12人，监委5人，会址设在大北街黄育庭家中。黄育庭（1893—1937）随父黄良甫学医，习承祖传妇科。1937年，经南京政府国医馆批准，在歙县东门外许家祠堂创办歙县国医学校，由黄育庭任校长。传子黄雨龙，中华人民共和国成立后曾在歙县金川、三阳公社卫生院工作。

分会的宗旨是：增强歙县中药界的团结，维护中医药界的利益，对外代表歙县中医药界与各地医药团体联系、交流。分会附设“义诊所”，并编辑发行《歙县医药杂志》，这是歙县最早的中医刊物。

1931年9月，歙县医药分会改组为中医公会（中药业另组同业公会），会员29人，选出主席黄育庭，常务执行委员胡天宗、江友梅。到1932年，入会会员176人，1936年7月会员发展到261人。“义诊所”继由中医公会主办，并继续编辑《歙县医药杂志》四期。

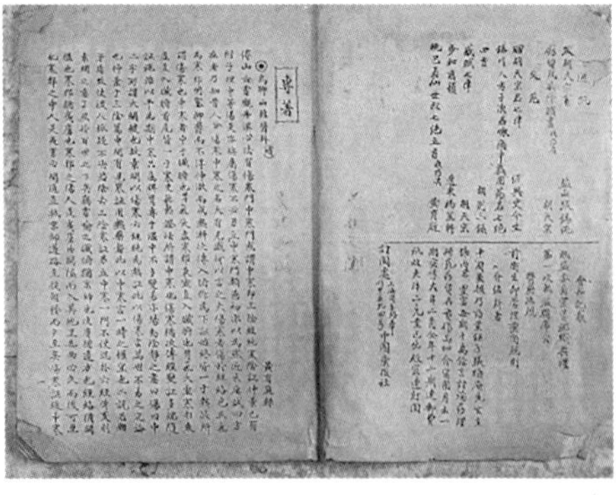

1941年，歙县中医公会改选，许芸生任主

席，并对全县中医进行审查登记工作。为利于此项工作之推行，中医公会主席许芸生召开执监委联席会议，推选各科知名中医21人。经县政府批准，由许芸生、汪寄岩、方乾九、洪韵澜、王巨青、程雁宾、毕霞轩，以及外科曹崇竹、妇科黄竹泉（黄孝周祖父）与黄宜钦、儿科江懋功、喉科郑渭占、伤科程杰良、眼科鲍横伯等14人组成“中医审查委员会”，负责办理中医审查登记工作。

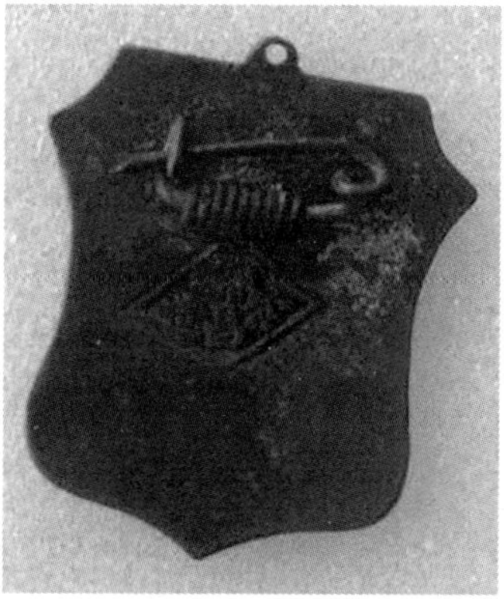

（黄孝周　胡永久）

祁门已故名中医方爵如先生诗词三首及书法作品

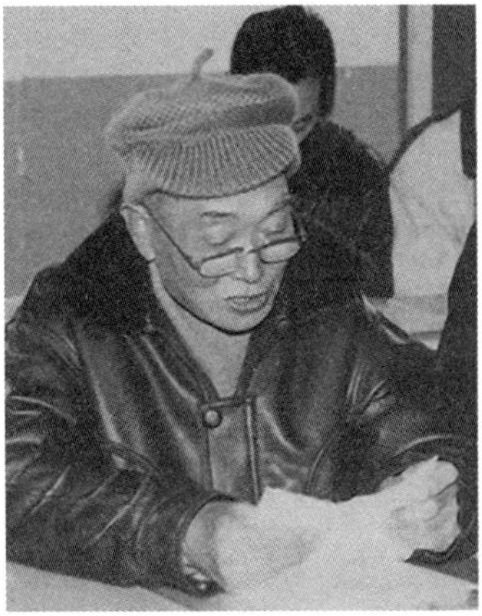

方爵如，男，汉族，1927 年 6 月生，安徽省祁门县南乡祁红塘坑头人。幼读私塾，十四岁进中药店当学徒，十七岁开始读新安医家启蒙诸书，二十五岁业医。1956 年到安徽中医进修学校（安徽中医药大学前身）学习，结业后回祁任城关镇中医联合诊所所长。1960 年任祁门城关区中心卫生院院长，期间还兼任县中医训练班（三年制）教师。1962 年被徽州行署卫生局聘为徽州行署医院名誉中医。1988 年在祁山镇卫生院退休，退休后即被祁门县中医院聘为学术顾问，主持并出任老中医专家门诊。先后任中国科协安徽科协专门学会会员、徽学研究会会员和县中医学会顾问兼新安医学《石山医苑》编辑组顾问。

沁园春·咏祁红

春雨晴霞，茂生瑞草，酪奴才豪。看溪边山地，层层嫩绿。路坡岭坦，阵阵新歌。少妇姑娘，心灵手巧，采叶归来闹似潮。赶市场，必争分夺秒，无损厘毫。

皖南各式名茶，算出口祁红工艺高。继历史相传，深精仿古。创新机械，只有今朝。紫气东升，西提至宝，品味《茶经》学问多。国际奖，获金牌二道，贵在勤劳。

方爵如先生品读《奇经证治条辨》书后随笔，原词：

永遇乐

无偶之奇，脉经十二，络联脏腑。五九《难经》，新名二穴，左右集会督。先贤实践，功莫千载，育英杏林春树。哲理深，医易同体，天地阴阳晴雨。

兹得宝著，启人思路，振余古稀心悟。愧充滥竽，业绩乌有，从今学基础。新安地小，明清多哲，参与诸家研读。一本书，黄金美玉，内容丰富。

七律·不改其乐

劳劳碌碌一挥间，七十喜逢户乔迁。
其叹人生何短逝，岂因服药怕长眠。
三章脉学阴阳辨，一笔权衡气血篇。
架上经文尘不染，读书足以乐天年。

1995年闰八月

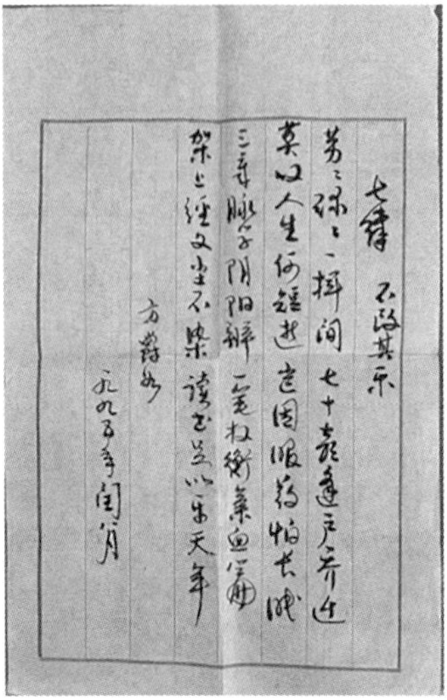

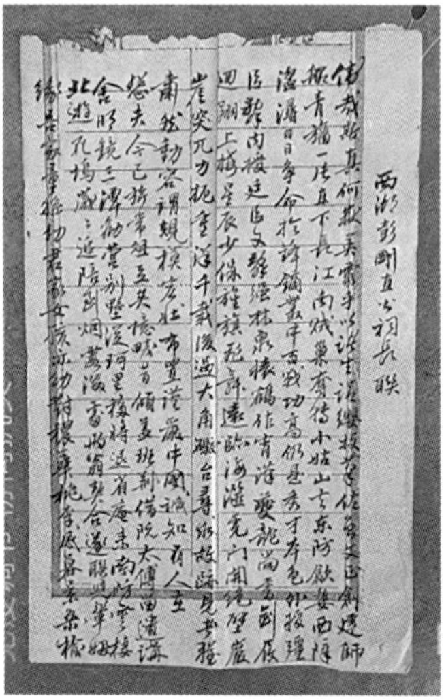

书录《西湖彭刚直公祠长联》

伟哉！斯真河岳精灵乎，自壮年请缨投笔，佐曾文正创建师船，青幡一片，直下长江，向贼巢夺转小孤山去，东防歙婺，西障湓浔，日日争命于锋镝丛中，百战功高，仍是秀才本色，外授疆臣辞，内授廷臣又辞，强林泉猿鹤，作霄汉夔龙，尚书剑履，回翔上接星辰，少保旌旗，飞舞远临海澨，虎门开绝壁，岩崖突兀，力扼重洋，千载后过大角炮台，寻求遗迹，见者犹肃然动容，谓规模宏阔，布置谨严，中国诚知有人在。

悲夫！今已旂常俎豆矣，忆畴昔倾盖班荆，借阮太傅留遗讲舍，明镜三潭，劝营别墅，从珂里移将退省庵来，南访云栖，北游花坞，岁岁追陪到烟霞深处，两翁契合，遂联儿辈因缘，吾家童孙幼，君家女孙亦幼，对桃李秾华，感桑榆暮景，粤峤初还，举步早怜蹩躃，吴阊七至，发言益觉含糊，鸳水遇归桡，俄顷流连，便成永诀，数月前于右台仙馆，传报噩音，闻之为潸焉出涕，念风物不殊，琴歌顿杳，老夫何忍拜公祠。

（胡永久　方桐辉）

一腔浑是活人心

——新安医家医德之评析

“一腔浑是活人心”是清代乾隆年间徽州新安医学歙县西园喉科名医郑梅涧（1727—1787）常在其处方上使用的铭文图章。在中医学史上成就突出、影响很大的徽州新安医学流派，不仅名医众多、医著甚丰，而且其良好的医德医风也为世人所瞩目。新安医家高尚的医德有哪些杰出的表现？这种医德有哪些价值和现代启迪意义？这里仅就目力所及，做一粗浅的钩辑和评析，以求教于方家。

一、儒医风范

自宋代以来，“儒风独茂”的古徽州，许多新安医家从小习儒，由医而儒，基于对儒学的崇仰和理解、“仁者爱人”的熏陶，都把从医作为治病救人的“仁事”，“医以活人为心，故曰仁医术”。许多新安医家把治病救人作为对“仁”的一种践行，作为一种高尚的人文理性追求。汪溥就认为“医药以济众”“功能被乡国”。歙县西溪南名医胡其重，其父潜心理学，孜孜求索孔孟真义，日以求仁为事。在父亲的督教熏陶之下，胡其重以医为求仁手段，精研治病之术，著有《医药先规》《医门博要》《古方韵括》等书，还有《急救危症简便验方》《续集》行世。歙县棠樾鲍集成，父早逝，习儒未第，由儒而学医，其母教导他要用治儒那样的努力来学医，医业才可以达到专精；要用服侍亲人那样的态度来治病救人才算尽了心。鲍集成谨遵母教，专心拜师学医，览遍家中医籍，遇疑难之症，废寝忘食必究其致病之由，直到有疗救为止。休宁丰大基村的程公礼，孝顺父母，常常念及自己家庭贫苦，“无以济人”，于是日夜钻研医书，学习医道，用医来为乡亲服务。不少新安医家为了笃诚践行儒学“仁者爱人”的理念，不惜倾家荡产，甚至献出生命。清代歙县旅钱塘（杭州）名医在瘟疫流行、百姓遭难时，毅然破产施药，活人无数。而清代歙县名医殷安涛（1854—1910）不仅平时为人治病一丝不苟、医术精湛，每天诊病上百次，而且在1910年歙县南乡疫痢流行时，日夜救治乡亲，终因积劳染病，在救人时倒下，留下了一部《殷云舫医案》和人们对他的无尽思念。

二、是乃仁术

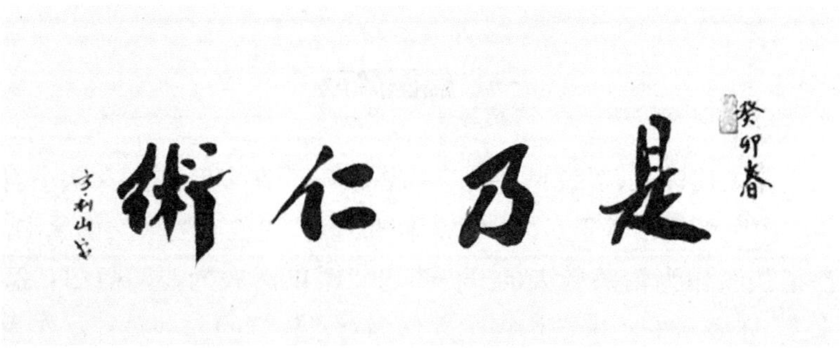

正由于新安医家把治病救人看作行仁做好事，所以许多人一般都不把医业作为赚钱发财的职业。婺源桃溪潘文源，由儒而医，为人宽厚仁慈，医术高超，求诊者盈门。他诊病概不责酬报，对贫寒之士还多有惠赠，借医行善，业医30多年，家无数亩之蓄。黟县名医史谋以针灸出名，游于江浙，由于医名远播，每天求诊者有百余人，他安排一间大房子给人看病，上路时后面跟随的船有十来艘。对于患者他都不收诊费。婺源陈进庠是当地名医，早晚尽心为人看病从不言功不言利，对于贫者施药济财物，亲疏远近视同一体。本来他的家境丰裕，晚年竟因业医施舍而贫。

三、研医精进

为了更好地治病救人行“仁事”，帮助乡亲百姓解除病痛，新安医家大多对医业研钻专注、精益求精。明代歙县名医吴昆为了求得济世医术，竟先后在吴、浙、鄂、赵之间遍访中医名家，先后拜师“不减 72 师”。清代寓苏州的歙县名医叶天士在十年中先后从师 17 人，医术精湛，医著多有创新。休宁名医孙一奎（1522—1619）怀着“葆和吾亲无恙”“为人者不可不知医”的赤子之心，苦研医籍，“游彭蠡，历庐、浮、沅、湘，探冥秦淮，钓奇于越，卒掩迹三吴”，竟花了 30 多年时间走遍半个中国学习医术。他广吸博纳，医名远播，所著《赤水玄珠全集》成为影响中外医学界的重要医著。歙县程仑为探究中医技术，不仅自学 7 年，而且 20 年中先后在吴、楚、梁、宋、燕、赵、齐、鲁遍访名家。祁门饶进在本邑丁姓名医家中学医，丁氏有奇术，不轻易外传。饶进在丁家当学徒，每天白天种园忙家务，夜里勤奋研读医籍，非常刻苦又诚恳谦虚，三年里毫不懈怠，丁氏为之感动，亲自口授奇术，饶进以之诊人生死无不应验，成为祁门名医。

四、急人所难

新安医家学医是为了救治普通百姓于病难，所以他们对百姓中的常见病非常关心，于儿、妇、眼、喉、伤寒、跌打等医科无不着力探研，攻克了不少难关，解决了平民百姓的危难。过去徽州山区山高林密，潮湿而多瘴疠之气，农村卫生条件差，瘟疫一类流行病对平民百姓的生命安全构成重大威胁。新安医家自古以来就专注于瘟疫一类常见流行病的诊治研究，许多新安医家在治瘟病方面医术精湛，还形成了“温补培元”等重要的医学流派。对于天花、麻疹等的诊治和研究，新安医家也非常用心，医著成果多而突出。据统计，明代新安医家医籍中探讨总结诊治天花、麻疹类医著就达 15 部，占十分之一。

歙县郑氏西园喉科，对小儿白喉这种难治之症有独到的诊治方法，郑梅涧医学世家首创的“养阴清肺汤”为百十万患白喉小儿解除了生命之忧，郑梅涧“一腔浑是活人心”的爱人济人情怀，在力克白喉难症中得到了生动体现。歙县槐塘程玠撰著的《眼科良方》实用价值很大，被翻刻了 16 次之多。而其《松崖医案》不仅对伤寒病诊治论述详备，而且内、妇、儿科都有研究，开列了许多秘传效方，都是百姓之所急需。在民间，产科诸病最关百姓日常生活，新安名医对此也十分着力。叶风著《达生篇》、汪嘉谟著《胎产辑萃》、黄予石著《妇科衣钵》《妇科秘要》、潘文元著《妇科证治》等都是新安医家急平民百姓之所急的心血结晶。汪嘉谟还为此博览群书，经撰方论，发前人所未明，将胎产前后证治做了详细述录，一颗仁者之心由此可见。

徽州之地，山民斫山垦荒，劳力伤寒是常见病。歙南张守仁医学世家急民之所需，在长期的诊疗实践中，专攻此症，创造了对劳力伤寒、寒热吐泻有特效的“十八罗汉方”，农人用此药，价廉、简便，且一剂见效，“张一帖”因此名声远扬。歙县、休宁、绩溪甚至浙江淳安一带，百姓凡遇劳力伤寒重症，便星夜赶到张守仁家乡定潭求药，“张一帖”救治和方便了无数农人。定潭“张一帖”，几百年家族传承，至今国医大师李济仁，新安医学大师张舜华、张其成、李艳、李梃、李标、李梢……不断在将“新安医学”发扬光大。歙县的程林，从百姓的需要出发，刻苦学医 10 年，写了《伤寒扶疑》等十几部医书，其所著《即得方》2 卷，就是要让普通百姓在“穷途困厄之顷，午夜仓促之时，凡婴疾病足可不出户庭，信手拈来，即可有效”。而在近代，徽州程履丰、占元吉、洪奇达等人目睹了鸦片对国人的毒害，苦思抵御，不仅努力撰成《戒烟全法》《蘖海新书》等戒烟医书，而且在四川治愈了 40 多名中鸦片烟毒者。

五、授人以渔

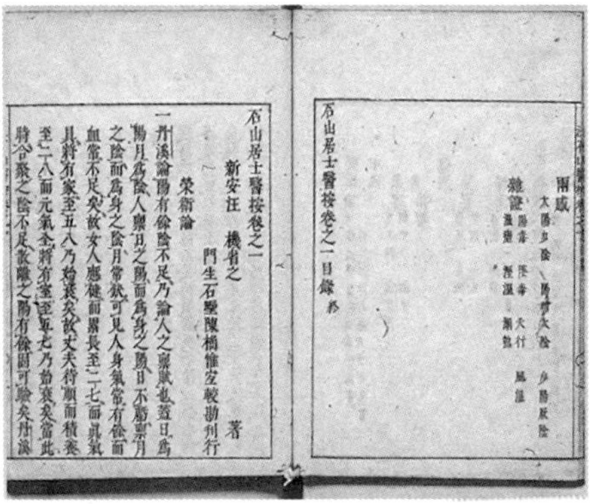
石山居士醫按卷之一
新安汪　機省之　著
門生石墅陳桷惟宜較勘刊行
榮衛論
石山居士醫按卷之一目錄

新安医家本着儒家行仁济世的理念，让百姓广泛掌握对付病魔的方法，成了他们的一个努力方向。许多新安医家不仅自己努力掌握疾病诊治技术，而且毫无私心、不保守，非常重视医学的大众普及。明代新安名医祁门汪机（1463—1539，号石山）行医 40 年，治人数以万计，时人有言：“病之见石山也，如饥者得食而充，渴者得饮而解，弱者得援而登巅，危者得扶持而安。”这位儒医不仅精通内、外、妇、儿各科，在中医学理论探究上成果卓著，是“温补培元”派代表人物，医著丰富，而且特别关心中医知识的普及，除培养了陈桷等一大批弟子外，还写了《石山医案》等 70 多卷医学著作。新安医学名家休宁汪昂在行医实践中专注于中医学理论研究，所著各种医学著作，特别在重视普及方面下了许多功夫。其《素问

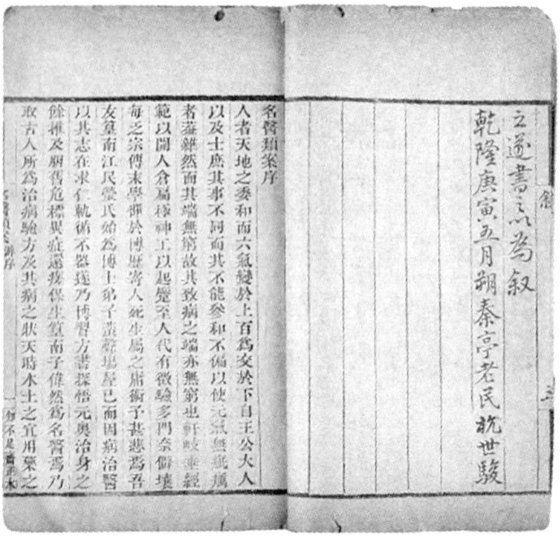
之道書之以為敘
乾隆庚寅五月朔秦亭老民杭世駿

名醫類案序
人者天地之委和而六氣變於上百爲交於下自王公大人
以及士庶其事不同而其不能參和不偏以使元氣無虧癘
者蓋雖然而其端無窮故其致病之端亦無窮也軒岐垂經
範以開人倉扁稼神工以起死至人代有徵驗多門奈僻壤
每乏宗傳末學雜於博歷寄人死生屬之庸術予甚憫焉吾
友篁南江民瓘氏始為博士弟子業難場屋已而因病治醫
以其志在求仁執術不器遂乃博習方書探悟元奥治身之
餘推及姻舊危標異症遂發保生篁南子偉然為名醫焉乃
取古人所為治病驗方及其病之狀天時木土之宜用藥之

灵枢类纂约注》，择《灵枢》《素问》之精要适用者，条分缕析、参酌诸注、简明易解，使学者一目了然。而《医方集解》《本草备要》等则理论联系实际，至今仍是中医学入门教材。特别是其所著的《汤头歌诀》《经络歌诀》，将方剂、经络编成通俗歌诀，既适用又易记，成为中医普及的通俗读物，大大方便了百姓对中医的了解。《汤头歌诀》这一类新安医籍普及读物，在徽州民间农家常见，笔者小时候就读过家中祖上留下的《汤头歌诀》等手抄本。明代祁门名医陈嘉谟，晚年用了7年时间，五易其稿撰成《本草蒙荃》12卷，载中药800多种，对这些药的产地、采集、辨别、贮藏、炮制、性味归经、主治运用都有较详细的记载，且以对语编写，易诵易学，李时珍也极赞其有“便于初学”的中药普及之功。歙县吴谦为了学习正骨之术，多次翻越五六十里山路拜民间医生为师。他主持编著的《医宗金鉴》切合实用，先歌诀，后注释，便于习诵，教者易教，学者易学。为了新安医学的普及，使医术最大地惠及百姓，明清间徽商也积极印刻医著。旅扬歙县大盐商鲍漱芳曾出资刻印《黄帝内经素问灵枢注证发微》等医籍。大徽商吴勉学也曾以巨资印刻了大批医书。

新安儒医行医是为救人济世，所以他们即使医术专精，也绝不会在百姓面前端架摆谱、故作高深，而是只求通俗浅近，让百姓明了易懂。婺源名医王国瑞论针灸之法，文义多浅近，剖析简要而循览易明。明代歙县南溪南名医江瓘、江应宿父子以45年之力撰成《名医类案》，载医案2045则12卷，对141位医家入选的医案都有独到的圈、定、译、注，非常实用。新安医家以自己的医案特色，对那种只讲究文辞华丽、滥于搜索、以多为贵、侈言治验、言过其实、案语太简、似是而非、难以验证、鬼画符难辨认的虚浮作风加以否定。

六、良好医风

在儒学仁心济世思想的支配下，新安儒医大多有良好的医风。江瓘就主张医者应以患者为念，救人甚于救火，“凡来请召，急去勿迟”，而且要不避风雨，还要做到“勿问贵贱，勿择贫富，专以救人为心”。休宁名医程国俊医术高超，家贫而广施药物，特别是乡亲有病急请时，他从来不因为雨雪寒暑而推辞。婺源名医方一乐，为人诊病时，即使严冬深夜，有疾告者，也必起而往救。歙县张柏，不仅诊病不取厚报，而且凡有人请，即使是夜间起来十几次也不怕麻烦。岩寺吴桥，早上在村中巡诊，白天四处出诊，得知患者延误诊视而病危，即使病家未请，他也立即上门诊治。歙县程进，给人看病时，无论富贵贫贱，一视同仁。婺源太医张明征“视天下犹一家，救路人如骨肉”。一天回家，他发现一痢疾患者病倒路上，就命令仆人抬回家中，诊治调养月余，康复后给路费让其回家，而并不问其为谁。歙县儒医程衍道行医，即使患者“极贫贱，必问端详，反复精思，未尝厌怠”。婺源施道焕，诊治病人，无论贵贱贫富，都能尽心尽力。有一个10岁的乞丐患痈疽而病笃，施道焕不嫌其卑贱秽浊，亲为之诊治一个多月。20多年后，昔日乞丐变成了大富翁，其人备厚礼往谢救命之恩，而此时施道焕已逝去了多年。

新安医家看重患者生命，诊病从不马虎敷衍。白天为人开方看病，晚上回家生怕下药有何不妥，总是对照有关典籍，还要坐下来仔细地推敲自己的处方，反复思考有无差讹，“辨同异，察误谬，不敢掉以轻心”。名医汪文誉，医名远播，求诊者盈门。他为人诊病十分小心，心常凛凛，不敢炫奇，不乱下猛药，分量极其斟酌，不敢孟浪。其“乾一老人汤”下药和平无奇，治疫却疗效如神。名医程国彭也主张“用药不贵险峻，惟其中病而已”，力求切中病痛，才是医之正道。

新安医家治病不责酬、不图报者极为普遍。婺源詹文升，弃儒从医，诊病不取酬，凡请即往，活人无数。婺源俞启华，医名闻于四乡，救人性命，不取锱铢，人都盼其长寿，称之为“百寿先生”。休宁黄楷，诊者脱手而愈，施药不受值。祁门程大中，治病不计酬，活人甚多。黟县戴朝显家中常备多种药品，免费救人之难。贫困病人来看病，他不仅不收诊费，还常在药方上写“药费记在戴某账上”。黟县程致煌，最能治风病，他医束手者，则能一诊立起，10 年施药，从不收病家之钱。婺源江得潘，一位和尚在向其传授外科秘术时，曾告诫他：“以此济人，无网利也。”江得潘谨守其训，一生施药济贫，不以医术高明取利，其子、孙、曾孙也能守此告诫。婺源吴梅玉，弃儒从医，医术专精，授徒四方，全活甚众。虽然家里一直贫苦，但遇寒微者还要送诊施药，不苟取，他教育后代：“穷则硬，守则定，方为有用之学。”许多新安医家除不苟取外，还尽量以己之财，热心捐助，为社会做奉献。灾年义诊、赠药、施粥、施棺，平日修桥补路，建书院、恤贫穷、扶危困，义举多多，见之于方志族谱的这类史料不胜枚举。休宁精于医的吴士龙“起不责糈橐，有蓄则散之，以济困之贫老”，自得于“一钱罄兮还栽菊，四壁肃然不卖琴”。婺源俞德乾从小靠打柴供养双亲和弟弟，成名医后还积极捐米赈济荒年中的族党乡亲，修桥、砥道、施药、助棺，多行义举。

七、志在良医

坚持“不为良相，便为良医”的信念，新安医家对于专以行医为赚钱发财手段、不以患者为念、不讲医德、学艺不精、欺世盗名、假冒伪劣等俗医陋习和歪风，都深恶痛绝，十分重视医业的自律。1568年，新安医家徐春甫等在京倡集46位名医（其中新安医家21名）成立了我国历史上也是世界历史上第一个民间医学学术团体——一体堂宅仁医会，参加者共同约定22条要求，其中就特别提出“深戒徇私谋利之弊”，要求会友之间“善相劝，过相规，患难相济”，要“诚意、明理、格致、审证、规鉴、恒德、为学”，做爱人无私的好医生。祁门叶起凤则在乡里授徒之暇，广采医家嘉言懿行，除养生治病用药之法外，还特别列出了“古来良医心存济世、救人适以自救；俗医只为谋利，害人适以自害”的事例，比照劝诫。他所编《医家必阅》成为医者的自律手册。由徽州休宁徙桐乡的医生程剩生，虽以行医为生计，但自己食或不继时也并不让人知道，而稍有盈积辄尽力济人，无一金之宿。他著《素问发明》，大旨在救俗医之失。他曾说：“医病，古人详之；医医，吾志也。”像程剩生这样志在“医医”、坚守医德的新安医家，史籍记载不在少数。寓居南京的婺源名医黄炜坚持“率真养粹”，在官府行医，从不以公谋私。祁门徐存诚药室以“存诚”为匾，对患者“存诚以视证，尽诚而用药”，诊无不中，医不计利，不仅施诊，还设药室施药济人。

以上所列举的部分新安医家医德医风的表现，大体反映了新安儒医群体的精神面貌。当然，作为一个庞大的医学流派群体，历史上新安医者也不可能人人都尽善尽美，史料记载也可能会有溢美之词，但是，从整体上看，新安医家的医德医风的确特色突出、光彩闪现。新安医家这种高尚医德的产生、良好医风的形成，有着深刻的地理历史原因，有着中华儒家文化的特别影响。

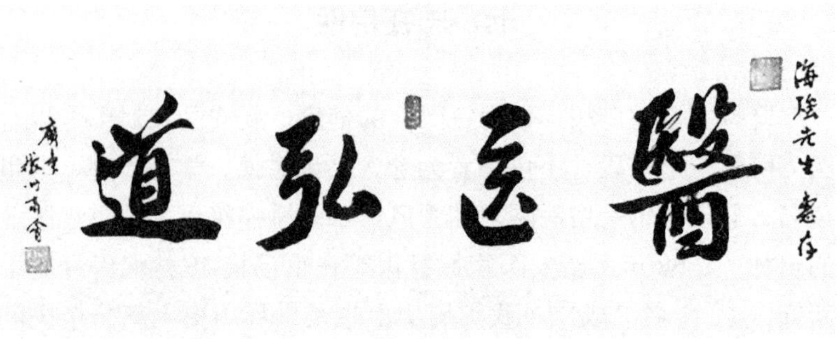

八、珍贵遗产

古徽州是程（程颐、程颢）朱（朱熹）祖籍之地，人称“程朱阙里”，中华儒家思想特别是程朱理学在古徽州有特别深刻的影响。自宋以来，徽州社会人们“读朱子之书，取朱子之数，承朱子之礼，以邹鲁之风自持，而以邹鲁之风传子若孙”成为时尚民风，儒家“仁者爱人”“修身齐家治国平天下”的理念深入人心。教化所及，民间崇节俭、尚气节，骨鲠纯良、知耻畏义、娴礼教、重社会担当。出为仕者，多良相忠臣、御史大夫、清官廉吏；出为贾者，多贾而好儒，贾服而儒行，讲诚实守信，耻“见利忘义”；而许多徽州人从医者，也都是儒学熏陶的结果。儒学讲万般孝为先，许多徽州人学医，也都是为了践行“孝”的思想，像婺源程志熙就是因父老患病，侍药不愈，才决意弃儒学医，究岐黄术。歙县汪燕亭也是因“严老慈病，乃学医”。休宁吴大椿是一位监生，但因“母病瘫痪，久治不愈”，于是放弃儒业，决意“朝夕研究岐黄之术，亲自制药治愈母亲之病”，成为名闻四方的名医。歙县程宏浩，母病时他侍之累月衣不解带，自慨苦不知医，于是努力攻读医籍，钻研医术，在实践中终于成了能诊治人病的医生。婺源何弟松，少时二弟夭亡，父母因伤成疾，他服侍汤药40余日，父愈而母成痫，延医均无效果。何弟松于是弃儒从医，遍求方书，精心研究，四年治愈了母亲之病，自己也成了能药到病除的一方名医。清代大学者戴震“十七岁有志于闻道”，努力探索“天下治乱之源”，他不仅对孔孟儒学有独到的见解和诠释，提出了“体民之情，遂民之欲”的新哲学理念，而且从“爱民、富民”出发，也十分重视医的探研，先后撰成《气穴论》《藏府象经论》等医学著作。歙县槐塘程衍道（约1593—1662）是明代名医程玠的侄孙。他业儒文章称雄两浙间，从医以后，仍“日出治医，日落治儒；出门治医，入门治儒；下车治医，上车治儒”。作为受儒家思想影响浸润的新安儒医，他不仅医术高超，“一诊即能决人生死”“虽当笃疾濒危，未尝动声色，投剂立起”“了无差谬，所疗奇验甚多”“临证治疗，指脉说病，微言高论，叠见层生”，而且有儒者风范，菩萨心肠，“虽极贫穷，必问端详，反复精思，未尝厌怠。其难者，多至盈时，惟恐少误”。

许多新安医家虽以医为业，而志在济世救人，并不把“医”单纯作为谋利求名的职业，他们总是把行医作为行善的行为。婺源戴式信是医学世家，行医于江浙等地，治人无数，“六代苦心传扁鹊，一生清节学夷鱼”。歙县黄鼎铉是宋代“医博”黄孝通之14代孙。他承传祖业，精于妇科，崇祯贵妃田妹患血崩之疾，黄鼎铉奉召入京，一剂而效，再服而安，逾月而痊。医名震宏都，但他功成不为名，辞归山乡，并不慕荣华富贵。宋元之际，休宁邵悦师事理学家胡方平，他隐于“萝山精舍”，集古名方，为百姓施药治病，两次被推荐当药官，他都一概推却了。作为对儒学的践行，新安医家为医“一以儒理为权衡”，讲诚信不欺。涉足医药业的大徽商胡雪岩，开胡庆余堂大药房，就特别制作了“戒欺”匾，向世人宣示：“余存心济世，誓不以劣品弋取厚利”“采办务真，修制务精，不致欺余以欺世人”。他坚持药材地道，制作精良，因而有良好的信誉。歙县元代陆文龙、明代陆彦功，是宋代翰林院医官陆安国之后，由唐宋至元明，陆家世代从医济世，开办“保和堂药店”，施药救人，不可胜计。宋代休宁御医吴源，善治急症，别人束手的疑难之症，吴源应手而痊。但他淡泊名利，坚持辞官归乡，他训诫子孙：“五世活人功已积，一经教子意难忘。尔曹好展摩云志，伴我黄花晚节香。”

儒学笃志践履、致知格物的良好学风，也成为新安医家在医学实践中探寻真知、求真求实的精神动力。新安医家代表人物祁门汪机，私淑朱丹溪而博采众长，融丹溪、东垣学说于一体，为医主张调和营卫，调补血气，他最先提出“新感温病”和“阴暑”，发展了祖国医学理论。清代歙县名医程邦贤之妻蒋氏也在行医实践之中练就了高明的医术，她在我国历史上首次成功完成了再造婴儿肛门的手术。其子程相“医术之精，诊验不可胜举”，其媳方氏也能“内操井臼，外诊婴儿，求治者日日盈门，坐计所活不下千人”，路人啧啧，有“女先生胜男先生”之盛誉[70]。明末清初的休宁人金声，是懂医而最早接受西方医学观点的人，他认为“如欲知医，必好学”。他明确指出“人之记性皆在脑中”，纠正了历来“心主记忆”的谬误。新安医家汪昂著《本草备要》记下了金声“脑主记忆”之说，叶世寅也努力推介金声“脑主记忆”之论。

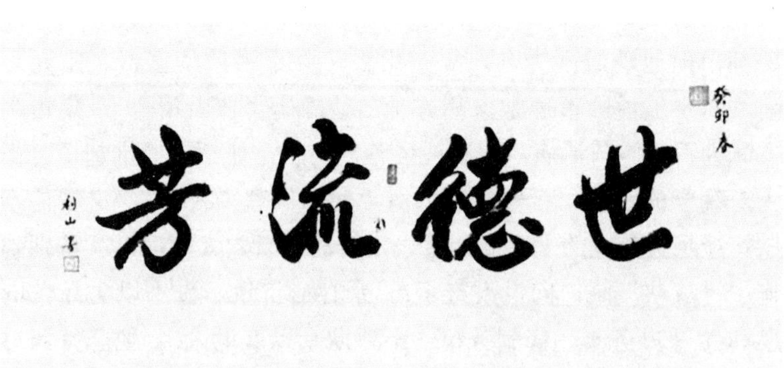

综上所述，新安医家群体良好的医德医风，来自对中华传统美德的承传和弘扬，来自中华儒学思想精华的熏陶，来自古徽州宋以来淳朴民风的砥砺，来自新安医家对“医”这一职业的最深刻的理解。古徽州处万山丛中，山水秀美，陆路交通不便，相对封闭，历史上较少战乱，成为中原世家士族躲避乱世的理想之地。两晋、唐末、两宋时期，大量中原士民迁徙徽州，带来了中原地区的先进生产技术，也带来了中华儒学文化。宋以后，新安朱熹集儒学之大成，其理学思想尤其对徽州有着特别的影响，产生在这种浓郁儒学文化氛围之中的新安医学承传弘扬了儒学思想之精华，形成了一个儒医群体，其良好的医德医风正是中华优秀传统文化的表现。

由于新安医家良好的医德医风，自宋代以来，不仅徽州及周边等广大百姓得益受惠，也使新安医学成为中国中医学界有影响的一大医学流派，为中国中医学发展作出了积极贡献，也使新安医学成为徽州文化中一个绚丽多彩的特色版块。

医学事业关系人民群众的生命和健康，良好医德医风的弘扬是和谐社会构建的重要内容之一，也是新时代人民对“医”的更为深切的诉求。历史上新安医家良好的医德医风，他们对“医”的精彩诠释和出色实践，在今天仍有其现实的指导意义，给人以深刻的教益。

（方利山）

丙戌夏初稿、辛卯二稿、癸卯三稿于屯溪宝徽堂

一段后宫争斗的传奇故事和一个传承500年的秘方

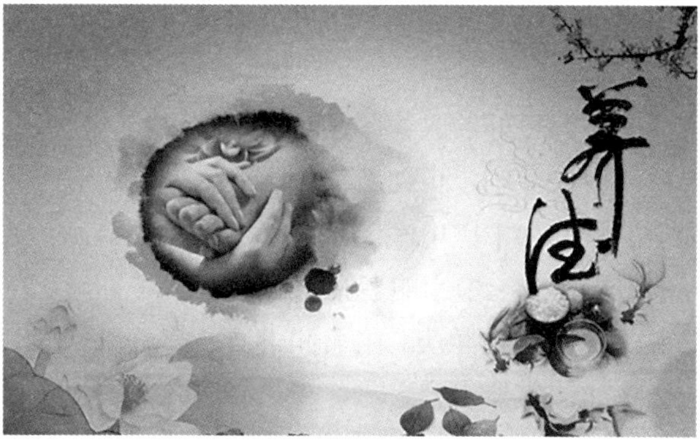

一段后宫争斗的传奇故事

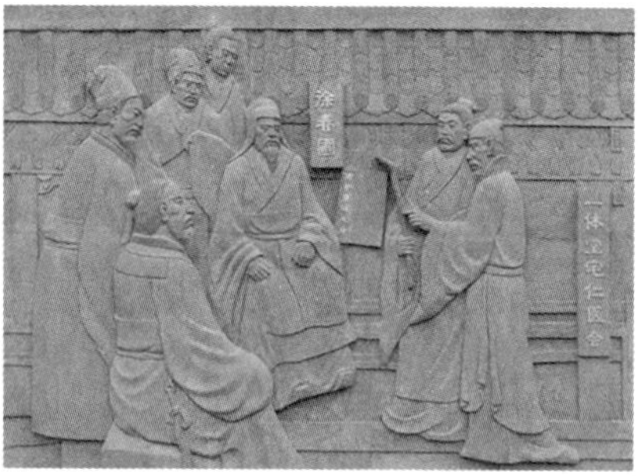

明代万历皇帝有嫔妃郑氏专宠，其生子后更是被封为郑贵妃，一时风光无限。后来由于身体发胖，渐渐地被皇帝冷落，失宠的趋势逐渐显露出来。于是郑贵妃便传唤太医院御医徐春甫前来诊病。而徐春甫专研医学，淡泊名利，无心参与宫斗与党争。为求清净，他便拿出一粒药丸给前来传唤的宫女，并附言一句：“内宫纵有万千事，此一丸足矣。”

很快，郑氏恢复了生子之前的少女身材，水润的肌肤吹弹可破，艳压群芳，冠绝六宫，自然又成了万历皇帝最宠幸的妃子。而那颗神秘的丸剂，也就成了郑贵妃的秘密法宝。

传承500年的秘方，历久弥香

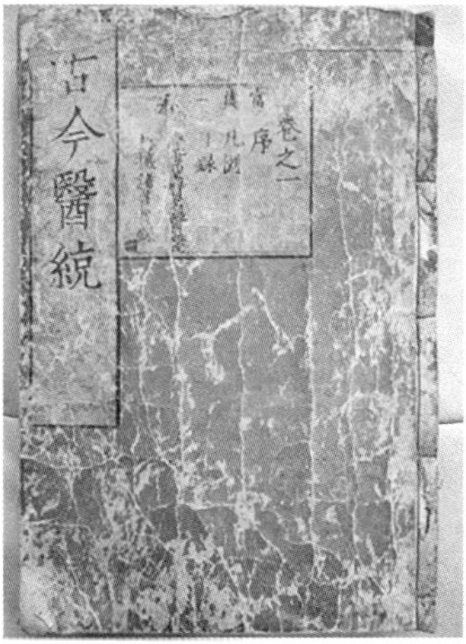

徐春甫，祁门人，明嘉靖、隆庆、万历三朝著名太医，妇科外用药物理论基础的奠定者，其编著的《妇科心镜》开创了妇科下阴排毒药物外用的先河。他组织创立了我国第一个民间医学组织“一体堂宅仁医会”，编著了中国十大医书之一《古今医统大全》。他独创的绝密配方小臻丸，历经十数代医学大家的传承，得以流传至今，历久弥香。

（胡永久）

王任之家族与黄宾虹的交往

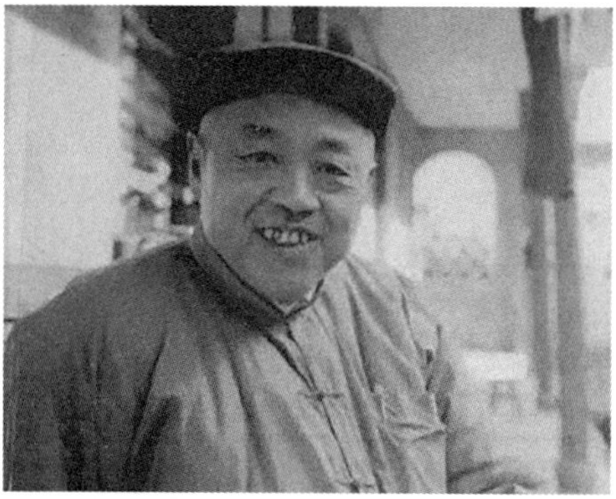

王任之（1916—1988），名广仁，字任之，曾用名英子。王家祖居歙县富堨，世代从医。高祖履中、曾祖心如、祖养涵、父殿人、伯父仲奇均以医名世。王任之曾任安徽省卫生厅副厅长，为新安医学一代名家。王任之先生虽比黄宾虹年幼五十多岁，属于祖辈的关系，但黄宾虹与其祖辈三代均有交往，所以称王任之为“世先生”。

黄宾虹（1865—1955），原籍安徽省徽州歙县，生于浙江金华，成长于老家歙县潭渡村，初名懋质，后改名质，字朴存，号宾虹，别署予向。近现代画家，擅画山水。黄宾虹先生堪称一代艺术大师，诗文书画无不精通。他与王任之祖父王养涵在 1886

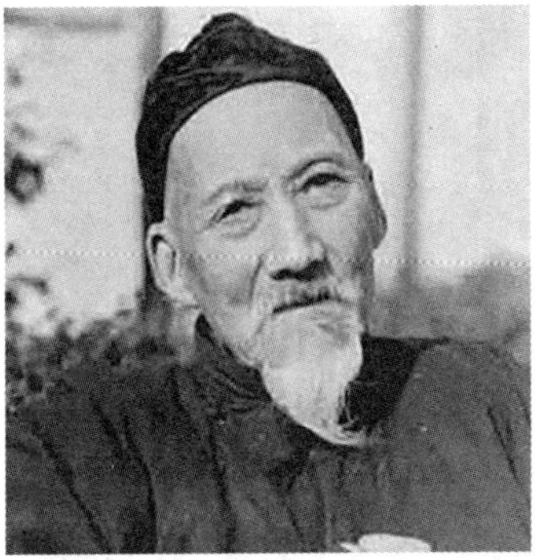

年同年科考。1948 年王任之得到祖父王养涵一件手迹，请黄宾虹先生题跋，85 岁的黄宾虹写道：“前清光绪丙戌，余识养涵王先生于郡城试院中。喜其言论风采吐属不凡，询知家世业医著名志乘楹书可读，尤工制艺，心佩久之……”

黄宾虹与王任之父亲王殿人也交往甚多。1931 年，王殿人病逝于杭州，黄宾虹为其题照：“粹然其德，蔼然其容；医道活人，世业光隆；新安望族，武林寓公；宇量高雅，器范可风。”从上面两份题字可以看出，黄宾虹与王家的交往不仅频繁，而且十分尊重和佩服王养涵和王殿人。

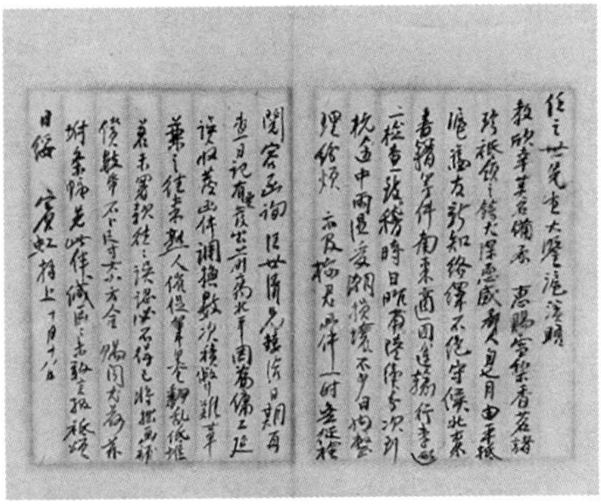

王任之与黄宾虹当属忘年之交了。王任之对文学艺术包括书画、文物鉴赏等情有独钟，因而与黄宾虹意气相投，交往频繁而默契。王任之自少年时代直至黄宾虹逝世的近 30 年中，他们之间交往相当频繁，这些在他们之间书信往来和日记之中便可鉴证。在《黄宾虹书法集》中，收入了这样一帧条幅：

歙之良医先著于宋。张扩从蕲水庞安时游，同学六十人，安时独喜旷（扩）。后闻蜀有王朴善脉，又能以太素知人福命，从之期年，得衣领中所藏素书，尽其诀。明清以来，传之程琎，著

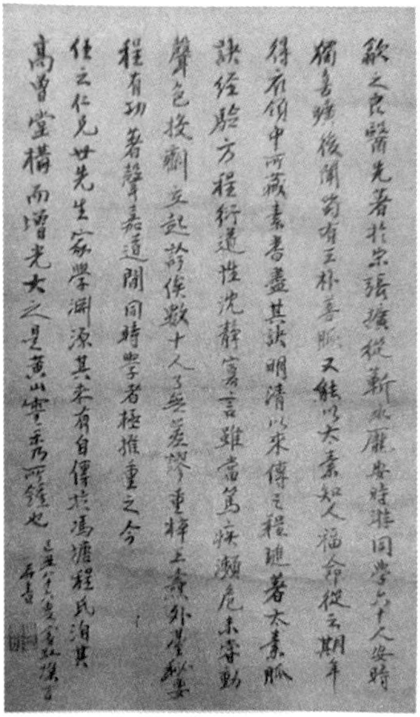

著名画家黄宾虹先生给王任之题赠

《太素脉诀》经验方。程衍道性沉静寡言，虽当笃疾濒危，未尝动声色，投剂立起，诊候数十人，了无差谬，重梓王焘《外台秘要》。程有功著声嘉道间，同时学者极推重之。今任之仁兄世先生，家学渊源，其来有自，传于冯塘程氏，洎其高曾堂构而增光大之，是黄山灵秀所钟也。

己丑八十六叟宾虹撰言并书

这是黄宾虹1949年写给王任之的，在这篇不足200字的文章里，叙述了新安医学的渊源和发展线索，提到了新安医学的几位代表人物张扩、程琎、程衍道、程有功以及他们的高超医技。从这段文字来看，黄宾虹对新安医学史了解颇多。文中关于张扩、程琎、程衍道等人的叙述，与当今医史工作者的研究成果是一致的。文中最后述及王任之，体现了黄宾虹对王任之的器重与瞩望。王任之当时年仅三十四岁，经过十余年的临床实践，已名噪皖南、浙西一带，后又逐渐成为当代新安医学的代表人物。但是王任之生前从未将此条幅挂出，也不曾示人。他曾对家人讲：“黄老这个条幅谈新安医学确

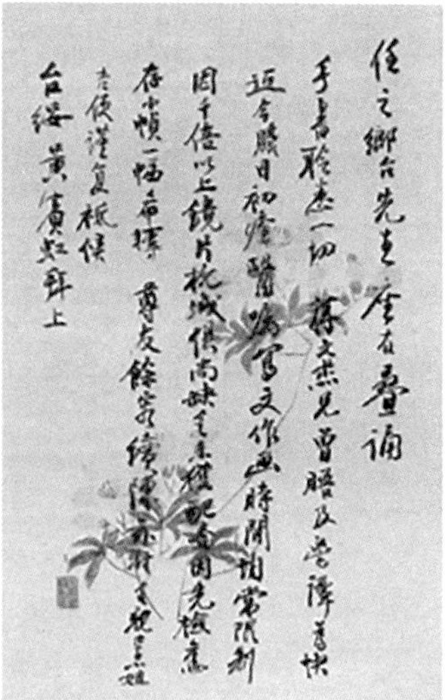

是一篇难得的文字，但把我也摆上去了，只好让它存之箱底。”1989年，黄宾虹的生前好友汪孝文（即汪聪）应江苏美术出版社之约，编辑《黄宾虹书法集》，向王任之的亲属征集资料，这篇文字才得以公之于世。

1951年，黄宾虹在浙江美术学院当教授，由于当时国画不被人们所重视，他和潘天寿的作品在展览时往往被放在不起眼的位置，黄宾虹因此产生了归隐故里的想法。他让儿子带来亲笔信和绘画作品，找到非常信任的王任之，告诉王任之他有“落叶归根”的意思。王任之力劝黄宾虹“不要回来，还是在杭州当教授的好”，由此看出他们世家交往频繁与友情笃深。

（陈琪　姚国文）

新安名医胡翘武的徽州茶缘

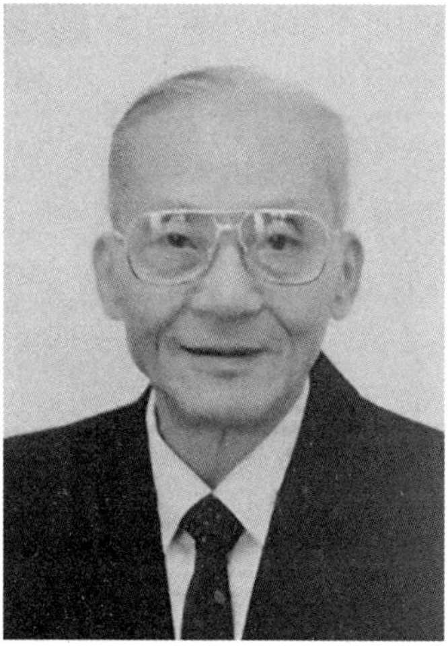

胡翘武先生，国家级名老中医，祖籍安徽歙县，1915年7月出生于皖南郎溪县。幼承庭训，入塾学文，继习医经。1930年拜新安名医汪泽民先生为师。5年卒业后，悬壶郎溪县城，未及几载，名噪乡里。1946年参加南京中央考试院国医考试，获中医师证书。1979年荣调安徽省中医学院任教，任第一附属医院内科主任医师，获“安徽省名老中医”称号。1988年获得安徽省科学技术协会表彰，并获赠“半世纪耕耘科苑，为四化余热生辉”牌匾。1991 年，被国家人事部、卫生部和中医药管理局遴选为全国首批老中医药专家学术经验继承工作指导老师，认定他为“国家级名老中医”。

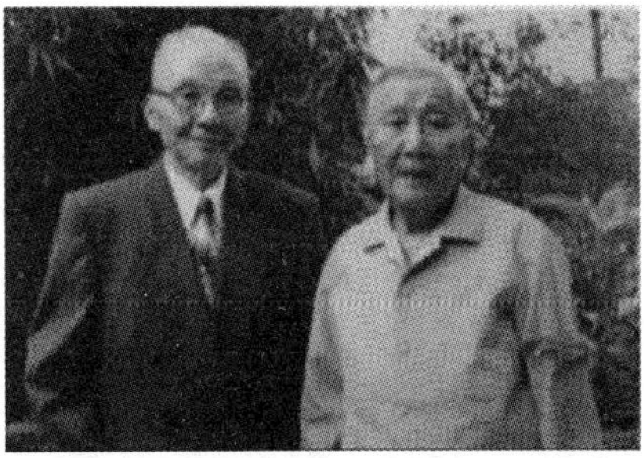

胡翘武先生自幼在祖父“不通文不能治医，学医者必先习文”的思想指导下，龆龀之年即入家塾学四书五经及《幼学琼林》《古文观止》《资治通鉴》等学文必读之书，并学会运用家备之《康熙字典》《说文解字》《文成字汇》及《词源》等工具书去解读一些难懂难读之字词与典故。在 8 年的家塾学习中，他打下了雄厚精深的古汉语基础，这是一般人望尘莫及的。稍长又学读中医典籍及历代医家名著，并侍诊临摹，如此耳濡目染三个春秋，胡翘武先生对岐黄之道有了初步的认识和理解。

胡翘武先生的祖父为使胡翘武精承新安医学，成就岐黄大业，决意送胡翘武去歙县名流汪泽民先生处学习。在徽地学医时，他汲取了新安医学大师对各种病症之辨识技巧、理法思路、方药择用，认为他们文深医精、知识广博，对各家学术能融会贯通，从不被一家理法所囿，用药轻灵；对剂量之轻重，视病情之需要，重不避过两，轻不嫌几分，对内伤疾病常内外兼施，小儿之患善丸散并用。通过几年的学习领悟，胡翘武先生受益颇深，为其今后的医术成长奠定了坚

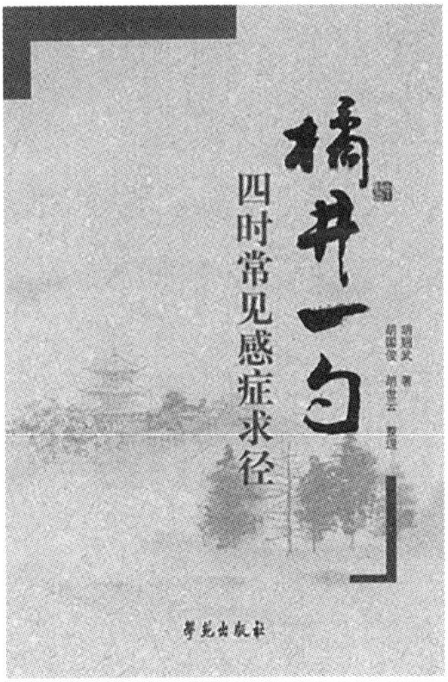

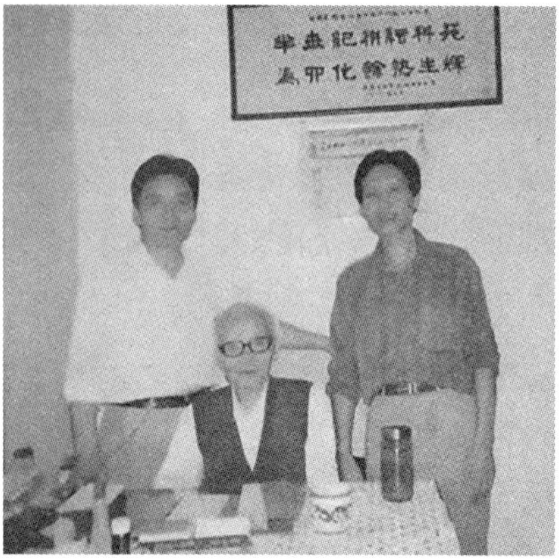

实的基础。

胡翘武先生一生最爱品茗（徽州绿茶），每天早晨起床洗漱后，第一件事就是烧水沏茶。他常说茶叶本是一味中药，有清肝明目、降脂提神的作用，饮茶成了他最重要的消遣之一。他对茶的品质要求很高，虽然郎溪是绿茶之乡，但他仍是习惯喝徽州的黄山毛峰、太平猴魁、祁门红茶等，每年清明前后都会托人去徽州购买当季的徽州茶，一次买足一年的茶叶。那时没有冰箱、冰柜，为了妥善保管新茶，胡翘武先生请人定做了十只白铁箱，在箱底放上木炭，再将新茶一袋一袋密封，放入箱中，置放在阴凉通风处。即便来年取用，泡在杯中，仍有清香扑鼻。

平常夜晚很少有人饮茶，怕兴奋而不能入眠，但胡翘武先生每天晚饭后一定要沏一杯浓茶，看书、写作或教学，直到子时，从不影响睡眠。胡翘武先生一直保持清瘦体型、思维敏捷，寿近九旬，这也与他长年饮茶有关。

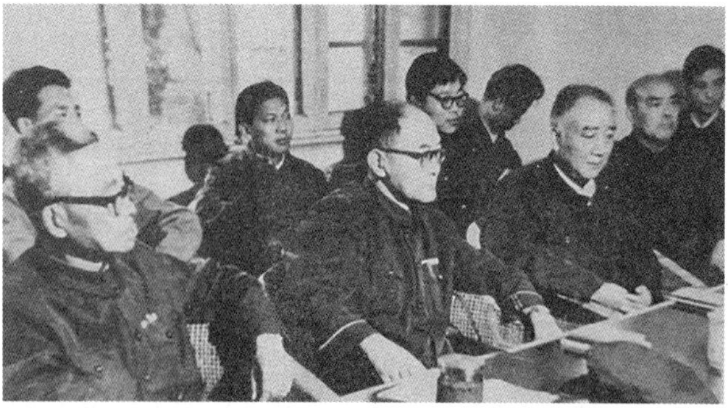

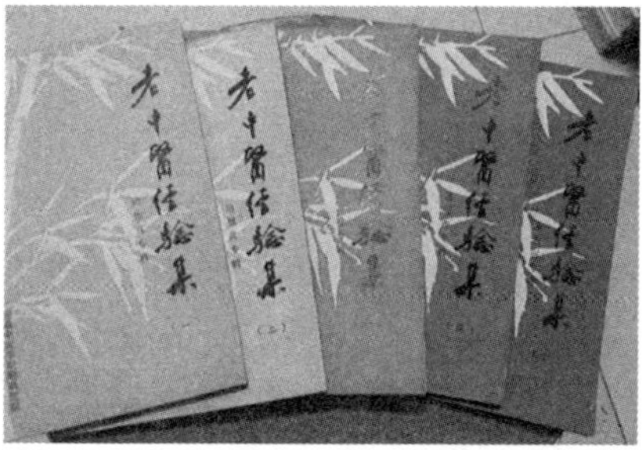

胡翘武先生在诊余休息时，喜欢交一些兴趣相投、知书达理的朋友，如著名书画家黄叶村、英语老师金鹏文、燃料公司陶运才和民主人士许介眉等。许介眉先生当时虽然是领导干部，但为人谦和，书生雅气，写得一手好书法，胡翘武先生常约他来家品茗，聊天论道。在这些高朋的影响下，胡翘武先生的子女受益匪浅，个个都写得一手好字，同时也能用一些简单的英语相互调侃。胡翘武先生的书房里悬挂着一副对联："雅言诗书执理，益友直谅多闻"，勉励自己的同时，也告诫子女在今后的工作中，应做一位言语美、行为正和品德高尚的人。这些老友们得知胡翘武先生将荣调省城工作时，都前来送行，他们都眼含热泪，说："你走了我们都将离世不远了！"一语成谶，其后5年，老友们都相继去世。

胡翘武先生曾历任中华全国中医学会宣城地区中医学会第一副会长、安徽省中医内科学会理事、《中医临床与保健》杂志顾问、安徽省中医高级职称评审委员会委员、全国中医老年病学会委员等职。著有《中医临床三字诀》《老中医经验集：胡翘武专辑》《橘井一勺：四时常见感症求径》《壶天秉烛》等书，并在国内中医期刊上发表学术论文30余篇，其中《附子十配》荣获安徽省科技成果二等奖。

摘录自郎溪县政协编写的《鹤原人家》

（胡国荣）

走进新安医家方有执故里——灵山村

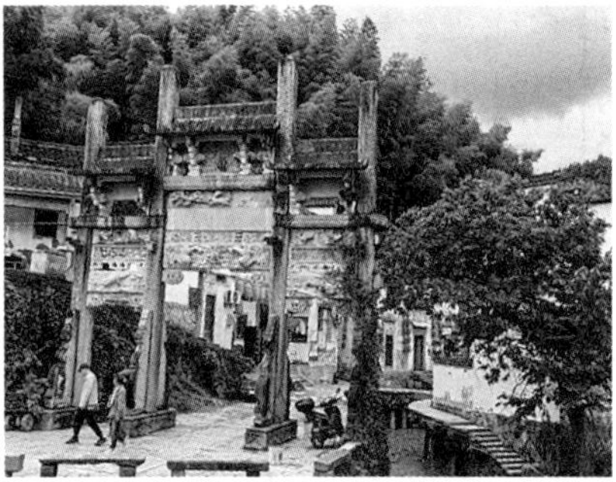

原属歙县、今属徽州区的灵山村，是新安医学名家方有执的故里。灵山村位于安徽省黄山市徽州区呈坎镇，是个高山古村落，依山傍水而建，后唐时建村，是徽州方氏聚居的古村落之一，自古就有“山川唐泽里，云树汉公祠”之美誉。

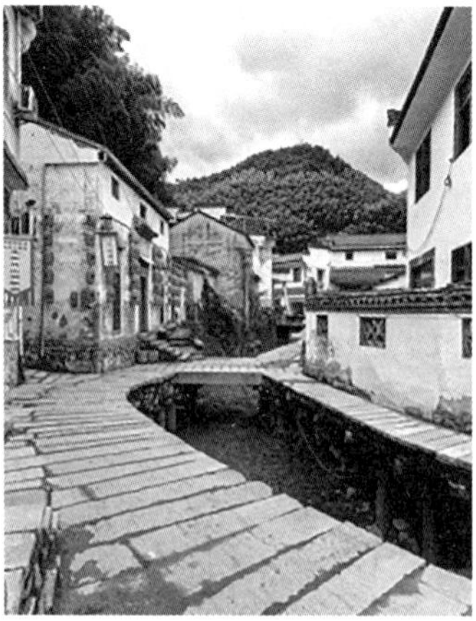

灵山村坐落在山上，且有溪水穿过，溪水来自村后的九龙山，形成了一条山上水街，好似天上的银河。另外由于开发较晚，相比其他古村景点少了许多商业味。徽州人在建房造村时，对水口的建造非常讲究。所谓“水口”，就是水源的出口。为了留住财气，在选好的水口位置上，最常见的是以桥为主要“关锁”，辅以亭、堤、塘、树等镇物，故灵山村的水口处建有天尊阁、五福庙和灵阳桥。

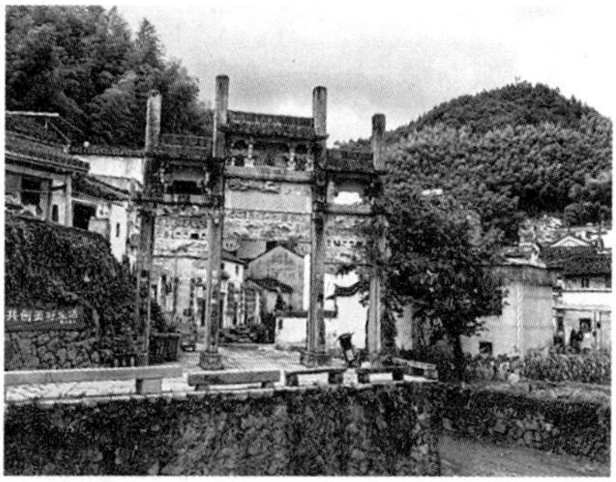

灵山的水口呈“S”形，弯弯曲曲，这样设计的目的是曲水锁财，象征水源不断，财源滚滚——“肥水不外流”。古桥（灵阳桥）右侧，一亭（天尊阁）翼然临立于溪水之上，飞檐翘角、厚实古朴，是典型的徽式古亭。古桥左侧，溪水之畔，耸立一牌坊（翰苑坊），雕狮刻凤，高大巍峨，气势飞扬。

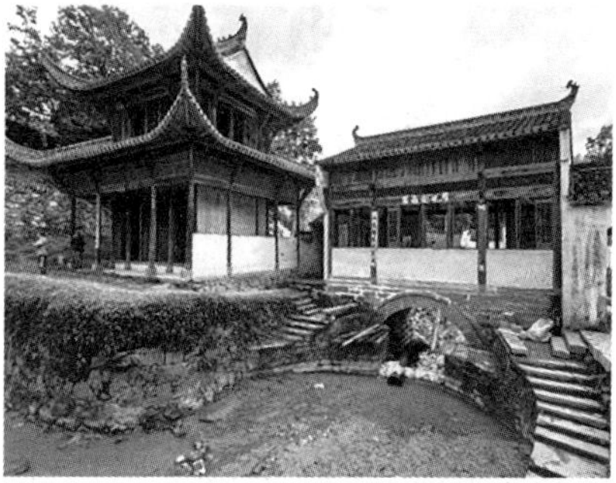

雷祖庙附近的翰苑坊建于明朝正德六年（1511），是徽州区现存历史最悠久的石坊之一。明武宗朱厚照敕造，由徽州知府熊桂等为灵山方英立。四柱三间三楼冲天式，高10米，宽8米。牌坊正中匾额上书“翰苑”二字，因为皇帝下诏地方出银建造，所以龙凤榜刻有“恩荣”二字。

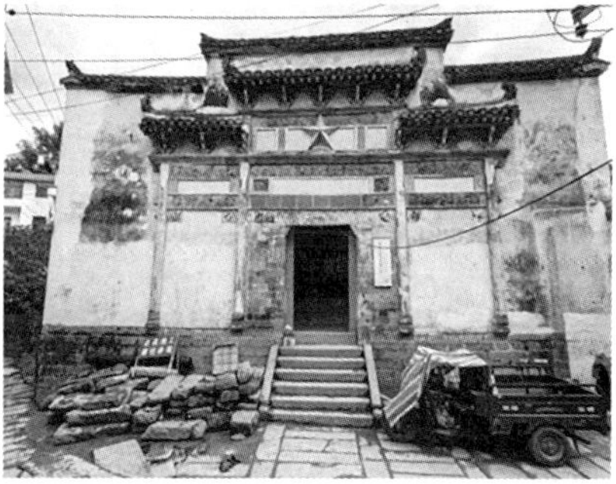

整条街道就地取材，用清一色的粗麻花岗岩石铺就，逆水而上，东宽西窄。为加宽水街街面并尽量减少占地，灵山村先哲沿溪将石条挑出一二尺，悬空于水上；为缓和灵金河水的落差，灵山先哲采取级梯筑坝、缓冲水势，方便村民蓄水取用。蜿蜒在灵山上的这条石板街，被民间誉称“天上的水街”。灵山之美，美在水街。

据说灵山村早在汉代就有人居住，距今已有1800多年的历史。东汉名医汉黟侯方储之三十三世孙杰兴公于后唐长兴年间（930）为避五季之乱迁于灵山，代代繁衍，方姓也就成为灵山村第一大姓。据说方姓始祖是轩辕黄帝左相方山侯方雷，灵山村村口的天尊阁又叫雷祖庙，便是供奉方姓始祖的地方。

灵山村以方姓为主，自后唐方杰兴迁居灵山，距今已有1000余年的历史。方姓来此定居后，宗族兴盛，尚文重教，历代为仕为儒为商，名人辈出，有被誉为“诗词真龙”的明代诗人方问孝，以及著有《伤寒论条辨》的新安医学名家方有执等。

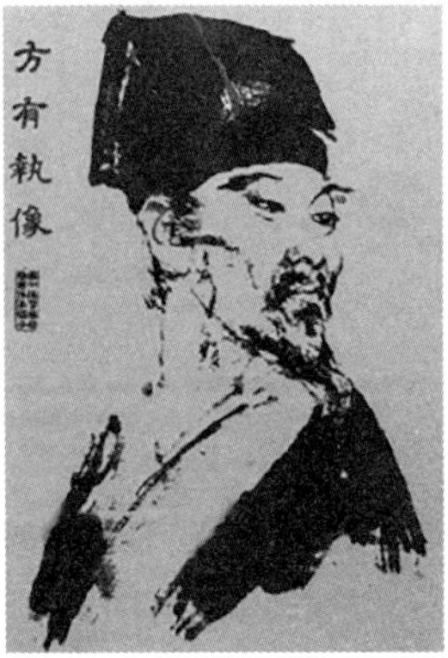

方有执（1523—1593），明代医学家，字中行，别号九龙山人，安徽歙县灵山村人。因两番以中风、伤寒丧妻，五次以惊风丧子，故发愤学医，对伤寒证治尤有心得。他认为张仲景的《伤寒论》经王叔和编次已有所改移，金代成无己注解时又多有窜乱，使得后世医者以此为不全之书，置而不习，或沿袭两家之误，更造成失真，所以方氏竭20余年的心力，考求《伤寒论》作者的原意，重新排比原文，编成《伤寒论条辨》8卷，后附《本草钞》1卷，《或问》1卷，《痉书》1卷。

方有执首倡《伤寒论》错简说，推断宋本《伤寒论》卷1的《评脉法》《辨脉法》《伤寒例》诸篇，与卷7—10中的《汗吐下》《诸可诸不可》等篇，都是王叔和的言论，但又认为评脉法、辨脉法可羽翼仲景原论，故放在篇末。他调整了篇目，重排条文，订为经11篇、法397篇、方113篇，希图恢复仲景原著旧貌，并主张以伤寒之方法，应用于各种疾病的治疗。以因医家多误“痉”为“惊风”，故撰《痉书》1卷，为之辨正。方氏的学说对后世影响很大，其后的喻昌、张璐、吴仪洛、程应旄、周扬俊、黄元御、章楠等赞同他的错简说，并续有发挥，形成了伤寒研究中的《伤寒论》错简重订学派，且编著了《伤寒论条辨》这部传世经典。

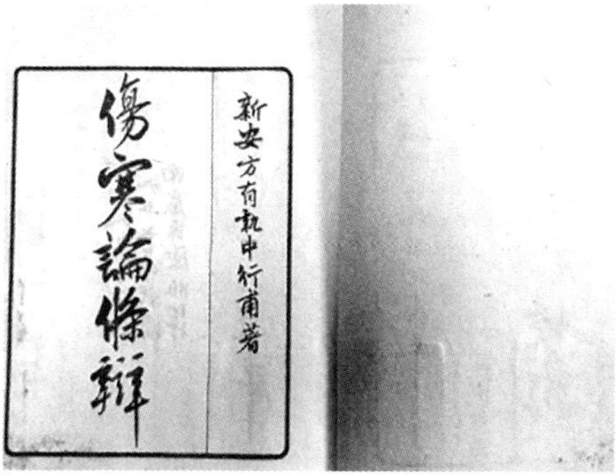

下篇

药店掌故

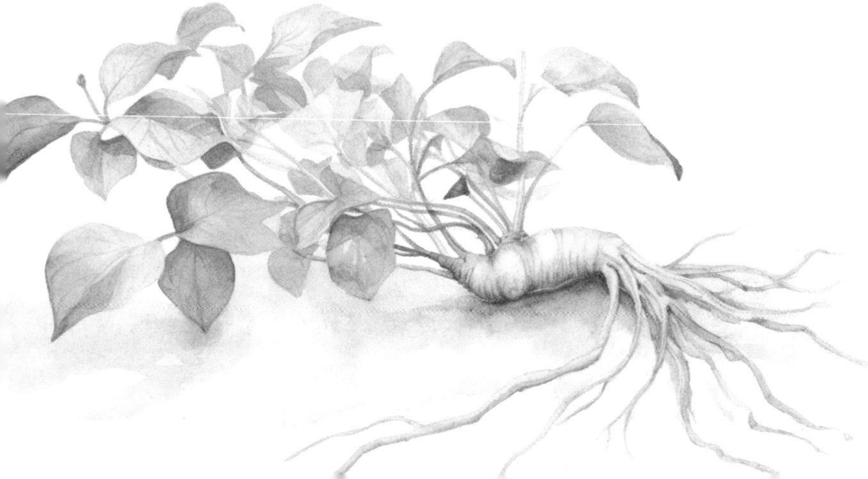

上海胡庆余堂药材店的来历

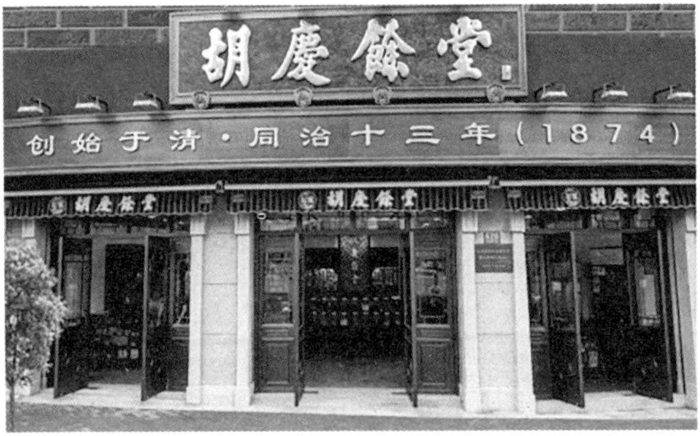

上海北京路上，有一家赫赫有名的国药店——雪记胡庆余堂药店，是上海四大国药店之一。它经销全国各省名贵药材，自制雪记胡庆余堂虎骨木瓜酒、杞圆酒等名牌药酒，驰名中外。提起胡庆余堂药店的来历，人们就会联想起大富商胡雪岩开设这间店的一段趣事。

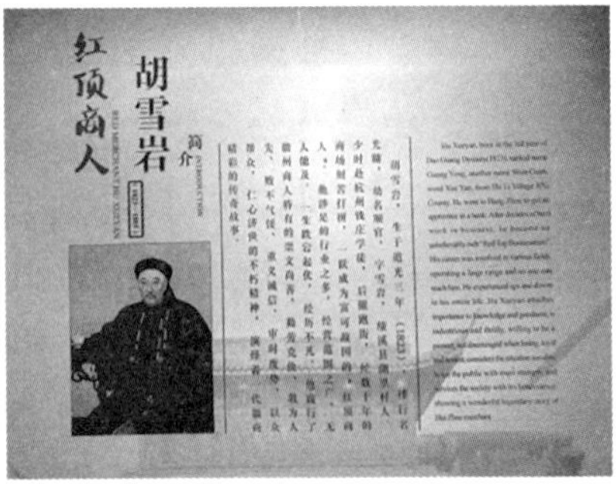

徽州绩溪人胡雪岩是杭州一家钱庄的学徒。当时太

平军两次退出杭州，左宗棠率兵入城，责成杭州钱业会馆巨富筹借军饷二十万两银子，限时交付，不得贻误。杭城钱业巨富相互推诿，不敢出面与左谈判。最后，选派胡雪岩这个年轻学徒去搪塞。

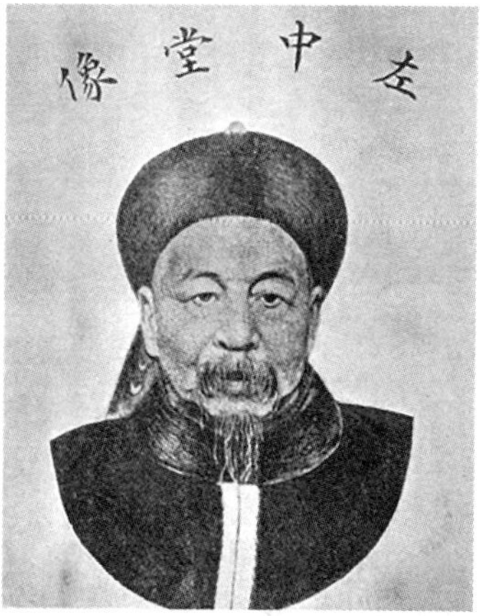

胡雪岩虽年轻，但办事机灵，善于应付。于是胡雪岩往谒左宗棠，面谈之下，左言明向杭城钱业会馆借二十万两银子，等饷银一到，立即归还。胡雪岩当面应允，旋返钱业会馆复命。董事们闻报大惊，纷纷责胡：“你小小学徒，怎好贸然允诺，二十万两银子非同小可，岂非闯下大祸？”胡答：“如不允，左大师怪罪下来，谁能承担？如官兵因缺饷一声有变，在杭城抢掠一次，岂止二十万两？现允诺借给，还有归还之日，岂非两全？”董事们听罢，面面相觑，不敢违命。

隔日，随胡雪岩向左营解送银两交差。后来，左营饷银一到，全数归还，又付给利息。胡办成此事，既得左宗棠的赏识，又得银业巨富们所器重。由此，青云直上，曾任上海粮台坐办、运粮道等职。胡雪岩在乡里也威望大增，从此，在业界颇有信誉，借贷如意，自己也就此开了钱庄，兼营丝商。他长袖善舞，终于成为杭城首富，人称“胡大先生”。

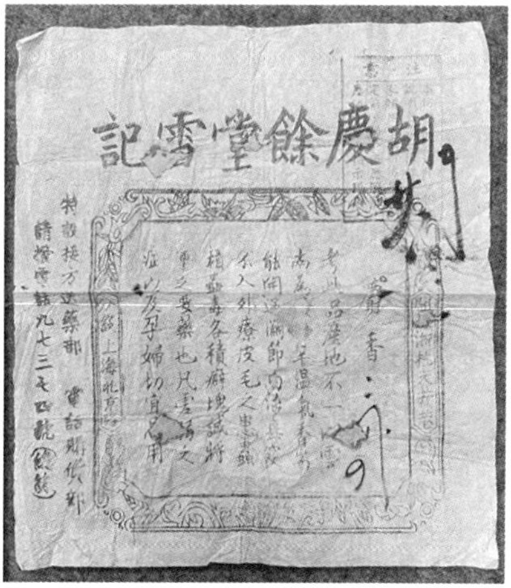

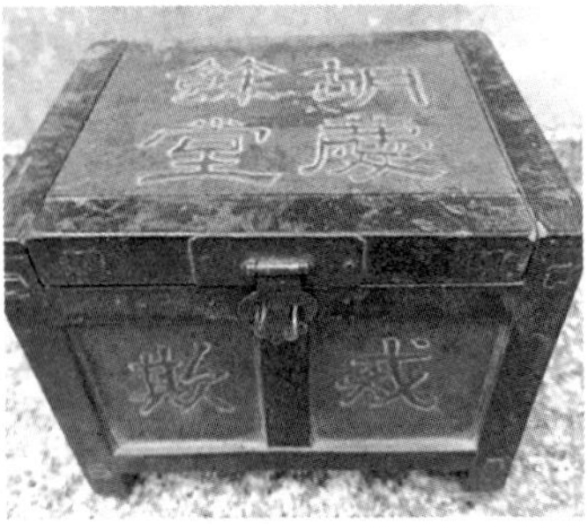

一天，胡命仆人到药店去撮药，嘱咐要快、要好。仆人心急，紧催药店档手从速配药，药店伙计颇不耐烦，问道：“啥人家搬药如此急法？”仆人说：“是胡大先生。”伙计说：“要快，要好，本店办不到，除非胡大先生自己开一间药店，才能做得到。”仆人回去，一五一十把伙计的话传给胡雪岩听，胡闻言大怒，便说：“我一定开间药店给他看看。”于是，胡凭他的财力，就张罗请人介绍药店档手，计划动用三十万两银子开设大药店。先选定杭州清和坊地基，大动土木，店房造了三年落成，并收进各省名贵药材。杭州雪记胡庆余堂药店就是在胡大先生一怒之下筹建开张的。

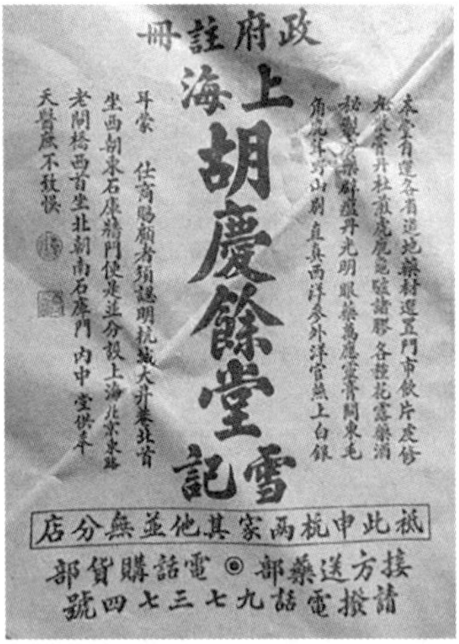

1916年，胡雪岩在上海与洋商做土丝生意之际，又在上海北京路开设了“雪记胡庆余堂药店上海分店”。自制和经营的药材统统保持杭州总店“戒欺”的传统，派人坐庄办货，精选道地药材；聘请名医，研制成药，重视质量。无论是选料还是工具，从不马虎，如制作“紫雪丹”，务必使用银锅金铲，以加强药效；制作“辟瘟丹”前，一定要工人前一天就住在店内，动手制作时操作工人必须先沐浴洁身。因此，上海分店开设得虽比杭州总店晚，营业额却迅速超过了总店，成为上海知名的四大中药店之一。

摘自戴克华《上海百年名厂老店》

旌德徽州人开的“石恒春药店”

“石恒春”是旌德县一国药老店。从一个小小的药摊发展到远近闻名的金字招牌，石恒春走过了一百多年漫长、曲折的历程，它对皖南医药发展的贡献是不可磨灭的。

一、“石恒春”的创设

石恒春药店的创始人——石明谅，又名耀庭，字书功，绩溪上庄石家村人。石明谅的父亲石启德是一位奔波于徽、宁两府很有名望的草医郎中，他在宁国县尖山村开设了一家小药店——“石万春”。父子两人做生意，没用伙计。石启德在为当地民众看病撮药的过程中，把行医用药的经验传授给儿子石明谅，就这样苦心经营了30多年。后石启德年老病逝，石明谅一人支撑着药店。那时，从宁国到绩溪没有公路，往来都是步行，途中必经旌德。石明谅见旌德城内没有药店，思将“石万春”收歇，力图在旌德打开新局面。1860年前后，石明谅只身一人肩背药袋来到旌德城，摆起了药摊，卖药兼行医。

虽是小小药摊，因为独家经营，求医买药者却不少。过了几年，积累了一些资本，便租了一间门面，正式开张营业，起店号为“石恒春”。石恒春药店开张后，石明谅一人难以应付，因此雇了一个本乡人曹开梓帮助营业。店主精明能干，善于经营；伙计效忠店主，吃苦耐劳，两人配合默契。

几年经营，“石恒春”的声誉越来越高，生意越做越火，收入越来越多。资本充裕后，购买了陈家祠堂地基兴建店房。据说购买地基时有这么一段趣闻：陈氏祠堂门前有一对旗杆石，石氏购买地基后，认为此石阻碍交通，想将此石处理；陈氏家族的人不答应，认为旗杆石象征陈氏功名，不得处理。双方上诉至衙门，直至京城。那时“石恒春”的管事曹开梓有姐夫胡宝铎（绩溪宅坦人）在北京做钦点主事，但久不见北京来文。后由旌德知事亲临现场观察裁定：旗杆石象征陈氏功名，不能随便毁掉；石恒春药店做生意，门前交通不能阻碍，应将旗杆石埋入地下，与路基一样平，既保留陈氏功名又利于交通。双方自愿息讼，了结此案。

石恒春店屋建造用的木材取自梓山，结实坚固。店屋共有楼房三进，前进是店堂，后进为加工场，楼上为药材堆栈。店面临大街，背靠城墙，城外是徽水河。店门有两道，前道是木板门，第二道是玻璃门，门檐前挂有四块木牌，依次上书“虎鹿仙胶、参茸桂燕、丸散膏丹、道地药材”。店堂内柱子上有旌德知县熊祖贻题写的金字黑底对联：“呼童共采山中药，访道因传海上方。”上有一块匾额，是旌德名笔程寿春所书的“石恒春号”。

二、“石恒春”药店的发展

石恒春药店的营业，每年夏秋两季较旺，春冬两季略差些。在抗日战争前，年营业额就达 10000 元许（银圆）。

石恒春药店开业后，石明谅经常亲自去广东、香港采购药材，留店的时间短，店事由副管事石攀之全权处理。石攀之及同事石韵清认为有利可图，他们瞒着老板，合资开了涵春堂。“涵春”与“恒春”音近而字不同，容易混淆视听，把顾客引向涵春堂。因此，涵春堂业务蒸蒸日上，石恒春生意日见萧条。店主石明谅觉察到问题的严重性，采取措施收拢涵春堂。经双方谈判最终商定：以利润分红，资七工三为条件（资方得利润七成，职工三成），在“涵春”字前加一“石”字，从此石恒春与石涵春成为齐名的兄弟店。

后来，石明谅因年事已高，就把店业分给子孙各自执管，自己告老还乡。石明谅有三房子孙，分家时，因老人偏爱长子（长子过世），遂将资金充裕的石涵春分给长孙石齐富，石恒春分给二三房，因二房无子，由三房长子石筱山顶继二房。

“石恒春”在芜湖市、泾县设有分店。芜湖分店——满江春于民国元年（1912）开业，抗日战争期间被日军飞机炸毁停业。1952年1月复业，1954年芜湖发生水灾，再次歇业。旌德运去的药材，除运回一部分以外，其余损耗殆尽，全部店员仍回旌德老店。泾县分店——恒升泰、石恒益、石恒春在抗日战争期间收歇。

石恒春还购买了上海益兴祥皮革厂（天主堂街49号）产权。此厂原是胡卓林（绩溪上庄人）开设的，经营皮革制造。胡卓林又是茧商，与石恒春合伙经营丝茧，凡绩溪茧行，大都是其股东。后来胡卓林经营失利，亏欠石恒春茧款，胡卓林便把皮革厂抵账给了石恒春，此厂成为石恒春在上海的办事处和皮革经销店。

石恒春药店在旌德经营恒记丝行，代客收丝，生丝远销浙江湖州，江苏苏州、无锡等地。

石恒春拥有雄厚的资金，不但开设了子店，还购买田地，建造楼房。除买了下大片桑园外，还买80余亩水田，收取的地租粮食自给有余。在绩溪老家，石明谅及子孙建造了乡村中第一流的楼房。

三、“石恒春”的经营管理

（一）遵循祖训

石明谅经常规劝子孙及伙计们：修合虽无人见，存心自有天知；药店与病人息息相关，所有药材及“丸散膏丹”都要遵古法炮制；对顾客态度要和蔼，撮药要细心，不能出丝毫差错；薄利多销，细水长流，货不停留利自生；对货物要重视管理，防止霉蛀变质，不能浪费一片药。

（二）人员配备

石恒春人员配备非常合理，无一闲人。中华人民共和国成立时，管事 1 人，中药柜（包括西药）7 至 8 人，加工饮片 4 人，学徒 2 人，半作 1 人，炊事员和粗工各 1 人。分工明确，各负其责。

石恒春的学徒几乎是本家亲戚，没有至亲的关系是不能入店的。老职员耿荫生是怎么入店的呢？其父亲——耿实斋应旺川萃升小学校长胡宣铎的招聘在该校任教，耿实斋与胡宣铎关系融洽，店主石筱山是胡宣铎的女婿，由于胡宣铎的举荐，耿荫生才谋得此职。

入店后先当 3 年学徒，主要是打杂、认药、拣药、洗晒药等。后 3 年为半作，才允许上柜台、撮药、切药、炒药……6 年考察，期满后按各自工作能力及表现进行分工。

石恒春的人事权完全掌握在店主手里。每年正月初四为定事日，由店主石筱山决定留用与辞退，但一般是不随便辞退的。据老职员耿荫生回忆：民国二十三年（1934）大旱，由于家乡颗粒无收，向店主商借干谷百斤，次年正月定事，药店虽经营亏损，但还留其续职。

（三）工资福利

据耿荫生回忆：他十四岁进店，3 年学徒期没有工资，最多给点剃头费，3 年半作才领到微薄的薪水，头年为银子 6 两，次年为 12 两，第三年为 24 两。职员（包括老板）的薪水，高则 50 至 60 两，低则 30 至 40 两。

职工的年工作日定为 300 天，60 天假期。如果假期未休完，加奖 20 天工薪。

分红是职工们较大的一笔收入。每到年终将赚得的钱提取合理的利润为“官利”外，多余的钱是“红利”，以三三四分摊，三成按职工工资总额平均分摊，三成为公积金，作为充实资金发展营业，四成归店主。

为了稳定职工们的情绪，店主拿出一小部分余钱不计利息供伙计们做小买卖。经营项目与药业有关，如桂圆、荔枝、莲子、冰糖、枣、葡萄干等，赚的钱由伙计们自理。下东门的大片桑园平时由粗工管理，每到三四月店务清闲，忙于养蚕，由职工（包括老板）轮流饲养，所得大家均分。

石恒春职工的伙食尚可，每月 6 次荤期，如果不吃，折钱归己。每天备办客饭一席，供猪肉 1 斤，专给来往客商及上至店主下到职工的亲朋好友食用。

石恒春药店底子厚，资金殷实，店内资金一般有 20000 元左右（银圆）。究其原因之一，是通过“折价”，所有存货不按当时成本或进价计算，一般要打七折，通过折价之后，账面资产必然低于实有资产。石恒春药店就是三年一文钱不进，全店职工生活绝无问题。

（四）购销特色

石恒春货源充足，购货、销货一贯讲求信誉。进货到汉口、上海、杭州、苏州、宁波等地，药品远销屯溪、芜湖、宁波、兰溪及徽州各县。购销都是促销方式。进货方面，由收购员驻地收购，由旅外同乡汇解就地交付后，到旌德领取现金；销货方面，“三节”（端午、中秋、年关）结算清，所以每到年终，现金存量几千元（当时无银行），次年春茧上市作为收购款。

石恒春还利用传统节日疏通销货渠道。农历四月二十八，相传是药王——神农氏生日，每逢这一天，店内张灯结彩，备办丰盛酒宴，全店职工共进美餐，热烈祝贺。特邀县城名医赴宴，以示医药一家。端午节盛夏将至，是蜈蚣、蛇蝎、毒虫繁殖的旺季，石恒春抓紧这一时机，将平时筛选下来的药头、药末配一些雄黄，包成小包，分送给老顾主。

石恒春以“货真价实、老少无欺”的经营宗旨取信于民。它自制的两种药品——百补全鹿丸和驴皮胶畅销徽州各地。

百补全鹿丸遵古法炮制，它是由全只野山鹿和四十味药品依方配药精工制作而成，是冬令补品。当年“虔修十全大补全鹿丸”大幅广告张贴徽州各地，年事稍高的人都耳闻目睹。《旌德导报》第 61 期（1943）还特别报道：“旌城石恒春药店，开设一百余年，为本县第一老药店，货真价实，生意颇为发达。年前购得活鹿一头，饲养肥大，定于本月 28 日宰杀，自制全鹿丸药云”。

为了宣扬“货真价实”，宰鹿的场面是做了一番渲染的。宰鹿那天，敲锣打鼓，鸣放炮、吹喇叭，将鹿披红插花，装在木笼里，抬着游街示众，像出庙会一样。一直游到宰鹿场（现公共体育场），当众把鹿吊死，然后抬回洗净，除去毛屎，全身入药，故谓之“全鹿丸”。

驴皮胶越陈越好。石恒春熬制的驴皮胶要隔两三年才卖，这样无腥味、疗效好，为妇科补品。

石恒春还经销旌德特产——芮枣，它产于旌德石井里。该枣与其他枣不同，核内有两个仁，俗称“双仁枣”，营养极为丰富，是一种贵重的中药材。入冬以后，是丸、散、膏类的畅销季节，往往供不应求。药店职工除白天紧张工作外，还利用夜市手工制作丸药。这是一种特技，也是药业上的一个良好传统。

中华人民共和国成立后，“石恒春”喜逢春日。在土改时被划为私营工商业，1956年实行了公私合营。在合营时，石恒春与石涵春的入股资金为13526元，两店职工为30人。合营后，更名为“公私合营恒春药店”。从创业人石明谅到其子孙共经历了5代100余年。1966年转为国营，更名为“旌阳药店”。

（石士彦）

徽州人在景德镇开的“种德堂药店”

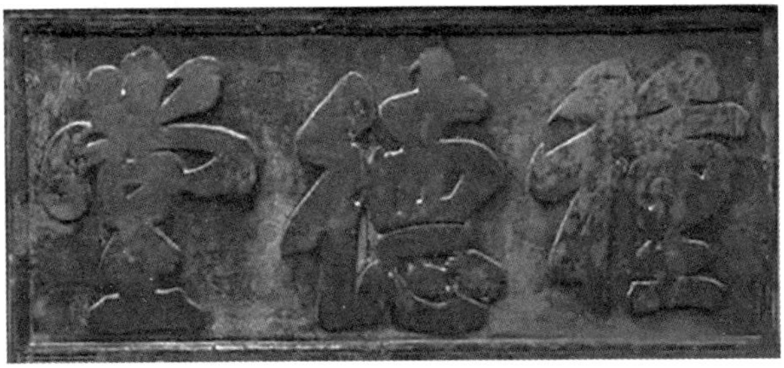

在景德镇程家上巷原小巷口有个百年字号的种德堂药店，昔日它是一家驰名赣东北、誉冠景德镇的中药铺，始建于1910年。

在种德堂药店之前这里叫叶开泰药店，由于经营不善，行将倒闭。店主谋求脱身，欲廉价出盘。当时徽州休宁人唐丹书闻之，有意承顶，便在家乡休宁隆阜村集资，额定银洋一万元，分为十股，每股一千元，随即在同村集得八千元。之后又在屯溪集得一股，共得九千元，并决定聘请休宁隆阜村人原屯溪永昌春药店经理邵运仁为掌盘主其事，邵原为药店经理，富有经验。为谋其忠心服务，除礼聘以外，还吸收其入股，股金不必立即交纳，而是等到日后营业分红。

邵运仁受聘以后，在屯溪找了几个帮手，如洪永祥、戴咸元、汪清泉、许魏卿等人日夜兼程来到景德镇，顶盘下了叶开泰，改名为种德堂药店。

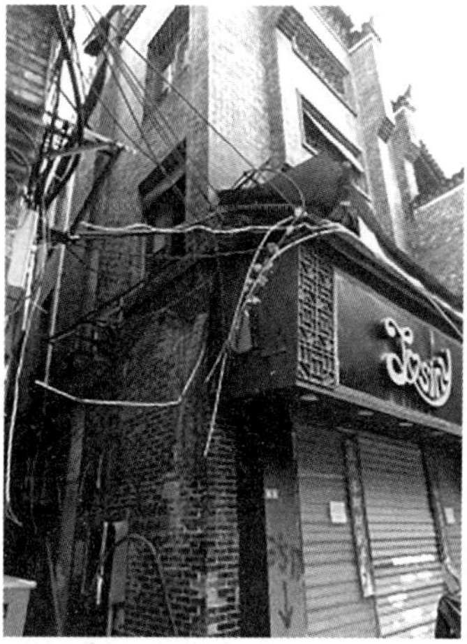

种德堂旧址

药店成立后采取“火烧存药，更新招牌”之举也成了当时景德镇街知巷闻的趣闻。火烧旧药不仅获得了惊人的广告效应，也为种德堂在景德镇的发展开辟了新的道路。种德堂在制药上信守“修合虽无人见，存心自有天知”的理念。凡以种德堂牌号炮制的成药，都非常认真仔细，麝香、肉桂货号正，分量足，配药时的药工都相互监督，饮片加工力求精美，像野茯苓这样的饮片，不惜重金聘请高级药工切制。用现在的话来讲，种德堂把“保持名牌、树立店誉”看作是经营的生命线。

与大力树品牌相配合，这家老字号药店还不惜工本，扩大对外宣传，宰鹿便是当时有名的一个事例。宰鹿之前，药店就印了许多长五米、宽一尺的红纸，写上某年某月某日宰鹿，四处张

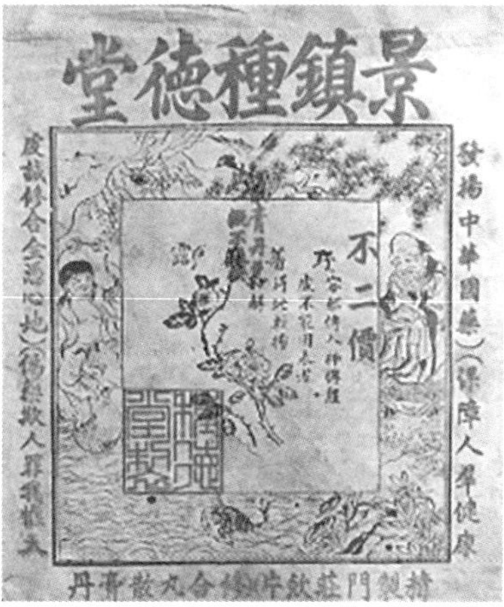

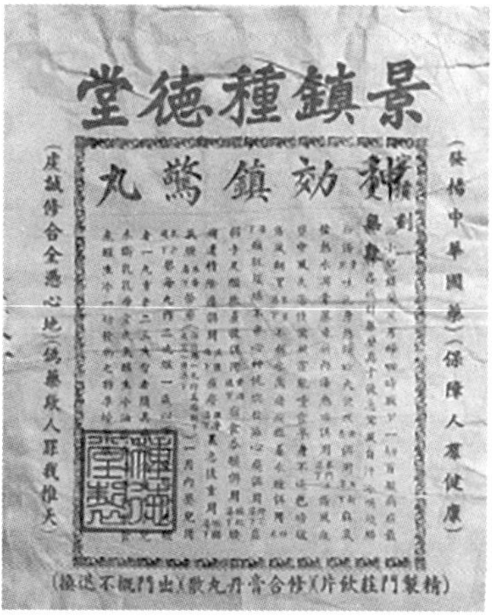

贴，远贴到邻近各县及徽州各地。宰鹿之时，鹿身上披红布，置于木笼之内，游街一周，然后回到店门口，在门口当众吊起。这一天还要大摆宴席，邀请本镇名医和士绅吃酒庆贺。

店铺还十分看重对顾客的服务态度，当时的种德堂店员接待顾客成交率极高，对待顾客如同衣食父母一般，不论批发与零售，进了门的生意大多不会脱手。

1938 年，种德堂药店遇到一次重大的挫折。药店遭遇火灾，精华全毁，只剩厨房和经理住宅，损失惨重。当时各股东情况也欠佳，重建乏资，决定停息三年，诸事由经理决断。经理邵运仁之子邵鹤泉处此逆境，一筹莫展，只有仰赖全体职工大力支持，提供实质援助。如水客章应贤，以私蓄八千元，无条件贷给店方，充作复兴资金；掌柜许魏卿拒收利济堂送赠二百元聘金，甘愿留在店内；大多数店员也齐心协力，共同面对眼下困难的局

景德镇市 1956 年定息合营药店

名称	地址	私股资金（元）	人员		隶属
			合计	其中工人	
种德堂	中山路 589 号	61422	34	30	归口药材公司
利济堂	中山路 410 号	19515	17	15	归口药材公司
益济堂	中山路 352 号	14764	10	9	归口药材公司
天德堂	中山路 628 号	4635	7	5	归口药材公司
同济堂	中华路 457 号	7410	9	7	归口药材公司
同济分号	中山路 344 号	3382	7	6	归口药材公司
万寿堂	中山路 483 号	1822	8	6	归口药材公司
仁济堂	解放路 135 号	1239	6	5	归口药材公司
长兴堂	中华路 390 号	2884	5	3	归口药材公司
同心堂	中山路 679 号	2106	4	4	归口药材公司
戴同兴堂	中华路 222 路	738	6	2	归口药材公司
美济堂	中山路 656 号	2334	4	0	归口药材公司
天保堂	中山路 464 号	1247	2	1	归口药材公司
中外药房	中山路 718 号	2939.20	3	1	归口市医药公司

面。火灾后的种德堂就是靠全体店员同舟共济，最终熬过苦难，初步恢复了生机，但一直惨淡经营。

1956年种德堂转为公私合营，后又转为国营药店，种德堂药店改为“东风药店”。如今在程家上巷，再也看不到一丝关于种德堂的痕迹，但周围的居民向人介绍里弄时仍不忘说声：“这里原来可是百年老店种德堂！”有关种德堂药店的故事依然在居民的口口相传之中延续着。

（胡永久　方静）

绩溪坦头程同仁堂药店考

本文记述的“同仁堂”，乃为皖南泾县的百年老店“程同仁堂”，而非北京同仁堂。

——题记

皖南绩溪县坦头村的村北头有一栋古民居，建于清代光绪年间，坐北朝南，外观五岳朝天，粉墙黛瓦，气势恢宏；内观三开间、一天井、两过道，上下堂各有房间两个。房子不大，但建筑精美，尤其用于装饰在梁、栅、柱以及通道上的狮撑、梁托、挂落、柱头、窗棂上的木雕，皆精雕细琢、美轮美奂，是村中现存的保存最好的徽派古民居。

这栋民居是清末民国时期皖南泾县名声卓著的“程同仁堂”药号第三代传人程南隐及第四代传人程道重（子通）的故居，现在的主人是程道重的长子程礼其和其妻子冯婉琴。说来话长，坦头程氏祖籍原是四都锦谷（今大谷）村，该村为程姓村，历史悠久、底蕴深厚，仕宦商贾不乏其人。程家这支也是商贾出身，上世在繁华一时的水陆商埠芜湖县业商，且非常成功。他们家在芜湖长街及城内东西南北街拥有九个当铺、十三家猪肉店，号称“九店十三屠”，家境殷实，门庭兴旺。

明代中期，程南隐的曾祖钟情于坦头村（曾名凤凰村）这块风水宝地，遂由锦谷迁居坦头村北，并建起了占地数亩的住宅、“亨堂”和花园。笔者小时候还见到过现在的民居右侧高大的残缺石库门庭、高高的围墙以及园内的果树翠竹。

清代咸丰、同治年间，神州大地爆发了太平天国起义，太平军后期因洪杨内讧而内部分崩离析，其残部烧杀掳掠、无恶不作，给皖南百姓带来了极大的灾难。程家在芜湖的商号也在一夜之间化为灰烬，程南隐的曾祖只得带领家人逃往大山深处的泾县避乱。洪杨之乱后，天下日趋太平，善于业商的程氏家人又开始做起了生意。他们开始是行商，经销南北药材，但善于抓住商机的程氏家人发现泾县城里药号不多，于是开始坐商，改弦易辙开设了一家药号，店号“程同仁堂”。经过三代人尤其是第三代传人程南隐的不懈努力，“程同仁堂”已经成为泾川大地极负盛名的老牌药号。

程南隐是个儒商，秀才出身。他的孙子程礼其说，他小时候还看见老屋板壁上端张贴有祖父高中秀才的徽州府科考捷报。程南隐经商颇重商德，讲究诚信经营，药品货真价实，对贫者不吝施舍，因而生意十分兴隆。

南隐生有四子，长子子敬、次子子平、三子子通、四子子高，皆业药，皆为“程同仁堂”第四代传人。

民国年间，程同仁堂又有了较大发展，他们在老同仁堂的基础上又在泾县开设了三家药号：一家在泾县城南附近，一家在距县城十五华里的徽泾驿道旁山口铺，一家在距城北约 20 华里的马头镇。

为了有所区分，老店称“（廉记）同仁堂”，泾县人习惯称“老程店”。该店规模最大，1939 年药店曾被日寇飞机炸毁一半，后经修复恢复经营，该店由长子子敬经营；徽泾驿道旁山口铺中药店由次子子平经营；马头镇的药号称“程辅仁”中药店，由三子子通经营；城南药号称“（敬记）同仁堂”，由四子子高经营。

中华人民共和国成立后政府实行公私合营政策，山口铺中药店、马头镇程辅仁中药店并入当地所在乡卫生院，城区新、老同仁堂及自清末民初以来绩溪人先后创办的仁和堂、大德仁、杏春堂、恒丰泰、同春堂、天生堂等八个中药店号合并，分别成立了泾县药材公司和泾县益民药店门市部。

程家后人后大多定居于泾县。只有三子子通在泾县马头镇药店退休后回到坦头村，终老于家。或许是受家庭影响，程家子孙很多分布在泾县、旌德、芜湖，继续从事医药或医务工作，真可谓是名副其实的医药世家。第五代子通的儿子礼其、礼宝和女儿，都在泾县马头镇从医或从药。第六代中礼其的长女雅玲也是在泾县医药部门退休的，可谓是名副其实的医药世家。

现龄八十五岁的泾县书法家汪振福先生当年十四岁时就到程记同仁堂当学徒，并受到经理程子敬的器重，后来还成了程家女婿。党的十一届三中全会后，他借助改革开放的东风重振中药业，率先在泾县县城挂牌成立了小康药店，传承了程家老同仁堂药号的优良传统，让枯木又焕发青春。

（汪后华）

黟县人程宏弼与上海中西大药房

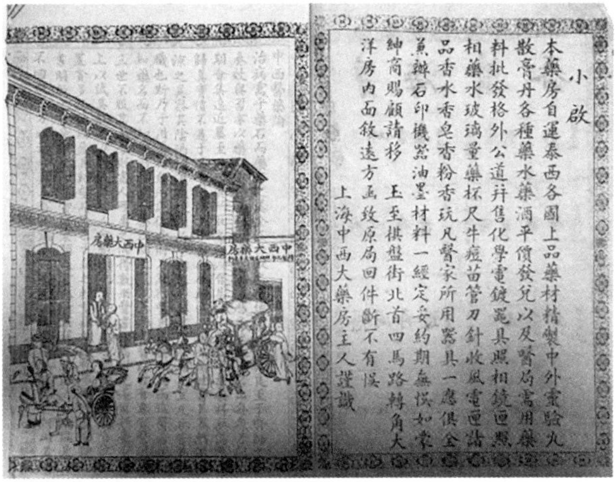

黟县人程宏弼在光绪十四年（1888）六月，与人合伙创办上海中西大药房，这是第一家由中国人经营的西药商号，也是上海第一家由民族资本的西药经营企业。据 1888 年《申报》上预告开张的广告记载，该药房所经营的西药已有万应瘰疬药、霍乱吐泻药、小儿热疮药等 70 多种。

程宏弼，字尧承，别号支樵山人，清末黟县人。家贫，初业儒，继从父命服贾。晚年徜徉诗酒，与沪上诸名流联吟结社。著有《劫余吟》一书。

程宏弼在上海经商期间，与顾松泉结识，认为上海的药房只有外商而无国人开设，如果筹办一家华商药房，营业前途必定不可限量。双方一拍即合，于清光绪十四年六月，双方合伙创办了上海中西大药房。

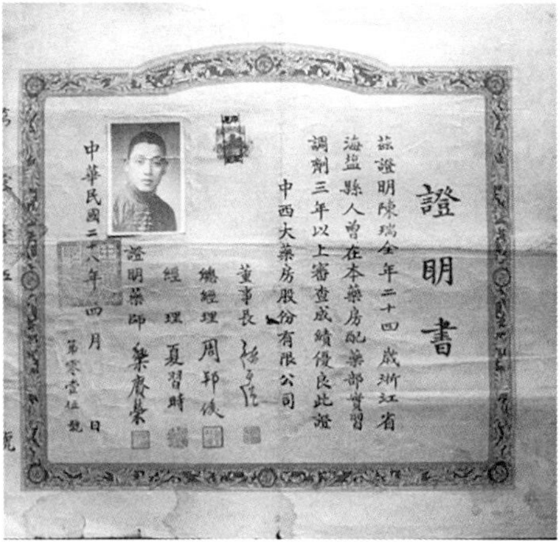

證明書

茲證明陳瑞全年二十四歲浙江省海盐縣人曾在本藥房配藥部實習調劑三年以上審查成績優良此證

中西大藥房股份有限公司

董事長

總經理 周邦俊

經理 夏習時

證明藥師 樂慶棠

中華民國二十八年四月 日

第零壹伍號

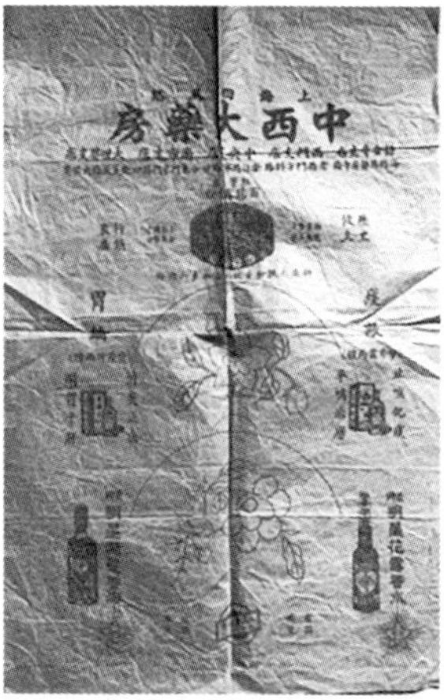

上海中西大药房的业务在程宏弼与顾松泉的主持下发展迅速。初创时，资金仅几千元，系合伙组织，基本上模仿外商药房的经营方式，在初创时期单靠药品一项，业务的开展有局限性。

随着经营逐渐上轨，药房经营的品种也日渐增多，除贩售进

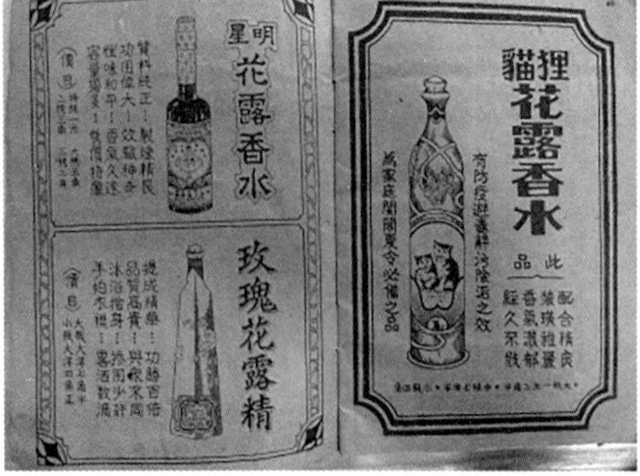

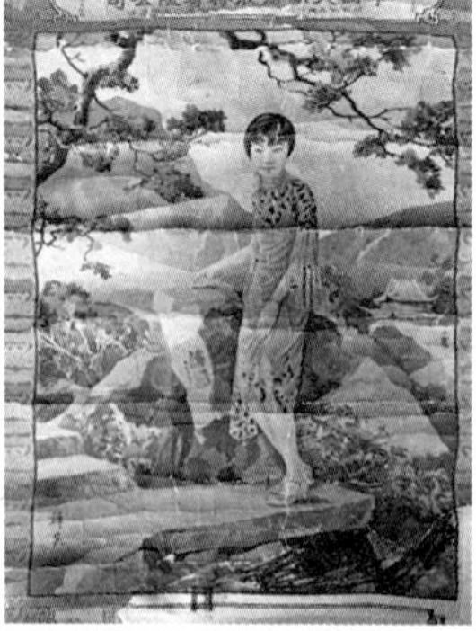

口西药、自制本牌成药以外，还兼营医疗手术器械、照相材料、石印器材、油墨材料、铜模铅板、化妆香品、洋酒饮料等高级消费性商品，共十七大类。经过多年的积极经营，资金积累很快。

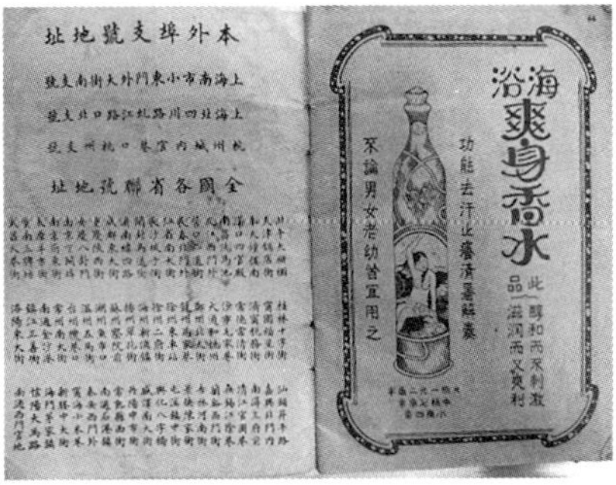

光绪三十二年（1906），药房改组为股份有限公司，资本增至5万元，从业人员增至30人左右，并开始在上海和外埠设立分店，光绪三十一至三十四年间的年营业额在20万元上下。中西大药房在创建之初，实际上是作坊式的药剂制造商，前店后场，企业的部分商业资本已转作工业资本使用。

在上海中西大药房的发展过程中，顾松泉熟悉西药，对西药的配制、采购较为内行，而程宏弼则具有丰富的营商经验，各省分号林立，皆其手创。

黟县人开的鄱阳太和春药店

江西鄱阳城税务巷的上首旧称沿河街，1949 年县城解放后改名为解放街。位于该街的太和春药店，是鄱阳有百多年历史的老药店。“上有张致和，下有太和春”，这是鄱阳人民对张致和与太和春两个老字号信得过的赞词。尤其是太和春药店地处市中心东门附近，更占地理优势，因此它被视为全县首屈一指的大商号。

徽州黟县戴某在鄱经商多年，他认为徽帮在鄱阳各行业中，均有执牛耳的大字号，唯国药业中尚付阙如，故萌发了要在国药行当中一展身手的念头。清光绪九年（1883），他集资四大股（戴、叶、吴、陈四股，后陈姓无后嗣，只剩三大股），在税务巷上首觅得店屋，开设“太和春”药店。由于徽帮经商一贯讲求信誉，作风正派，该店也同样声誉卓著，逐年盈利，业务不断拓展。清末，原任经理戴某去世，由股东叶玉清接管。叶也善于经营，不仅招揽本县四乡八圩的生意，而且与省内大药号均有贸易往来。民国十几年，叶玉清逝世后，该店交由叶庭芳与吴庆和二人主持。叶庭芳虽是经理之一，但他以太和春座堂医师为主业，每日诊治病号多人，店内业务主要由吴庆和负责。

过了几年，吴庆和经理之责又移交吴庆甫接任。吴庆甫敦厚笃诚、作风正派，股东经营，账目清楚，红利所得，绝不中饱私囊。20 世纪 30 年代末，抗战军兴，商界的筹款、募捐、摊派名目繁多，太和春店为首户，承当捐税均多，吴庆和与吴庆甫均慷慨解囊。他俩与同行也相处得较好。太和春店自创办至1956年公私合营之后，几任经理均有徽帮经商的优良传统作风，这是太和春药号长盛不衰的一个主要原因。

太和春的药材质量是过得硬的。中药加工中的切、研、炒、蒸、炖等炮制方法，都能一丝不苟。该店加工的师傅们都有这么一条口诀，即“白芍飞上天（切得薄），槟榔不见边（切得整齐），甘草柳叶片（切成柳叶形），店里喷喷香（炮制有一定火候）”。保管药物时，严禁中草药中混入泥沙，更不允许有虫蛀、霉变的药物上柜台。该店的第六进有座颇大的晒楼，楼板用铁皮包钉，可经常暴晒各类药物。该店自制的膏、丸、丹、散等中成药，也都制作精细，配料准确。该店熬的阿胶真材实料，疗效显著。其所摊的安庆膏药大小规格一致，用人工制作的归脾丸、藿香丸、保和丸、川贝丸等，几乎每粒大小都一样。治肺结核用的胎盘丸药，硬是将胎盘洗得一点血丝都没有，然后焙干、研末、制丸，每道工序毫不含糊。

为了充实药材品种，做到药品俱全，在20世纪30年代至40年代，太和春药店还举行过隆重的宰杀豹虎和梅花鹿的盛典。全店披红挂彩，抬着待宰豹虎或鹿游街，伴以乐奏，以广招徕，更提高了太和春销售名贵药的知名度。

太和春药店的管理是严格的，选用店员和徒弟（大多是徽州人）以德才兼备为标准。有一次，店主考验一新入店的徒弟是否正派，便在徒弟入店后的几天，暗自在大门背后放了一块积满灰尘的银圆，粗看是像纸屑类的垃圾。随后店主对某徒弟说：“天气渐热，蚊蝇滋生，要把你所打扫过的地方彻底扫干净。”第二天一早，该徒弟将店堂、厅堂、过道等每处都扫得干干净净。当他发现门背有一块银圆时，初是一愣，继之把这银块拭去灰尘后交给了店主。该徒弟做事处处诚实谨慎，便被长期留用，受到店主青睐。

为了提高店员的业务水平，使他们成为中药行当中的行家里手，店主还不定期地举行业务测试。有时店主拿起某药，要店员闭眼，只用鼻子闻，用舌头舔尝，要辨别出是什么药。如果店员失误，店主便告知该药的气味、药味等来充实店员的业务知识。柜台内司药人员蒙住双眼，要摸到所需中药的抽屉。诸如此类的岗位训练，使得店员们对名目繁多的中药的形状、性能、制作等都知之颇详，业有专精。因此，有时顾客上门来问某药、某膏、某散等怎样用法，治什么病痛，店员也可简略地介绍一二，方便了顾客。至于药典所载的“十八反、十九畏”的药物不能互装在一起，更是每个店员不可忽视的基本知识。

在生活管理方面，店内职工一般都自觉遵守店规。譬如说，日间除了做好本职工作外，晚餐后，徒弟们还要做两丹（一丹一斤左右）丸药才睡。如果有违反店规的事发生，会受到店主的严厉批评。年终结算后，每个职工都获有红包，包内钱数不一，店主要求他们不要互相查问红包钱数的多少，这是视一年来工作勤惰表现而定的。

太和春药店的服务态度热情而周到，博得顾客的好感。每至暑天，柜台前的搁几上泡有一缸菊花茶，顾客可在此自行饮用。即使不在此照顾生意，一些行人也可入内免费喝上一杯凉茶。每年端午节，店内出售一种小孩佩戴的香料袋，袋内装有驱虫、醒脑药物，可避暑热秽气，价格很便宜，深受民众欢迎。这种价廉物美的驱虫药，是利用药物截头、碎末制成，夏季在室内点燃，可驱蚊蝇，且芳香四溢，净化了环境。至于说接待大宗买卖的批发商，则更是恭而敬之，泡好茶，递上银白水烟袋，甚至酒宴款待。如客人购妥货后，店内派人送货至指定地点；如遇熟客短少银两，也可赊欠货款一部或全部。一般柜台前零售点药的，顾客一进去，店员就伸手索取处方，批上价钱，告诉顾客，然后逐味称药。药点齐后，还要核对一番才包好，从未有缺少药物的事情发生。如果夜间要购药，叫醒店员后，其大门上端有一方孔便启开了，在此递进药方，送出药包。

为了方便城乡病号求医购药，免除转辗浪费时光，该店在二堂内设有常年坐堂老医生（如叶庭芳、胡占元）。胡占元（1896—1978），安徽省黟县人。幼秉庭训，刻苦读书，年十六从伯父学习中医。23 岁时，随伯父赴景德镇开业。阅 10 年医道大进，转来鄱阳镇悬壶，诊所设在太和春药店。历 60 多年的临床实践，闻名遐迩。擅长内、妇、儿科，惜乎忙于诊务，不逮著述。患者就诊后，随即检药回家，甚是方便。20 世纪 50 年代至 60 年代，该店还设有代病号煎药的设施。病号将药包交给店内司职人员，略付小费，他可将药煎好，用小热水瓶盛着，按时逐家送到病号家，可免除自己煎药的麻烦，尤其对单身在机关团体宿食的病号来说，更是雪中送炭，也是给患者精神上的一副良剂。

太和春药店不仅在商业经营方面有韬略，而且注意商业与传统文化相联系，别开生面。首先，它的原招牌“太和春”三个三尺见方的金色大字遒劲而洒脱，此乃鄱阳书法大笔手朱某所书。朱为鄱阳华镜照相馆创始人，工书法，但不常出手，故在鄱阳众多招牌中，为朱所书者只此一家，分外引人注目。其次，它的门联为“太甲阿衡，君臣共济；和风甘雨，草木皆春”。此联也是鄱阳县内脍炙人口的招牌联，除嵌上“太和春”三字外，联语恰切，耐人寻味。我们都知道，中药处方必有君臣相济的药物，意即有主要和辅助药物之分。太甲与阿衡是我国上古时代的贤明君臣，用此来比喻，自然贴切。也可理解店主伙计和衷共济、共图发展。“草木皆春”可指药用植物生长蓬勃，也可指经营如同春至，草木欣荣。传闻该联系太和春开张时某一名士所作，后又请来一擅长书法的黄姓之人所写。过了几年，店主干脆在铁皮大门上用铁钉钉成这副对联，以图长期保存。

改革开放后，太和春药店慢慢地走了下坡路，惨淡经营，百年老字号就这样凋落了。数年后，太和春药店倒闭，变成了一家废品收购店。

（叶荣明　胡永久）

历史上的屯溪寿康药号

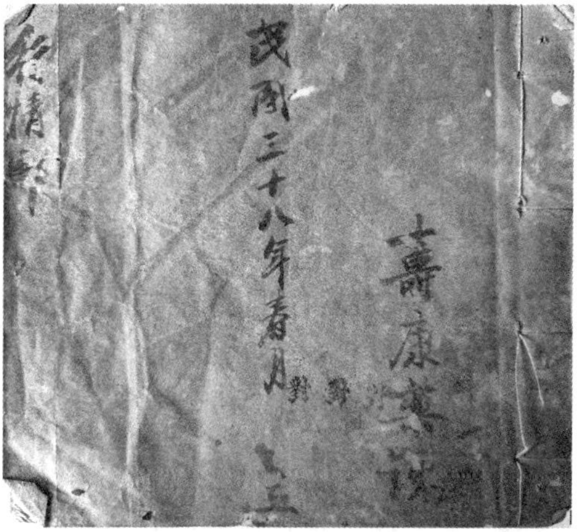

寿康药号创办于 1929 年冬，地址在屯溪上街八家栈，创办人石励志、石仁斋，原系石翼农老店店主，因与经理意见不合，退出该店，发起招股集资组成。当时投资人除石家兄弟两人外，还有吴炳婚、王景尧、程锦望、姚子安，共八股，每股 1500 元，合计资金 12000 元，主营零售兼批发业务。当时，有从业人员 16 人，由石励志任经理，石仁斋主管批发。开始两年由于新创，资金、人力均难与当时已发展的石翼农、同德仁两家老店相匹敌，业务开展受到限制，极不顺利。

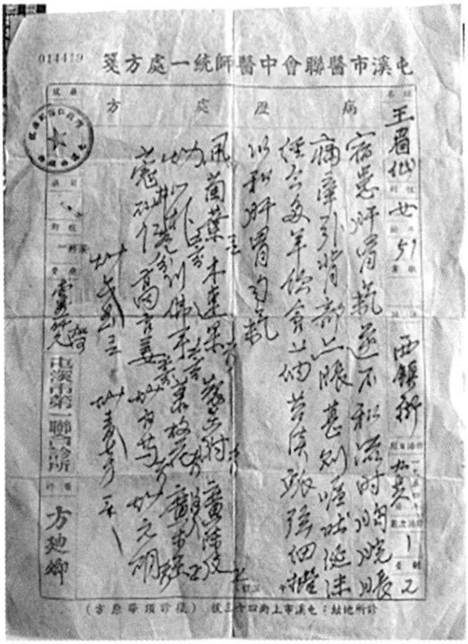
屯溪市医联会中医师统一处方笺 014419

屯溪市第一联合诊所

方迪卿

1932年，经理石励志自动辞职退股，店铺另寻主，由股东会议决定聘请原在屯溪西镇街益生仁药号担任首柜营业员的方霖魁（字迪卿，后以字行）来店担任经理。方迪卿投资1500元，使原投资额保持不减，后经股东会议决定，由经理方霖魁全权处理店务，除盈利按股分红外，平时股东不得过问店务，不得在店中借支用款，这样方迪卿就能放手改革和开展工作。方迪卿任经理后立即根据工作需要，调整人力，起用本店学徒刚满六个月的青年职工舒枝富（当时年仅三十岁）作为助手，兼管批发购销业务。为扩大门市部零售业务，方迪卿本人利用其医学心得兼做“坐堂医生”，不收诊费，为群众诊治疾病。与此同时，重视信用通商，提高药品质量，稳扎稳打，业务获得飞速发展，改变了原来停滞不前的状况。

到了1947年，方迪卿因诊务日渐增多，无暇兼顾店事，坚决辞去经理一职（留店专做坐堂医生，只供膳宿，停止工薪，诊费自理）；聘请原在合记春工作过的宁凤岗来担任经理，业务开展较为顺利。后受抗日战争的影响，屯溪百业凋零，为节省开支，从1948年起裁减人员，停止批发，但零售配方业务有增无减。方迪卿自任坐堂医生以后诊务不断增多，每天至少有二三十人前来求诊，所有处方配药都在寿康一家购买。因此，尚能达到收支平衡，是当时屯溪中药业中为数不多的能保持正常营业的药店。

中华人民共和国成立以后，方迪卿离店参加联合诊所（设在屯溪渔埠头），离寿康药店不远，病人配药仍一如既往到寿康药店购买，因此，药店零售业务一如既往。

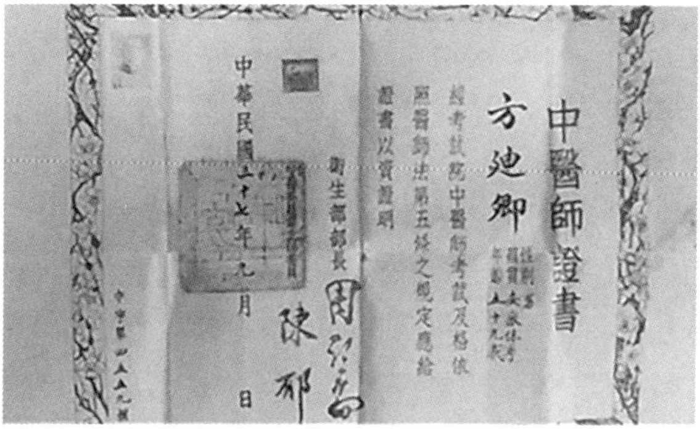
中醫師證書

方迪卿

經考試院中醫師考試及格依照醫師法第五條之規定應給證書以資證明

衛生部部長

中華民國三十七年九月 日

1950 年，经理宁凤岗辞职离店，由股东会议决定聘请王家学（股东王景尧之子）担任经理（王系外行，业务仍委托舒枝富处理），业务基本正常。直到 1956 年 1 月屯溪私营批发全行业公私合营，寿康药店转为合营国药商店门市部。1958 年在调整商业布局时，鉴于屯溪市场东移，遂决定将寿康并入姚大生医药门市部，至此，寿康药店历时 30 余年经营而结束。

（方霞　胡永久）

历史上的祁门蛇药

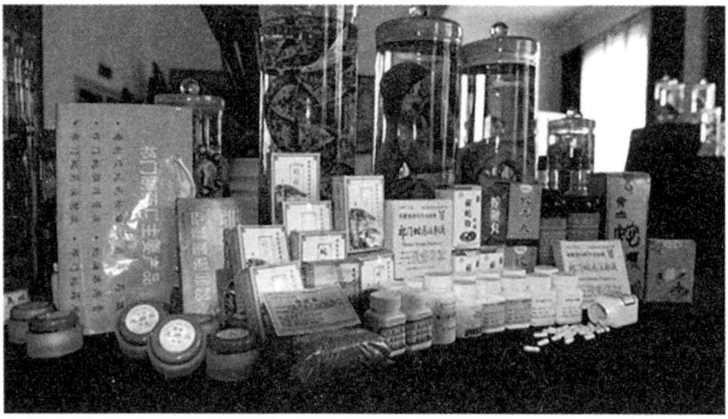

黄山市位于安徽省南部，与浙西、赣北交界，多为山区，植被丰富、山多地少、气候温和，适宜蛇类生存、繁衍。长期从事野外劳动者尤其容易被毒蛇咬伤，蝮蛇咬伤患者占到66.70%，说明蝮蛇的数量在黄山地区最多，是野外劳作重点防范的毒蛇之一。

患者被毒蛇咬伤后，必须得到及时有效的治疗，如延误治疗常危及生命。尽管抗蛇毒血清能有效中和血液中游离蛇毒，但临床上许多患者并未及时到专业机构就诊，错过了抗蛇毒血清有效治疗时间，多数患者在4小时以上，甚至1～2周后，出现明显中毒症状后才就诊。此时大部分毒素已经被组织细胞吸收，应用抗蛇毒血清仅能起到部分缓解和心理安慰作用。因此，祁门蛇伤研究所通常只使用抗蛇毒血清 1 次（入院时），一定程度上又减少了抗蛇毒血清的毒副作用。

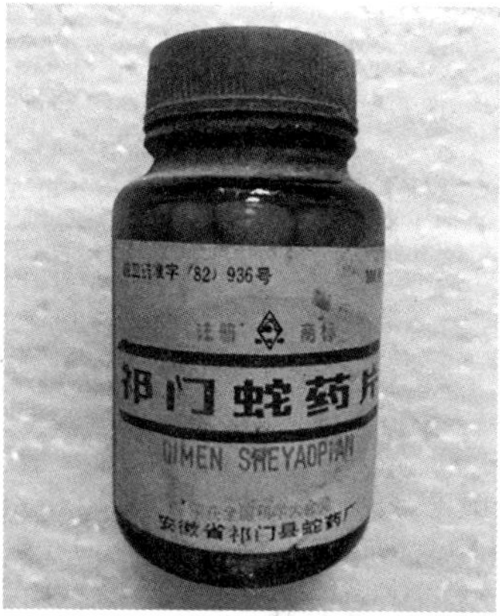

在临床治疗各类蛇伤病人的方案选择中，祁门蛇伤研究所充分利用中医药临床科研优势，其研制的“祁门蛇药片”具有良好的解毒、消肿、利尿、止痛作用。该药由半边莲、白芷、七叶一枝花等药材经科学方法加工而成。其中半边莲具有利尿、抗病原体、保肝利胆、降压及兴奋呼吸的功效；白芷、七叶一枝花，具有解热、镇痛、消炎、抗菌、抗病毒，并增强机体免疫功能的作用；半边莲、七叶一枝花等，可阻止蛇毒的进一步损害，有效地改善心肌代谢，加速心肌细胞的修复功能。同时祁门蛇伤研究所研制的蛇药“祛瘀散”（中药Ⅱ号方）系中药散剂，由金果榄、黄柏、黄药子等组成。该药具有解毒散结、活血祛瘀、通脉消炎、止痛的作用，尤其适用于五步蛇咬伤致伤口溃疡的防治。复方苦参液湿敷对溃疡伤口的疗效显著，能有效减少伤肢坏死与截肢的概率。

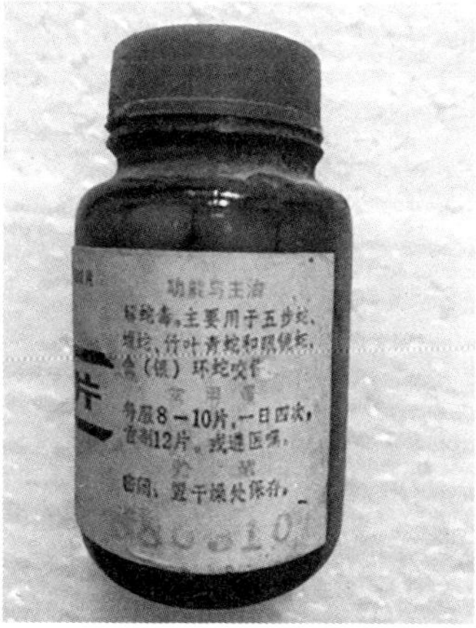

祁门蛇伤研究所曾通过对 1898 例蛇伤患者的治疗，证实了祁门蛇药通过清热解毒、利尿降浊、活血化瘀，具有保护肾功能、促进肾功能恢复的作用。同时进一步优化中西药治疗方案以及康复治疗流程，有效减少了伤肢感染、截

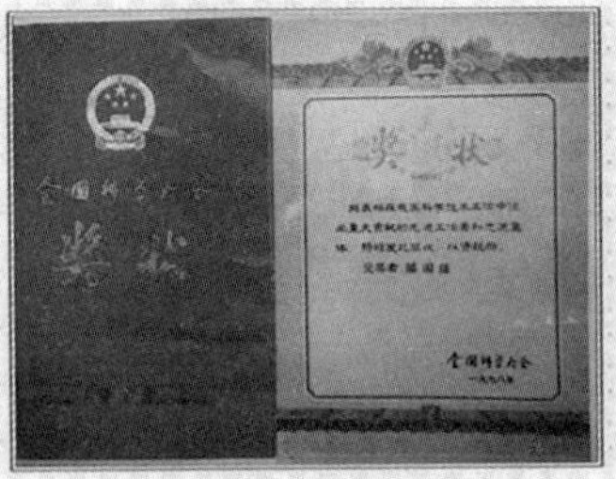

肢率及后遗症等问题。

回顾历史，祁门蛇伤研究所是在党中央和卫生部的关心下，1965 年经省政府批准成立的中国第一家蛇伤研究所，目前为国家中医重点专科协作组成单位、华东乃至亚洲最大的蛇伤救治基地、新安医学（蛇伤）国家级非遗传承单位。50 年来，该所累计救治各类蛇伤及无名蛇中毒患者 7 万余例，治愈率达 99% 以上，辐射至全国 16 个省市及国外，创造了我国乃至世界蛇伤救治的奇迹。先后完成了国家、省市科研成果 30 余项，国家发明专利 4 项。荣获国家科技进步奖、国家发明三等奖 3 项，1992 年承办了第一届“亚洲（国际）两栖爬行动物学术研讨会”，并与俄罗斯、南非、日本等均有学术往来。但是近年来，由于机制、体制、资金、人才等多方面原因，“祁门蛇药”没有得到很好的发展，一批“药准字号”产品先后流失，损失极大。

（胡永久　汪胜松）

景德镇过去的中药铺

景德镇是世界上最早的工业（手工业）城市之一，商品经济出现较早。中药铺说到底就是卖药的场所，是商品经济的产物，它是中药业由零星分散（乡村）状态向市镇集中的必然结果。景德镇建镇史可以追溯到东晋，至今已有1600多年的历史，景德镇的中药铺是伴“镇”而生的。另外，瓷业工人劳动环境差、强度大，患病率高（现在叫职业病），这也或多或少刺激了景德镇中药铺的发展。中医药业自古以来素以“炼丹济世，治病救人”而立于世，其与“行善”而伴，故中药铺的名号多以“德”“济”

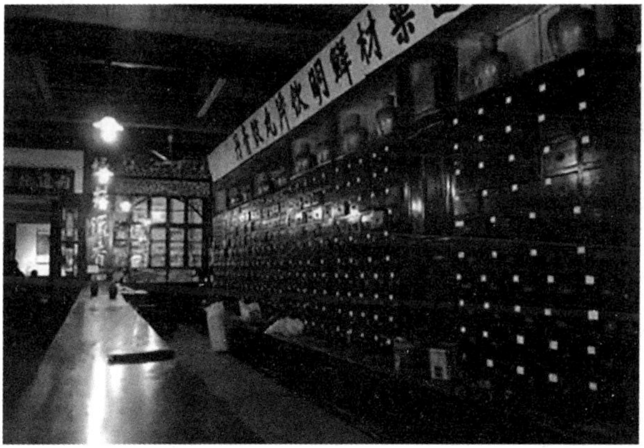

旧时的中药铺

"仁""春""寿"等字眼加上"堂"组成。1949年初，景德镇的中药铺有36家之多，牌号带"堂"的就占25家，开中药铺的基本是徽州人。这36家中药铺都开在前街和后街（中山路和中华路）的正街上，最上面（北）是里市渡的保元堂，最下面（南）是太白园的广济堂。

36家中药铺中，徽州人开的种德堂规模最大，登记资金款为30905万元（旧币），店员人数37人。其余资金款在5000元以上的只有6家，包括振兴堂、益济堂、利济堂、庆余堂、姜广和、胡开泰等，最小的店是戴同生，资金只有120元。开中药铺的老板有的本人并非医生，比如开在老弄口上弄的振兴堂（又名中英药房）的老板汪廷瑞（黟县人）是一名徽商。他早年利用一些手段挖得第一桶金，就从当时的景德镇"三尊大佛"之一的何老廷（黟县人）手中抵下了振兴堂，做起了中药生意。他经商头脑灵活，涉足黄金、银圆、木材、棉纱、布匹、南北货、瓷器等多个行业，在镇上购置了32栋店屋，老家购有大量田地，还在上海购置产业。但汪也热心公益事业，在家乡出资修桥、建亭、铺路，对穷人也会施舍。中华人民共和国成立初期，他把景德镇的资产加入了公私合营，并入了国光瓷厂，担任了供销科长，退休后寓居上海，其子女都是大学毕业，且颇有建树。

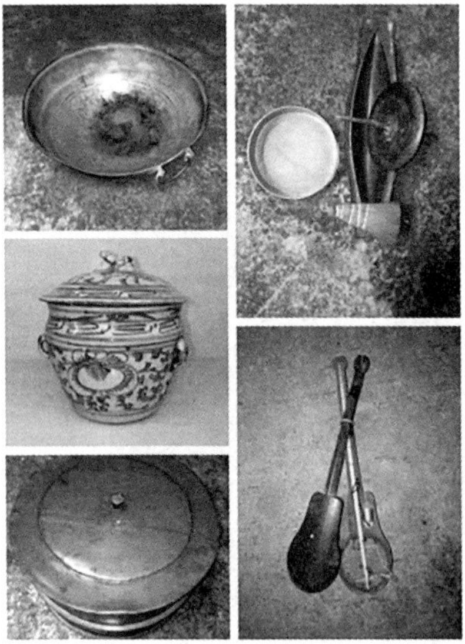

旧时中药铺工具（1）

遍布镇上的中药铺其主要功能还是卖药（一般有坐

堂郎中)，故中药铺的多寡表现出的是中医药业的发展。民国时期，景德镇的中医药业已经有较大的规模。本质上说，开中药铺仍是一种商业行为，目的是赚钱，但药材与其他商品有两大显著不同的特点：一般的商品是买进卖出，而药材购进后一般要进行加工；一般的商品讲究的是物美价廉、经久耐用，而药材讲究的是疗效。药材加工中注重“仿古炮制”，是指把药材浸泡、炒炙、切片、研锤、晒露等环节。未曾炮制的药材称“生药”，不能服用，有些还有毒性。“炮制”实质是一种制药的工艺过程，炮制是否得当与药的疗效有关，所以有的中医世家往往把自家炮制的中药称为“祖传秘方”。我们通常听到“雷公炮制法”，是一种重要的传统中药炮制方法，一般的“仿古炮制”都采用这种方法。

当年，中药材交易主要有三个地方：一是汉口，药材来自川、陕、甘、黔等地方，是国内最大的药材市场；二是广东，主要是南洋进口药材的集散地；三是江西樟树，主要是赣东北药材的集散地。抗战时期，正常的进货渠道被打断，而一批行商异常活跃，来自南京、芜湖一带的“肩贩”借助赣北皖南一带山区封锁线较薄弱的机会，采取肩挑的方式来到景德镇，经本镇牙行之手向大药店售药，而小店则向大店配药。有时，也有几家小店联合起来到货源地去采购，也有人贩瓷器到上海、南京、杭州等地出售，再买药材返镇。

20世纪初，日本的中成药、西方的西药开始进驻景德镇，如“仁丹”“虎标万金油”“八卦丹”“唐拾义久咳丸”“宝塔糖”等中成药都出现在药店。那时的日本商人采取的“送货上门，提高折扣，先货后款”等促销手段很管用。美国派克台维斯公司监制的鹿牌金鸡纳霜丸（奎宁丸)、“606”“914”针药也来到景德镇，当时疟疾发病率高，中药疗效差，奎宁丸药到病除。之后又有“扑疟母星”“阿得平”等西药疗效更好。不过，那时的中药店不卖西药，由西药店自己经销。

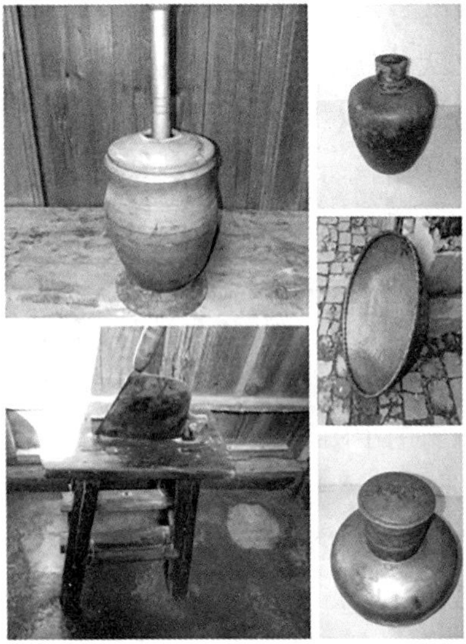
旧时中药铺工具（2）

药业的自治组织为药业同业公会，清末民初成立，其主要职能是摊捐派税，协调同业之间的关系和行动，交流信息，议定价格；填发价码单，有专人分前后街两路分发至各店铺；为会员中证作保等。1926年，成立药业职业工会，主要为药工改善待遇说话。

“种德堂”药铺前身为“叶开泰”中药铺，为叶姓黟县人所开，究竟哪一年开设无资料证实。光绪十年（1884），叶家后辈叶景存兄弟接手，店址在程家上巷口南侧（中山北路），由七间房组成，仓库有两处：一处在程家上巷弄内，一处在河西现珠山大桥西头。职工最多时77人。后来，“叶开泰”因经营无方，渐趋衰败，至光绪三十二年（1906）已欠屯溪“永昌春”药店货款800元。经手人永昌春乡客汪雨亭不好交代，便极力劝说“永昌春”经理邵运仁顶盘“叶开泰”。邵运仁就到安徽老家隆阜村与有意投资的人商量顶盘，计划资金一万鹰洋（墨西哥银圆），每股一千鹰洋。遂得到徽商唐丹书、戴绳武等响应，集资到八千鹰洋。具体为唐丹书三股、戴绳武（星恒）三股、程益仁二股、邵运仁一

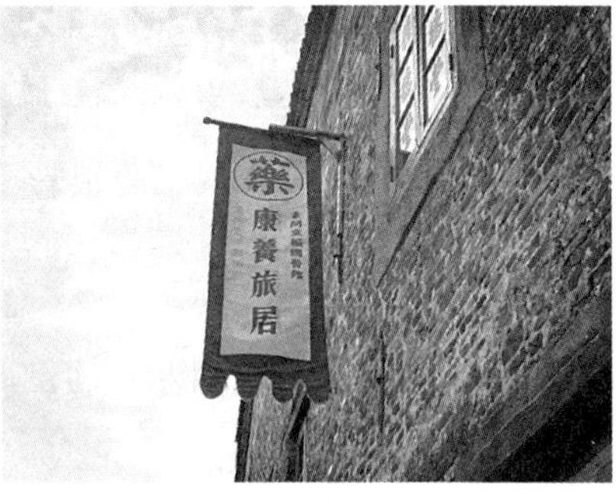

股，另歙县人鲍孔彰投资一千元，合计十股一万鹰洋。由邵运仁执笔起草了一份集资合同书，立合同人为股东邵运仁、程益仁、唐丹书、鲍孔彰、戴星恒。开始改店名为“开太春”，光绪三十三年（1907）改“种德堂”。筹备一段时间后，于宣统元年（1909）正式开张，股东们推荐邵运仁为主事（经理）。邵从屯溪找了洪永祥、章应贤、戴咸元、汪清泉、许魏卿几个助手来帮忙。邵运仁上任之时，就做了几件在景德镇中医药界颇有影响的事：

一是改换门庭。1936年，中山路扩建，借此机会，种德堂改用水磨石墙面，高约10米，宽约8米，原“种德堂”招牌的字迹换成“种德堂国药店”六个立体大字，且镀以白铜，字体请上海书法家谭泽闿书写。

二是火烧存药。开张之际，决定把“叶开泰”存下的药草全部烧掉。焚药之前，种德堂特意办了几桌酒，请来了本镇士绅前来监烧，还雇用了众多脚夫搬运，沿街吹吹打打、喧喧嚷嚷，招摇过市，一直运到泗王庙港下开烧。这样往来往返，引得镇民前来观望，为此争相传告。监烧士绅也现身说法，效果非常好。

三是“宰鹿游街”。制“全鹿丸”时，要放新鲜鹿肉，但有些药店用其他如猪肉、牛肉来代替，影响药效。种德堂为了证明它的全鹿丸货真价实，特意购来“本山仙鹿”当众宰杀。之前，他们印了很多红纸广告，告知本店某月某日宰杀本山仙鹿。广告到处张贴，不仅贴遍全镇，还贴到邻近各县及徽州各地。当日，大摆宴席，款待本镇士绅和名医，所宰之鹿披红挂绸，置于木笼之内，游街一周，然后回到店门口，把鹿当众绞吊，好不热闹。

四是诚信经营，行善积德。种德堂炮制的各种成药不偷工减料，不减少工序。像龟板胶，龟板要刮得清、漂得透，使之夏天不发臭味，饮片加工力求精美，不惜重金聘请药工，所用原材料货正量足。对待顾客笑脸相迎，递茶递烟。逢年过节还送点胡椒、茴香之类的生活用品。邻乡来的提供食宿，生意大的还要请酒。经理邵运仁精通医道，享有名气，他经常当义诊医生，在商会里为患者开处方，对贫穷患者免费施药。

种德堂设立股东会，股东会是药店最高权力机构，其主要职责是聘请经理，确定股息率，但从不过问店务。经理受股东大会委托，处理店内一切业务，包括财权、人事权等。种德堂从成立之初至中华人民共和国成立初期，分别经历了四位经理，即邵运仁、洪永祥、鲍正民（鲍孔彰之子）、邵鹤泉（邵运仁长子）。1937 年，种德堂遭受火灾，全店七间焚毁了五间，只剩厨房和经理住宅。面对困难，股东和职工齐心协力克服困难，使种德堂这块金字招牌存活了下来，但元气大伤，到 1949 年前后，店里只剩下 37 人。1956 年，种德堂改为公私合营，后转为国营。1966 年，种德堂改名“东风药店”。

（刘火金）

参考文献

（1）苏霍祚，等．绩溪县志续编：卷三［M］．清康熙刊本．

（2）徐春甫．古今医统大全：翼医通考［M］．北京：中医古籍出版社，1996.

（3）罗国杰．中国传统道德：规范卷［M］．北京：中国人民大学出版社，1995.

（4）汪溥．《医验录初集》序［M］// 吴楚．医验录初集．合肥：安徽科学技术出版社，1996.

（5）张玉才．新安医学［M］．合肥：安徽人民出版社，2005.

（6）江瓘．名医类案：卷二·医戒［M］// 徐少锦，温克勤．中国伦理文化宝库．北京：中国广播电视出版社，1995.